“十二五”职业教育国家规划教材
经全国职业教育教材审定委员会审定

药物检验技术

YAOWU JIANYAN JISHU

第三版

梁 颖 焦豪妍 主编

化学工业出版社

·北 京·

内容简介

《药物检验技术》（第三版）分为五大模块共16章，具体为药物检验基本认知、药物检验基础知识、药物的性状、药物的鉴别、药物杂质检查、药物制剂的检查、容量分析法、仪器分析法、芳酸类药物分析、芳胺类药物分析、巴比妥类药物分析、杂环类药物分析、生物碱类药物分析、维生素类药物分析、甾体激素类药物分析和抗生素类药物分析；同时配有药物检验技术实训指导。

为增强教材的实用性，贯彻“岗课赛证”综合育人精神，本教材设计了大量的实例，有利于培养学生的实际工作能力。教材贯彻党的二十大精神，增设课程思政内容，落实立德树人根本任务。课后的知识积累对主要内容和知识点进行归纳、总结，有助于学生把握重点，加深对知识的理解和记忆；思考与训练不仅能帮助巩固所学知识，也考虑到学生以后的工作需要及职业特点，同时配备了电子课件，均以二维码形式呈现，供教学与自学使用。

本教材既可作为高职高专类院校药学及相关专业的教学用书，也可供相关行业技术人员参考使用。

图书在版编目（CIP）数据

药物检验技术/梁颖，焦豪妍主编．—3版．—北京：化学工业出版社，2023.8（2024.4重印）
“十二五”职业教育国家规划教材
ISBN 978-7-122-43666-5

Ⅰ.①药… Ⅱ.①梁…②焦… Ⅲ.①药物-检验-高等职业教育-教材 Ⅳ.①R927.1

中国国家版本馆CIP数据核字（2023）第105273号

责任编辑：章梦婕　迟　蕾　李植峰　　装帧设计：史利平
责任校对：刘曦阳

出版发行：化学工业出版社（北京市东城区青年湖南街13号　邮政编码100011）
印　　装：大厂聚鑫印刷有限责任公司
787mm×1092mm　1/16　印张18¼　字数473千字　2024年4月北京第3版第2次印刷

购书咨询：010-64518888　　售后服务：010-64518899
网　　址：http://www.cip.com.cn
凡购买本书，如有缺损质量问题，本社销售中心负责调换。

定　　价：54.00元

《药物检验技术》(第三版)编写人员

主　　编　梁　颖　焦豪妍

副 主 编　刘　燕　丁晓红　王晓杰

编写人员(按照姓名汉语拼音顺序排列)

丁晓红(山东药品食品职业学院)
焦豪妍(广东食品药品职业学院)
梁记芯[广州敬修堂(药业)股份有限公司]
梁　颖(广东食品药品职业学院)
刘　浩(广东食品药品职业学院)
刘　燕(肇庆医学高等专科学校)
陶　勇(广东食品药品职业学院)
王金香(广东食品药品职业学院)
王　玲(广东食品药品职业学院)
王晓杰(北京电子科技职业学院)
祝冬青(江苏食品职业技术学院)
卓　菊(广东食品药品职业学院)

前　言

药物检验是药品质量控制中不可缺少的重要组成部分，目的是保证药物质量稳定与可控，保障药品使用的安全、合理和有效。本课程是高等职业教育药学类专业的一门专业课程，旨在培养学生强烈的药品质量观念，掌握药物检验的常用方法和技术，胜任药物检验工作，为今后从事药学相关工作打下良好的基础。

为了积极推进高等职业院校的课程和教材改革、课程思政建设，创新教学模式和课程结构，结合职业岗位典型工作任务和“1＋X”职业技能等级证书内容，同时将学生技能竞赛项目融入课程模块，通过结合药学行业相关法规政策、最新标准及行业发展的需求，对本教材进行了修订。本次修订以党的二十大精神为指引，坚持以人民为中心发展教育，旨在培养德智体美劳全面发展的药物检验工作者。在继承和巩固原教材建设工作成果的基础上，选用《中华人民共和国药典》（2020年版）的药品标准实例，同时增加了教学案例，融入课程思政，使得本教材更加契合当前药学类高职高专人才培养的目标与要求，更加适应以社会需求为目标、以培养技术应用能力为主线来设计学生知识、能力、素质结构的人才培养模式。

本教材是理实一体化教材，依据药物检验工作岗位流程和职业标准编写，内容分为概论、药物鉴别技术、药物检查技术、药物含量测定技术、药物检验综合实例五个模块及药物检验技术实训指导。上述内容在编写过程中，充分体现了药物检验的特点、岗位现状和发展趋势，突出药物检验各项技术及检验操作的规范化，使教学更加贴近药物检验工作的实际。为了增强教材内容的实用性，本教材设计了大量的实例，有利于培养学生规范操作及处理实验结果的实际工作能力。除了正文内容外，教材增设了知识链接和知识拓展，可以增强教材内容的趣味性、拓宽学生的知识面。课后的知识积累对主要内容和知识点进行归纳、总结，有助于学生把握重点，加深对知识的理解和记忆。课后的思考与训练不仅能帮助巩固所学知识，同时也考虑到学生以后的工作需要及职业特点。书中配备了电子课件，以二维码形式呈现，可供教学与自学使用。

由于编者水平有限，书中疏漏之处在所难免，敬请读者批评指正。

编　者

2023年1月

第一版前言

本课程是高等职业教育药学类专业的一门专业课程。为了积极推进高职高专课程和教材的改革，创新课程教学模式和课程结构，遵循“以就业为导向、职业能力为本位”的教学指导思想，依据高职高专教育的基本特点，结合职教工作的实际，组织多年来工作在教学第一线同时有企业相关工作经历的骨干教师、学科带头人及企业技术人员编写了本教材，旨在培养具有良好职业素养、较强职业能力的高素质技能型专门人才。

本教材的编写突破传统教学模式，以药物检验“方法学”为主线，将教学内容分为概论、药物鉴别技术、药物检查技术、药物含量测定技术及药物检验综合应用五个模块，突出药品检验各项技术以及检验操作的规范化，使教学更加贴近药品检验工作的实际。同时，贯彻“实用为主，必需、够用为度”的原则，不追求学科自身内容的完整性和系统性，重点强调对职业岗位所需的基本技能的掌握。为了增强教材内容的实用性，本教材设计了大量的实例，有利于培养学生规范操作及处理实验结果的实际工作能力。除了正文内容外，教材增设了知识链接和拓展栏目，可以增强教材内容的趣味性及拓宽学生的知识面。每章正文后的小结通过表格形式对各章的主要内容和知识点进行归纳、总结，有助于学生把握重点，加深对知识的理解和记忆。课后的思考及训练不但能帮助学生巩固所学知识，同时也考虑到学生以后的工作需要及职业特点，一方面结合国家职业药师考试及药物检验工考试的题型进行编写，另一方面重视培养学生解决药检工作实际问题的能力及处理实验结果的能力，有助于提高学生的职业能力及考证能力。

本书共 17 章，参加编写的人员有：梁颖（第一章、第九章）、王金香（第三章、第四章）、刘浩（第七章、第八章、第十一章、第十三章）、卓菊（第六章、第十二章、第十七章）、王晓杰、梁记芯（第十五章）、刘燕（第十六章一、二节）、王玲（第五章、第十四章、第十六章三、四节）、陶勇（第二章、第十章）、祝冬青（实训指导）。

本书得到了中山大学苏薇薇教授、广东食品药品职业学院教务处葛虹处长、广州市药检所叶向阳副主任药师的大力支持，在此表示感谢！

由于作者水平有限，编写时间仓促，书中疏漏和欠妥之处在所难免，敬请读者批评指正。

编　者

2008 年 4 月

目 录

模块一 概 论

模块二 药物鉴别技术

模块三 药物检查技术

模块四 药物含量测定技术

模块五　药物检验综合实例

药物检验技术实训指导

模块一 概 论

学习目标

1. 了解药品质量标准制定和修订原则。
2. 熟悉药物检验的性质与任务；熟悉《中华人民共和国药典》的基本结构和主要内容。
3. 掌握药品质量标准的概念与分类；掌握药典凡例的有关规定；掌握药品检验工作的基本程序；掌握药品检验原始记录和报告书的书写格式和要求。

思政与职业素养目标

1. 树立完整的药品质量观念和意识。
2. 培养医药职业素养和职业道德。

课程思政资源

第一章　药物检验基本认知

第一节　药物检验的性质与任务

药品是指用于预防、治疗、诊断人的疾病，有目的地调节人的生理功能并规定有适应证或者功能主治、用法和用量的物质，包括中药材、中药饮片、中成药、化学原料药及其制剂、抗生素、生化药品、放射性药品、血清、疫苗、血液制品和诊断药品等。药品是一种特殊商品，药品的质量优劣，既直接影响到预防与治疗的效果，又密切关系到人民的健康与生命安危。因此，为了保障人民用药的安全和有效，对药品必须实行严格的监管和控制。

药物检验是指应用各种检验方法和技术对药物的质量进行检验，并将结果与规定的质量标准进行比较，最终判断被检验药物是否符合质量标准的质量控制活动。它是整个药学科学领域中一个重要的组成部分。药物检验是一项专业性、技术性很强的业务工作。

药品质量控制是一个全过程的控制，它应与生产、供应、管理及临床部门紧密配合，密切协作，从而保证药品在各个环节的质量。药物检验的主要任务有以下几方面。

1. 药品生产过程的质量控制

生产药品是一个十分复杂的过程，从原料进厂到成品合格出厂，涉及许多环节和管理，其中任何一个环节疏忽，都有可能导致药品质量不符合国家标准规定的要求和指标，因此必须在药品生产过程中，进行全过程的管理和控制。药品生产企业必须对原辅材料、中间产品、水质情况等进行测试和监控，同时药品出厂前必须进行质量检验，符合法定标准后方可出厂销售。

2. 药品经营企业和医疗机构的药品质量控制

药品经营企业对购进药品，必须建立并执行进货检查验收制度，验明药品合格证明和其他标识。从工厂购入的首批药品需做内在质量检测，对易失效药品做必要的定期检验，以确保药品安全、有效。

医疗机构对购进药品进行验收和检查，是保证药品安全有效的最后一关。医疗机构的自制制剂也应按卫生行政部门和药品监督管理部门批准的质量标准进行检验。

3. 药品审批和监督检验

对药品的研制、生产、经营、使用进行全过程的监督检查是药品监督管理部门的主要职责，这是政府监督管理部门为体现保证人民用药安全，维护人民身体健康和用药的合法权益所应当承担的法定职责。各级药品检验所是国家对药品监督检验的法定性专业机构，依法实施药品审批和药品质量监督检查所需的药品检验工作。

4. 临床药物监测

药品质量的优劣和临床用药是否合理均会直接影响临床征象和临床的疗效。所以，在临床药师实践中，开展治疗药物监测工作是很重要的。它不仅有利于指导临床用药，减少药物的毒、副作用；同时，也可为药物分子结构的改造，高效、低毒药物的定向合成提供依据。

第二节　药品质量标准

一、概述

1. 药品是特殊商品

药品是一种特殊商品，因为它具有以下的特殊性。①药品作用的两重性。一方面药品具有防病治病的功效，另一方面绝大多数药品又具有不同程度的毒副作用。②药品使用的专业性。不同药品有不同的适应证或功能主治，人们通常只有在医师的检查和诊断下并在药师的指导下合理用药，才能达到防病治病的目的。③药品质量的重要性。药品的质量优劣，直接关系到人民的身体健康和生命安危。④药品监督的专业性。对药品必须实施高度专业、权威的严格管制，才能保护人民群众用药的合法权益不受侵犯。

由于药品特殊性的客观存在，决定了它是不同于一般商品的特殊商品。所以对它必须采取最严格的监督管理，通过制定强制性的标准、严格的质量管理规范，运用法律、行政等手段，对其研制、生产、经营、使用的全过程进行监督管理，以确保药品的安全、有效。

2. 质量特性

（1）质量、产品质量与产品质量特性

① 质量是指产品或作业所具有的、能用以鉴别其是否合乎规定要求的一切特性或性能。

② 产品质量指的是产品能够满足社会与人们的需要所具备的那些自然属性或特征，也就是使用价值。这些属性区别了不同产品的不同用途，满足了人们不同的需要。

③ 产品不同，用途各异，人们对产品质量的要求也不同。把这种要求称为产品的质量特性。质量是一个动态的概念，产品质量特性的重要程度不是固定不变的，这将由用户对产品质量的不同要求来决定。例如，同样是葡萄糖，有注射用、口服用、工业用，其质量要求是不同的，因此质量标准也是不同的。

（2）药品的质量特性　药品的质量特性是指人们对药品用于预防、治疗、诊断人的疾病，有目的地调节人的生理功能的具体要求。根据药品的用途以及人类长期以来用药的经验，药品的质量特性有：①有效性；②安全性；③稳定性；④均一性；⑤方便性；⑥经济性。其中前三种为关键的质量特性，即有效性、安全性和稳定性，不具备这三种特性，便不能成为药品。

3. 药品质量标准

为了保证药品的质量，保证用药的安全和有效，各个国家都制定了强制执行的质量标准，即药品质量标准。药品质量标准是国家对药品的质量规格和检验方法所做的技术规定，是药品生产、经营、使用、检验和监督管理部门共同遵守的法定依据。法定的药品质量标准具有法律的效力。《中华人民共和国药品管理法》（简称《药品管理法》）指出："药品应当符合国家药品标准。"即符合药品质量标准的药品才能使用，不符合药品质量标准的药品，不得作为次品或处理品来生产、销售和使用，否则将受到法律的制裁。

二、药品质量标准的分类

1. 国家药品质量标准

我国国家药品标准包括《中华人民共和国药典》（简称《中国药典》）和《中华人民共和国食品药品监督管理局标准》[简称《局（部）颁标准》或《局（部）标准》]。

《中国药典》是我国记载药品质量标准的法典，由国家药典委员会编纂，经国家药品监督管理局会同国家卫生健康委员会审核批准颁布后施行，是国家监督管理药品质量的法定技术标准，具有全国性的法律约束力。《中国药典》收载的品种为疗效确切、广泛应用、批量生产、质量水平较高并有合理的质量控制手段的药品。

《局（部）颁标准》是由国家药品监督管理局药典委员会编纂出版，国家药品监督管理局颁布执行。《局（部）颁标准》不列凡例和附录，均按药典的凡例和通则执行。《局（部）颁标准》的收载范围及原则是：①新药转正后疗效较好，在国内广泛应用，准备今后过渡到药典的品种；②有些品种虽不准备上升到药典，但因国内有多个厂家生产，有必要执行统一的质量标准的品种；③上一版《中国药典》收载，而新版药典未列入的疗效肯定的品种；④以往《局（部）颁标准》收载的需要修订的、疗效肯定、国内继续使用的品种；⑤国外药典收载的品种，可以优先考虑制定其《局（部）颁标准》。

2. 临床研究用药品质量标准

我国药品管理法规定，已在研制的新药，在进行临床试验或使用之前应先得到国家药品监督管理部门的批准。为了保证临床用药的安全和临床的结论可靠，还需由新药研制单位制定并由国家药品监督管理部门批准的一个临时性的药品质量标准，即临床研究用药品质量标准。临床研究用药品质量标准仅在临床试验期间有效，并且仅供研制单位与临床试验单位使用。

3. 暂行或试行药品标准

新药经临床试验或使用后，报试生产时所制定的药品质量标准称“暂行药品标准”。该标准执行两年后，如果药品质量稳定，该药转为正式生产，此时的药品标准称为“试行药品标准”。该标准执行两年后，如果药品质量仍然稳定，经国家药品监督管理局批准转为国家药品标准。

4. 企业标准

由药品生产企业自己制定并用于控制其药品质量的标准，称为企业标准或企业内部标准。它仅在本厂或本系统的管理上有约束力，属于非法定标准。企业标准一般有两种情况：一种为检验方法尚不够成熟，但能达到某种程度的质量控制；另一种为高于法定标准要求，主要指增加了检测项目或提高了限度标准，作为企业竞争，特别是对保护优质产品本身以及严防假冒等均起到了重要作用。国外较大的企业均有企业标准，对外保密。

三、药品质量标准的制定和修订

1. 制定药品质量标准的目的与意义

药品质量的优劣直接影响到药品的安全性和有效性，关系到用药者的健康与生命安危。由于药品生产企业的生产工艺不同，技术水平及设备条件的差异，贮运与保存情况各异，这些都将影响到药品的质量。为了加强对药品质量的控制及管理，必须要有统一的药品质量标准。世界各国都规定由国家制定法规，颁布法定的药品质量标准，对药品的品种、质量、进出口等进行管理，并对药品生产、供应、使用的各个环节进行监督，以保证人民用药的安全有效。

2. 药品质量标准制定的原则

制定药品的质量标准必须遵循安全有效、先进性、针对性和规范性四项原则。

（1）安全有效　安全（即毒副反应小）和有效（即疗效肯定）是药品必须具备的基本条件，也是药品质量优劣的体现。药物的毒副反应，一方面是由药物本身造成的，另一方面可能是由引入的杂质造成的。因此，为了保证药物的安全性，在进行新药研究时，除进行有关的药效学试验、毒理试验外，还需对可能引入的杂质进行研究，对那些毒、副作用较大的杂质要加以严格的控制，以保证用药的安全。药物的疗效与有效成分的含量有关，有的药物还与晶型、立体结构有关。因此，在制定药品质量标准时，应建立准确、可靠的方法来测定药物的含量，并对无效或低效的晶型、异构体等加以控制，以保证用药的有效。

（2）先进性　随着科学技术的不断发展，新的分析测试方法不断出现，在制定药品质量标准的过程中，所采用的方法与技术，在我国国情允许的情况下，应尽可能采用较先进的方法与技术。并注意应用新方法、新技术来解决药品质量控制中提出的新问题。如果研制的新药国外已经有质量标准，那么国内的质量标准应尽可能达到或超过国外的质量标准。

（3）针对性　制定药品质量标准要有针对性，要根据药物的理化性质，从生产工艺、贮藏使用等各个环节了解影响药品质量的因素，有针对性地规定检测的项目。要充分考虑使用的要求，针对不同剂型规定检测项目及确定合理的限度。一般而言，对内服药品要求严，注射用药和麻醉用药更严，而对外用药品的要求可以适当放宽。

（4）规范性　制定药品质量标准，尤其是新药的质量标准时，要依据国家药品监督管理部门规定的基本原则、基本要求和一般格式规范地进行制定，以保证药品质量标准的规范性。

综上所述，对药品质量标准的制定，必须树立“药品质量第一”的观念，充分体现“安全有效，技术先进，经济合理，不断完善”的基本要求，使药品质量标准起到提高药品质量，保证择优发展和促进对外贸易的作用。

3. 药品质量标准的修订

随着现代科学技术和生产工艺水平的不断发展和提高，如果原有的质量标准不足以控制药品质量时，可以修订某项指标、增删某些项目、补充新的内容，甚至可以改进一些检验技术。根据具体情况，有些质量成熟的品种可由部颁标准上升为药典标准；药典标准中某些陈旧落后的品种，也可降级列入部颁标准，甚至淘汰。《中国药典》每五年都做一次修订、提高标准的工作；USP-NF 从 2002 年开始每年出一个新版本。所以，药品质量标准仅在某一历史阶段有效，并非一成不变，原有的药品质量标准可根据具体情况进行修订。

课堂思考

1. 什么是药品质量标准？中国现行的药品质量标准有哪些？
2. 制定药品质量标准的目的是什么？制定药品质量标准的原则有哪些？

第三节　药　典

一、《中国药典》沿革

1949 年 10 月 1 日中华人民共和国成立后，我国相继出版了 1953 年版、1963 年版、1977 年版、1985 年版、1990 年版、1995 年版、2000 年版、2005 年版、2010 年版、2015 年版和 2020 年版药典。改革开放后，还先后编译出了 1985 年版、1990 年版、1995 年版、2000 年版、2005 年版、2010 年版、2015 年版和 2020 年版药典英文版，向国内外公开发行。《中国药典》自 1963 年版起至 2000 年版分为两部出版，一部收载中药材、成方及单味制剂；二部收载化学药品、抗生素、生化药品、生物制品、放射性药品及各类制剂。按照国家《标准化法》的规定，国家药品标准每五年应修订一次。《中国药典》各版收载情况见表 1-1。

表 1-1 《中国药典》各版收载情况

版次	出版年份	分部情况	共收载药品/种	一部收载药品/种	二部收载药品/种	三部收载药品/种	四部收载药品/种	其他
1	1953 年	共一部	531					1957 年出版《中国药典》第一增补本
2	1963 年	两部	1310	643	667			
3	1977 年	两部	1925	1152	773			包括少数民族药材和成方制剂
4	1985 年	两部	1489	713	776			
5	1990 年	两部	1751	784	967			
6	1995 年	两部	2375	920	1455			编制出版《药品红外光谱集》第一卷(1995 年版)
7	2000 年	两部	2691	992	1699			编制出版《药品红外光谱集》第二卷(2000 年版)
8	2005 年	三部	3214	1146	1967	101		首次将《药品生物检定规程》并入药典，设为药典三部；编制出版《药品红外光谱集》第三卷(2005 年版)
9	2010 年	三部	4567	2165	2271	131		编制出版《药品红外光谱集》第四卷(2010 年版)
10	2015 年	四部	5608	2598	2603	137	270	将上版药典附录整合为通则，并与药用辅料单独成卷作为《中国药典》四部；编制出版《药品红外光谱集》第五卷(2015 年版)
11	2020 年	四部	5911	2711	2712	153	335	出版了《中国药典中药材薄层色谱彩色图集》《中国药典中成药薄层色谱彩色图集》等药典配套丛书

我国现行药典是《中国药典》2020 年版。2020 年 4 月 9 日，第十一届药典委员会执行委员会以视频会议方式审议通过了《中国药典》2020 年版（草案），经国家药品监督管理局会同国家卫生健康委员会审核批准颁布后施行。《中国药典》的英文名称为 Pharmacopoeia of the People's Republic of China，英文简称为 Chinese Pharmacopoeia，英文缩写为 ChP。《中国药典》2020 年版分四部出版，该版药典进一步扩大药品品种和药用辅料标准的收载。在编制期间，还完成了《中国药典》2015 年版第一增补本的工作，出版了《中国药典中药材薄层色谱彩色图集》《中国药典中成药薄层色谱彩色图集》等药典配套丛书，组织开展了《中国药典》2020 年版英文版的编制工作。本节重点介绍《中国药典》二部的概况。

二、《中国药典》的基本结构和主要内容

《中国药典》2020 年版由一部、二部、三部、四部及其增补本组成。一部收载中药，二部收载化学药品，三部收载生物制品，四部收载通用技术要求和药用辅料。

《中国药典》的内容即国家药品标准，由凡例与正文及其引用的通则共同构成。

1. 凡例

凡例是解释和正确地使用《中国药典》进行质量检定的基本原则，并把与正文品种、通则及质量检定有关的共性问题加以规定，避免在全书中重复说明。这些规定具有法定的约束力。凡例是药典的重要组成部分，药典从 2000 年版开始对凡例的编排做了较大调整，按内容归类整理编排，并冠以标题，便于查阅和使用。2020 年版仍基本沿用这种形式，二部药典凡例的标题有“总则”“通用技术要求”“品种正文”“名称与编排”“项目与要求”“检验方法和限度”“标准品与对照品”“计量”“精确度”“试药、试液、指示剂”“动物试验”“说明书、包装、标

签”12项，总共39项条款。为了正确地理解与使用药典，应逐条阅读并弄懂其内涵。

2. 正文

正文是药典的主要内容，收载了药品或制剂的质量标准。《中国药典》（2020年版二部）的正文分为两部分，正文的第一部分为化学药、抗生素等或其制剂的质量标准，正文的第二部分为放射性药品的质量标准。每一品种项下根据品种和剂型的不同，按顺序可分别列有：①品名（包括中文名、汉语拼音名与英文名）；②有机物的结构式；③分子式与分子量；④来源或有机药物的化学名称；⑤含量或效价规定；⑥处方；⑦制法；⑧性状；⑨鉴别；⑩检查；⑪含量测定或效价测定；⑫类别；⑬规格；⑭贮藏；⑮制剂。

3. 通则

为解决以往各部药典检测方法的重复收录，方法间不协调、不统一、不规范的问题，本版药典对各部药典共性的检测方法进行了整合，将原药典“附录”更名为“通则”，包括制剂通则、检定方法、标准物质、试液试药和指导原则。

针对通则重新建立规范的编码体系，并首次将通则、药用辅料单独作为《中国药典》四部。

四部收载通用技术要求361个，其中制剂通则38个（修订35个），检测方法及其他通则281个（新增35个、修订51个），指导原则42个（新增12个、修订12个）；药用辅料收载335种，其中新增65种、修订212种。

制剂通则系按照药物剂型分类，针对剂型特点所规定的基本技术要求。“0100制剂通则”项下，收载了片剂、注射剂、胶囊剂、气雾剂等38种剂型。

通用检测方法系各正文品种进行相同检查项目的检测时所应采用的统一的设备、程序、方法及限度等。包括了一般鉴别试验、光谱法、色谱法、物理常数测定法、其他测定方法、限量检查法、特性检查法、分子生物学检查法、生物检查法、生物活性测定法等。

指导原则系为执行药典、考察药品质量、起草与复核药品标准等所制定的指导性规定。“9000指导原则”项下，收载了原料药物与制剂稳定性试验、药物制剂人体生物利用度和生物等效性试验、药品晶型研究及晶型质量控制、药品质量标准分析方法验证、药品杂质分析、药物引湿性试验、近红外分光光度法、注射剂安全性检查法应用、国家药品标准物质制备等30项内容。

此外，药典还收载了试药、试纸、试液、缓冲液、指示剂与指示液、滴定液、标准品与对照品表，以及制药用水、灭菌法、原子量表等内容。

4. 索引

《中国药典》（2020年版二部）除在正文前收载品名目次外，还在书末分列中文索引和英文索引，以便快速查阅有关内容。中文索引按汉语拼音顺序排序；英文索引按英文名称第一个英文字母顺序排列，以英文名和中文名对照的形式排列。索引可供方便快速地查阅药典中的有关内容。

课堂思考

1.《中国药典》2020年版的分部情况与以往的版本有何不同？
2. 试述《中国药典》的主要内容及其收载情况。

三、《中国药典》二部凡例简介

凡例是为正确使用《中国药典》，对品种正文、通用技术要求以及药品质量检验和检定中有关共性问题的统一规定和基本要求。

药品检验工作者在按照《中国药典》进行质量检定时，必须掌握凡例条文的内容和含义，并在检验过程中切实遵照执行。

凡例和通用技术要求中采用“除另有规定外”这一用语，表示存在与凡例或通用技术要求有关规定不一致的情况时，则在品种正文中另作规定，并据此执行。

1. 溶解度

溶解度是药品的一种物理性质。各品种项下选用的部分溶剂及其在该溶剂中的溶解性能，可供精制或制备溶液时参考；对在特定溶剂中的溶解性能需做质量控制时，在该品种检查项下另做具体规定。药品的近似溶解度以下列名词术语表示：

极易溶解　　系指溶质1g（ml）能在溶剂不到1ml中溶解。
易溶　　系指溶质1g（ml）能在溶剂1～不到10ml中溶解。
溶解　　系指溶质1g（ml）能在溶剂10～不到30ml中溶解。
略溶　　系指溶质1g（ml）能在溶剂30～不到100ml中溶解。
微溶　　系指溶质1g（ml）能在溶剂100～不到1000ml中溶解。
极微溶解　　系指溶质1g（ml）能在溶剂1000～不到10000ml中溶解。
几乎不溶或不溶　　系指溶质1g（ml）在溶剂10000ml中不能完全溶解。

试验法：除另有规定外，称取研成细粉的供试品或量取液体供试品，置于（25±2)℃一定容量的溶剂中，每隔5min强力振摇30s；观察30min内的溶解情况，如无目视可见的溶质颗粒或液滴时，即视为完全溶解。

2. 物理常数

物理常数包括相对密度、馏程、熔点、凝点、比旋度、折光率、黏度、吸收系数、碘值、皂化值和酸值等；其测定结果不仅对药品具有鉴别意义，也可反映药品的纯度，是评价药品质量的主要指标之一。

3. 制剂的规格

制剂的规格系指每一支、片或其他每一个单位制剂中含有主药的重量（或效价）或含量（%）或装量。注射液项下，如为“1ml：10mg”，系指1ml中含有主药10mg；对于列有处方或标有浓度的制剂，也可同时规定装量规格。

4. 贮藏项下的规定

贮藏项下的规定系为避免污染和降解而对药品贮存与保管的基本要求，以下列名词术语表示：

遮光　系指用不透光的容器包装，例如棕色容器或黑纸包裹的无色透明、半透明容器；
避光　系指避免日光直射；
密闭　系指将容器密闭，以防止尘土及异物进入；
密封　系指将容器密封以防止风化、吸潮、挥发或异物进入；
熔封或严封　系指将容器熔封或用适宜的材料严封，以防止空气与水分的侵入并防止污染；
阴凉处　系指不超过20℃；
凉暗处　系指避光并不超过20℃；
冷处　系指2～10℃；
常温（室温）　系指10～30℃。

除另有规定外，贮藏项下未规定贮藏温度的一般系指常温。

5. 检验方法和限度

① 本版药典收载的所有品种，均应按规定的方法进行检验；如采用其他方法，应将该

方法与规定的方法做比较试验，根据试验结果掌握使用，但在仲裁时仍以本版药典规定的方法为准。

② 本版药典中规定的各种纯度和限度数值以及制剂的重（装）量差异，系包括上限和下限两个数值本身及中间数值。规定的这些数值不论是百分数还是绝对数字，其最后一位数字都是有效位。

试验结果在运算过程中，可比规定的有效数字多保留一位数，而后根据有效数字的修约规则进舍至规定有效位。计算所得的最后数值或测定读数值均可按修约规则进舍至规定的有效位，取此数值与标准中规定的限度数值比较，以判断是否符合规定的限度。

③ 原料药的含量（%），除另有注明者外，均按重量计。如规定上限为100%以上时，系指用本药典规定的分析方法测定时可能达到的数值，它为药典规定的限度或允许偏差，并非真实含有量；如未规定上限时，系指不超过101.0%。

6. 标准品、对照品

标准品与对照品系指用于鉴别、检查、含量测定的标准物质。标准品与对照品（不包括色谱用的内标物质）均由国务院药品监督管理部门指定的单位制备、标定和供应。

标准品系指用于生物检定或效价测定的标准物质，其特性量值一般按效价单位（或μg）计物质；对照品系指采用理化方法进行鉴别、检查或含量测定时所用的标准物质，其特性量值一般按纯度（%）计。

标准品与对照品均应附有使用说明书，一般应标明批号、特性量值、用途、使用方法、贮藏条件和装量等。

标准品与对照品均应按其标签或使用说明书所示的内容使用或贮藏。

7. 计量单位

① 法定计量单位名称和单位符号如下：

长度　米（m），分米（dm），厘米（cm），毫米（mm），微米（μm），纳米（nm）。

体积　升（L），毫升（ml），微升（μl）。

质（重）量　千克（kg），克（g），毫克（mg），微克（μg），纳克（ng）。

物质的量　摩尔（mol），毫摩尔（mmol）。

压力　兆帕（MPa），千帕（kPa），帕（Pa）。

温度　摄氏度（℃）。

动力黏度　帕秒（Pa·s）。

运动黏度　平方米每秒（m^2/s），平方毫米每秒（mm^2/s）。

波数　厘米的倒数（cm^{-1}）。

密度　千克每立方米（kg/m^3），克每立方厘米（g/cm^3）。

放射性活度　吉贝可（GBq），兆贝可（MBq），千贝可（kBq），贝可（Bq）。

② 本药典使用的滴定液和试液的浓度，以mol/L（摩尔/升）表示者，其浓度要求精密标定的滴定液用“XXX滴定液（YYYmol/L）”表示；作其他用途不需要精密标定其浓度时，用“YYYmol/LXXX溶液”表示，以示区别。

③ 温度以摄氏度（℃）表示。表示温度的名词术语的定义及举例见表1-2。

表1-2　表示温度的名词术语的定义及举例

标准规定	定　义	举　例
水浴温度	除另有规定外，均指98～100℃	葡萄糖中乙醇溶液的澄清度检查：取本品1.0g，加90%乙醇30ml，置水浴上加热回流约10min，溶液应澄清

续表

标准规定	定　义	举　　例
热水	系指 70～80℃	葡萄糖中溶液的澄清度检查：取本品 5g，加热水溶解后，放冷，用水稀释至 10ml，溶液应澄清无色
微温或温水	系指 40～50℃	葡萄糖的鉴别：取本品约 0.2g，加水 5ml 溶解后，缓缓滴入温热的碱性酒石酸铜试液中，即生成氧化亚铜的红色沉淀
室温（常温）	系指 10～30℃	硬脂酸镁的含量测定：取本品约 1g，精密称定，精密加硫酸滴定液（0.05mol/L）50ml，煮沸至油层澄清，继续加热 10min，放冷至室温，加甲基橙指示液 1～2 滴，用氢氧化钠滴定液（0.1mol/L）滴定
冷水	系指 2～10℃	阿司匹林中游离水杨酸的检查：取本品 0.10g，加乙醇 1ml 溶解后，加冷水适量使成 50ml，立即加新制的稀硫酸铁铵溶液 1ml，摇匀；30s 内如显色，与对照液比较，不得更深
冰浴	系指约 0℃	略
放冷	系指放冷至室温	葡萄糖中铁盐的检查：取本品 2.0g，加水 20ml 溶解后，加硝酸 3 滴，缓缓煮沸 5min，放冷，加水稀释使成 45ml，加硫氰酸铵溶液（30 → 100）3ml，摇匀，如显色，与标准铁溶液 2.0ml 用同一方法制成的对照液比较，不得更深

④ 百分比用“%”符号表示，系指重量的比例；但溶液的百分比，除另有规定外，系指溶液 100ml 中含有溶质若干克；乙醇的百分比，系指在 20℃时容量的比例。此外，根据需要可采用下列符号：

%（g/g）　　表示溶液 100g 中含有溶质若干克。

%（ml/ml）　　表示溶液 100ml 中含有溶质若干毫升。

%（ml/g）　　表示溶液 100g 中含有溶质若干毫升。

%（g/ml）　　表示溶液 100ml 中含有溶质若干克。

⑤ 缩写“ppm”表示百万分比，系指重量或体积的比例。

⑥ 缩写“ppb”表示十亿分比，系指重量或体积的比例。

⑦ 液体的滴，系在 20℃时，以 1.0ml 水为 20 滴进行换算。

⑧ 溶液后标示的“（1→10）”等符号，系指固体溶质 1.0g 或液体溶质 1.0ml 加溶剂使成 10ml 的溶液；未指明用何种溶剂时，均系指水溶液；两种或两种以上液体的混合物，名称间用半字线“-”隔开，其后括号内所表示的“:”符号，系指各液体混合时的体积（重量）比例。

⑨ 乙醇未指明浓度时，均系指 95%（ml/ml）的乙醇。

8. 精确度

① 试验中供试品与试药等“称重”或“量取”的量，均以阿拉伯数码表示，其精确度可根据数值的有效数位来确定，如称取“0.1g”，系指称取重量可为 0.06～0.14g；称取“2g”，系指称取重量可为 1.5～2.5g；称取“2.0g”，系指称取重量可为 1.95～2.05g；称取“2.00g”，系指称取重量可为 1.995～2.005g。

“精密称定”系指称取重量应准确至所取重量的千分之一；“称定”系指称取重量应准确至所取重量的百分之一；“精密量取”系指量取体积的准确度应符合国家标准中对该体积移液管的精密度要求；“量取”系指可用量筒或按照量取体积的有效数位选用量具。取用量为“约”若干时，系指取用量不得超过规定量的±10%。

② 恒重，除另有规定外，系指供试品连续两次干燥或炽灼后的重量差异在 0.3mg 以下的重量；干燥至恒重的第二次及以后各次称重均应在规定条件下继续干燥 1h 后进行；炽灼至恒重的第二次称重应在继续炽灼 30min 后进行。

③ 试验中规定“按干燥品（或无水物，或无溶剂）计算”时，除另有规定外，应取未经干燥（或未去水，或未去溶剂）的供试品进行试验，并将计算中的取用量按检查项下测得的干燥失重（或水分，或溶剂）扣除。

④ 试验中的“空白试验”，系指在不加供试品或以等量溶剂替代供试液的情况下，按同法操作所得的结果；含量测定中的“并将滴定的结果用空白试验校正”，系指按供试品所耗滴定液的量（ml）与空白试验中所耗滴定液的量（ml）之差进行计算。

⑤ 试验时的温度，未注明者，系指在室温下进行；温度高低对试验结果有显著影响者，除另有规定外，应以（25±2）℃为准。

9. 试药、试液、指示剂

① 试验用的试药，除另有规定外，均应根据通则试药项下的规定，选用不同等级并符合国家标准或国务院有关行政主管部门规定的试剂标准。试液、缓冲液、指示剂与指示液、滴定液等，均应符合通则的规定或按照通则的规定制备。

② 试验用水，除另有规定外，均系指纯化水。酸碱度检查所用的水，均系指新沸并放冷至室温的水。

③ 酸碱性试验时，如未指明用何种指示剂，均系指石蕊试纸。

知识链接：试药

试药是指在《中国药典》中供各项试验用的试剂，但不包括各种色谱用的吸附剂、载体与填充剂。除生化试剂与指示剂外，一般常用的化学试剂分为基准试剂、优级纯、分析纯和化学纯四个等级。选用时可参考下列原则：

（1）标定滴定液用基准试剂。

（2）制备滴定液可采用分析纯或化学纯试剂，但不经标定直接按称重计算浓度者，则应采用基准试剂。

（3）制备杂质限量检查用的标准溶液，采用优级纯或分析纯试剂。

（4）制备试液与缓冲液等可采用分析纯或化学纯试剂。

■ 课堂思考 ■

1. 凡例中对样品取用量为“约”若干和“精密称定”是如何规定的？举例说明。

2. 凡例中对“试验用水”是如何规定的？举例说明。

3. 凡例中对“试液”是如何规定的？现若需配制“稀硫酸”“稀乙醇”及“稀盐酸”，应如何查阅《中国药典》？

四、国外药典简介

随着我国与世界各国的药品国际贸易逐渐增多，知识产权保护制度的不断完善，使得了解、借鉴国外药品质量控制方法成为必需。本节仅介绍具有代表性的发达国家和区域药典。

1.《美国药典》

《美国药典》（United States Pharmacopoeia，USP）由美国药典委员会编辑出版，现与《美国国家处方集》（National Formulation，NF）合并出版，缩写为USP-NF。USP从1820年到1942年每10年修订出版1次；1942年到2000年每5年修订出版1次。自2002年，USP-NF由原来的每5年一版改为每年出一个新版本，并同时发行光盘版；现在则同时发行印刷、USB和网络版。

1888年美国药学会编著出版了首部《美国国家非法定处方集》，收载药用辅料及其标准物质的标准。自1906年第4版起更改为《美国国家处方集》。由于USP和NF在内容上经常需要交叉引用，为了减少重复、方便使用，1975 年 USP 将 NF 兼并，由美国药典委员会统一编制出版。并依赖专家委员会的努力工作，使 USP-NF 成为了基于先进的分析方法和测定技术的、为相关产品提供不断发展进步的法定标准。

2022 年 12 月出版上线 USP-NF 为 USP-NF2023（2023 年 5 月 1 日实施）。USP-NF 分类收载了药物原料、药用辅料、药物制剂，以及食品补充剂的通用标准；共包括约 5000 个产品标准和约 300 个通则内容。《美国药典》也由凡例、正文、通则和索引组成。

2.《英国药典》

《英国药典》(British Pharmacopoeia，BP) 由英国药典委员会编制出版，收载英国药物原料、制剂及其他医药产品的法定标准。BP 自 1864 年起，通过通用、权威的药物标准的建立，以保障公众健康，在全球药品质量管理方面影响广泛，并获得许多国家的法定认可。

目前，BP 每年 8 月修订出版，次年 1 月起实施。BP2023 分为 6 卷，共收载约 3500 个药品标准。第 1 卷和第 2 卷收载原料药物、药用辅料，第 3 卷收载制剂通则、药物制剂，第 4 卷收载植物药物和辅助治疗药物、血液制品、免疫制品、放射性药品以及手术用品，第 5 卷收载标准红外光谱、附录方法、辅助性指导原则和索引，第 6 卷为兽药典。

3.《欧洲药典》

《欧洲药典》(European Pharmacopoeia，EP) 由欧洲药品质量管理局起草和出版，为药品研发、生产和销售使用过程中用于控制质量并在欧盟 37 个成员国范围内具有法律效力的标准。适用于药物原料、制剂及它们的中间体生产的定性和定量分析检验与控制。

EP 第 1 版于 1964 年发行。从 2002 年 EP 第 4 版开始，出版周期固定为每 3 年修订一版，并每年出版 3 期增补本。现行 EP 第 11 版于 2022 年 7 月出版，自 2023 年 1 月 1 日生效。

EP 分为 2 卷。第 1 卷收载凡例、通则、制剂通则、指导原则等。除人用和兽用疫苗、免疫制剂、放射性药物、天然药物等生物制品外，EP 不收载制剂标准。制剂产品的质量需要符合欧盟内各国的药典或药品管理当局批准的质量标准要求。第 2 卷收载药品标准。EP 主要收载原料药物标准，所收载人用原料药不仅数量多、覆盖面广，而且标准的技术水平也比较高。

《欧洲药典》正文品种的内容包括：品名（英文名称、拉丁名）、分子结构式、分子式与分子量、含量限度及化学名称、性状、鉴别、检查、含量测定、贮藏、可能杂质的结构。

4.《日本药局方》

《日本药局方》(Japanese Pharmacopoeia，JP) 由日本药典委员会编制，日本厚生劳动省颁布实施。JP 第 1 版于 1886 年 6 月出版，1887 年 7 月实施；目前每 5 年修订出版 1 次，JP14～JP18 改正版分别于 2001 年、2006 年、2011 年、2016 年和 2021 年修订出版。

《日本药局方》的编制遵循 5 项宗旨：尽量收载所有重要的、维护健康和临床治疗价值的药品标准；及时修订药品标准，以便实施良好的药品生产和监督管理；积极促进“人用药品技术要求国际协调理事会”(The International Council for Harmonisation of Technical Requirements for Pharmaceuticals for Human Use，ICH) 的交流与合作；保障药品标准的更新和修订的公正与透明；促进新分析技术的应用，及时修改完善现有分析检验技术，不断提高标准物质水平。

《日本药局方》收载内容包括：凡例、原料通则、制剂通则、通用试验方法、步骤和仪器以及药品标准正文。

JP18 原料药标准项下依次列出了：药品 INN 名称、药品日文名称、化学结构式、分子式和分子量、化学系统名称/CAS 登记号/含量限度、性状、鉴别、检查、含量测定和贮藏

（保存条件和容器），少量品种列出了有效期。

JP18 制剂标准项下依次列出了：药品 INN 名称、药品日文名称、含量限度、制法、性状、鉴别、检查、含量测定和贮藏。

5.《国际药典》

《国际药典》（International Pharmacopoeia，Ph. Int.）由世界卫生组织（WHO）与成员国药品监督管理部门协调，由 WHO 药典专家委员会编撰出版。收载药物原料、药用辅料和药物制剂的分析检测方法和质量指标要求。其宗旨是：实现所收载药物原料、药用辅料以及药物制剂的质量标准的全球协调统一；对药品进行全面的质量控制和保障，确保药品安全和有效。主要目的是满足 WHO 成员国在实施药品监管时的参考和选用的需求。经成员国法律明确规定执行时，Ph. Int. 才具有法定效力。

药典中所收载的测定法尽量使用经典、成熟、简单、方便易行的化学分析技术，当需要使用复杂的仪器分析方法时，必须同时明确规定简便易行的其他测定方法。自 1975 年起，Ph. Int. 所收载的药品主要为全球广泛使用疗效确切的药物，并符合 WHO 的健康计划要求的“基本药物目录”。近年来，更注重与公众健康密切相关的急需药品的标准收载（如抗疟疾、抗肺结核、抗病毒和热带疾病治疗的药物及儿童用药物）。

Ph. Int. 第 1 版，于 1951 年用英语、法语和西班牙语出版了第 1 卷，1955 年出版第 2 卷，1959 年出版其增补本，同时翻译为德语和日语版。Ph. Int. 第 2、第 3 和第 4 版分别于 1967 年、1979 年和 2006 年出版。

现行 Ph. Int. 第 5 版于 2015 年出版，分为 2 卷。第 1 卷收载药典凡例和大多数原料药标准；第 2 卷则收载余下的原料药标准、制剂标准、放射性药品标准、通用测定法、标准红外光谱、试剂和索引。收载了约 400 种原料和 200 种制剂的药品标准，同时发行了网络版和 CD-ROM 版。

课堂思考

试述国外药典的名称、英文缩写及版次。

第四节　药物检验技术新进展及本课程的学习方法

一、药物检验技术的新进展

传统的药物检验大多是应用化学方法分析药物，以控制药物的质量。在 20 世纪 80 年代以前，化学分析法在药物检验中一直占有主导和统治地位。随着科学技术的发展，药物检验新技术在不断涌现，以满足药物科学发展的需要。如超高效液相色谱、高效毛细管电泳、色谱与光谱联用、色谱与质谱联用（LC/MS）、色谱与核磁共振波谱联用技术（LC/NMR）、微流控芯片分析、近红外光谱以及计算机辅助药物分析等新技术，使药物检验方法向自动化、智能化和微量化方向发展。色谱法是分析领域中发展最快、应用最广的分析方法之一。在药物检验中，对于成分复杂的药物的分析、杂质检查及含量测定等，多数情况都首选色谱分析法。色谱联用技术如 LC/MS，LC/NMR 等，将色谱的高分离性能与 NMR、MS 强大的结构确证能力相结合，具有快速、灵敏和高通量的特点。毛细管电泳法可用于多种药物分离、手性药物拆分和血药浓度测定等。近年来，微流控芯片分析技术飞速发展，备受重视，已成为生命科学研究的最重要手段。

我国药物检验技术虽然已有了长足的进步，但是与国外相比还有一定的差距。我们必须重视新仪器、新技术、新方法的研究和开发，提高药物检验工作者的素质，以缩短与世界先进水平的差距。另外，药物检验不仅要求对静态的药物进行常规检验，而且需要深入到生产过程、工艺流程、反应历程及药品的质量跟踪等的动态分析研究中，故药物检验技术势必向微量、灵敏、准确、简便、快速、自动化的方向发展。

二、本课程的学习方法与要求

药物检验技术课程是在学习无机化学、有机化学、化学分析、仪器分析、药物化学和药剂学等学科的基础上开设的一门专业必修课。它的基本任务是讲授药物检验基本理论知识体系和进行基本操作技能的培养训练，要求学生具有强烈的药品质量全面控制的观念，在掌握药物检验理论知识的基础上，经过严格的实践训练，熟练掌握药物检验的操作方法和技能，能够胜任药品生产、供应、临床使用及监督管理过程中的药物检验工作，并具备一定的解决药品质量问题的思维和能力。至于药品的微生物检验、生物效价测定等则由其他课程讲授。

本课程的学习，要注意学习方法的科学性。对于不同模块知识的学习，可以针对性地采用不同的方法，循序渐进地学习。

1. 药物检验基础知识的学习

本课程是一门专业性很强的课程。学生可以从企业现场参观或观看录像等感性认识逐步过渡到药品检验的依据和工作程序等药检基础知识的学习，使学生在较短的时间内了解行业及岗位群的工作性质和特点，尽快进入角色，为后续知识和技能的学习打好基础。

2. 药物检验专项技术的学习

本课程含药物鉴别技术、检查技术和含量测定技术等专项技术的学习，该部分涉及各类仪器的使用和各项技能的掌握，应结合实验进行学习。另外，因涉及的知识点较多，内容容易混淆，难记忆，学生在学习中要注意寻找一般规律，及时归纳、总结，才能牢固掌握各项技能。最好能利用图、表等形式对所学知识和技能进行归纳、总结和记忆，可起到事半功倍的效果。

3. 勤于练习，熟练掌握操作技能，并熟练应用于各类药物的分析

药物检验技术是一门实践性很强的课程，尤其应注意培养学生的实际操作能力。学生必须重视实验，熟练掌握药物检验的操作技能，并熟练应用于各类药物的分析中。实验前认真做好预习，实验中规范操作，及时记录实验现象及数据，实验后及时完成实验报告，并做好总结和分析。只有勤于练习，理论联系实际，才能练就过硬本领，胜任药物检验的工作。

思考与训练

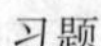

PPT课件

第二章　药物检验基础知识

第一节　药品检验工作的机构和基本程序

一、药品检验工作的机构

药品质量的优劣，既直接影响预防与治疗的效果，又密切关系到人民的健康和生命安危，必须加以严格控制。为此，国家设有专门负责药品检验的法定机构；药品的生产、经营和使用等部门需要对药品的质量进行全面控制。因此，药品检验工作机构分为国家法定检验机构和非法定检验机构。

1. 国家法定检验机构

中国食品药品检定研究院（简称中检院）是国家级药品检验所，各省（自治区、直辖市）、地市（自治州、盟区）和县（县级市、旗）级药品检验所均承担各辖区内的药品检验工作。进出口药品由口岸药检所按有关质量标准和合同规定进行检验。法定药品检验机构的检验报告书具有法律效力。

2. 非法定检验机构

药品生产企业设中心化验室和车间化验室等，药品经营企业、医疗机构药学部门设置药品检验室等，对保证药品质量，消除生产不合格药品的隐患，保证药品在生产、经营、流通和使用各环节的质量起到积极作用。

二、药品检验工作的基本程序

药品检验工作是药品质量控制的重要组成部分，其检验程序一般分为取样、性状观测、鉴别、检查、含量测定及填写检验原始记录和检验报告书。

（一）取样

取样是药品检验工作的第一步，即从大量的样品中取出能代表样本整体质量的少量样品进行检验。取样时要考虑取样的科学性、真实性和代表性。取样的要求如下。

① 取样时应先检查品名、批号、数量及包装情况等，确认无误后方可取样。取样用容器应清洁、干燥，在使用或贮藏过程中能防止受潮和异物混入。

② 取样量：按批取样。设批总件数（桶、袋、箱）为 X，当 $X \leqslant 3$ 时逐件取样；当 $X \leqslant 300$ 时按 $\sqrt{X}+1$ 取样量随机取样；$X > 300$ 时按 $\frac{\sqrt{X}}{2}+1$ 取样量随机取样。除另有规定外，一般所取的原料药、中间产品要等量混合后检验，制剂样品可不经混合，再随机取样检验。

③ 取样必须填写取样记录，内容应包括品名、规格、批号、数量、来源、编号、取样日期、必要的取样说明和取样人签名等。每件取样容器和被取样包装上都应贴有取样标志。

④ 一次取得的样品最少可供 3 次化验用量。其中留样检品数量不得少于一次检验用量。

已有国家标准药品的留样期为一年；进口样品留样期按该检品的有效期；大输液、医院制剂等样品的留样期为半年。

（二）性状观测

外观性状是药品质量的重要表征之一。性状项下一般记述了药物的外观、嗅、味、一般稳定性、酸碱性、溶解度及物理常数等。由于外观、嗅、味属一般性描述，没有确切的法定方法，有的药品外观性状可因生产条件不同而有差异，只要不影响药品的质量和疗效，一般是允许的。物理常数包括熔点、比旋度、吸收系数、折光率、相对密度、凝点、黏度、碘值、馏程、皂化值和酸值等。物理常数测定结果不仅对药品具有鉴别意义，而且也反映药品的纯度，是评价药品质量的主要指标之一。

（三）鉴别

鉴别的目的是判断已知药物的真伪，即依据药物的化学结构和理化性质进行某些化学反应，测定某些理化常数或光谱特征，来判断药物及其制剂的真伪。通常，鉴别是根据药品质量标准中鉴别项下规定的试验方法，逐项检验，结合性状观测结果对药物及其制剂的真伪进行判断。

如硫酸钠的鉴别：①本品的水溶液显硫酸盐的鉴别反应；②本品的水溶液显钠盐的鉴别反应。

（四）检查

检查项下包括有效性、均一性、纯度要求及安全性四个方面。

纯度要求即药物的杂质检查，是指对药物在生产过程或贮存过程中可能引入的一些杂质进行限量检查，以判断药物的纯度是否符合限量规定要求。如干燥失重、炽灼残渣、易炭化物、重金属、砷盐、铁盐、氯化物、硫酸盐、溶液澄清度与溶液颜色、有机溶剂残留量等。

有效性是指检查与药物疗效有关的项目，如制酸力、含氟量、含氮量等。

均一性是指生产出来的同一批号药品的质量是否均一，如含量均匀度、溶出度和重量差异等。

安全性是指检查某些对生物体产生特殊生理作用，严重影响用药安全的杂质，如异常毒性、热原、降压物质、无菌等。

（五）含量测定

含量测定是指对药物有效成分的测定。含量测定必须在药物鉴别无误、杂质检查合格的基础上进行，否则没有意义。本书重点讲授化学分析法和仪器分析法。

（六）填写检验原始记录和检验报告书

1. 检验原始记录

药品检验原始记录是检验所用方法、所得数据、数据处理及结论等原始资料，是出具检验报告书的依据。为保证药品检验工作的科学性和规范化，检验记录必须做到：记录原始、数据真实、内容完整、齐全、书写清晰、整洁、无涂改。

（1）基本要求

① 检验记录用语应尽量采用质量标准上的用语。

② 应及时、完整地记录实验数据和实验现象，严禁事先记录、事后补记或转抄。

③ 如发现记录有误，可用单线或双线划去并保持原有的字迹可辨，并在其上方写上正确的内容并署上姓名，不得擦抹涂改。

④ 凡用仪器打印机打印的数据与图谱，应剪贴于记录上的适宜处，或附在记录后面，并有操作者签名。

⑤ 每个检验项目记录完成后，均要下检验结论。

⑥ 整个检验工作完成后，应将检验记录逐页顺序编号，并对本检品作出明确的结论。检验人员签名后，并经指定的人员对所采用的标准，记录内容的完整、齐全，以及计算结果和判断的无误等，进行校核并签名；再由负责人审核及签名。

（2）记录内容

① 表头的录入：包括检品名称、检品编号、供样单位、剂型、规格、生产单位/产地、批号、效期、批量、检验目的、检验项目、检验依据、取样日期、报告日期等。

② 检验项目的记录：检验项目、检验方法、检验结果、实验数据、数据处理、结论、检验人及复核人签名等。

附：药品检验原始记录示例

××制药厂成品检验原始记录

编号：20210119

品名：阿司匹林	规格：25kg/袋	取样日期：
批号：210512	效期：两年	2021年5月13日
批量：25×40＝1000kg	检验项目：部分检验	报告日期：
检验依据：《中华人民共和国药典》(2020年版二部)		2021年5月18日

【性状】 本品为白色结晶性粉末。符合规定。

【鉴别】

（1）取本品约0.1g，加水10ml，煮沸，放冷，加三氯化铁试液1滴，即显紫堇色。

结果：呈正反应。

结论：符合规定。

（2）取本品约0.5g，加碳酸钠试液10ml，煮沸2min后，放冷，加过量的稀硫酸，即析出白色沉淀，并发生乙酸的臭气。

结果：呈正反应。

结论：符合规定。

（3）本品的红外光吸收图谱应与对照的图谱（光谱集209图）一致。

仪器：PE-1650型红外分光光度计（C0450）　温度：25℃；相对湿度：55%。

对照图谱：光谱集209图。

结果：本品的红外光吸收图谱与对照图谱一致。

结论：符合规定。

复核人：××　　　　　　检验人：××

2. 检验报告书

药品检验报告书是对药品质量作出的技术鉴定。法定药品检验机构的检验报告书是具有法律效力的技术文件。药品检验人员应本着严肃负责的态度，根据检验原始记录，认真、公正地填写药品检验报告书。

① 表头填写：报告书编号、检品编号、检品名称、供样单位、剂型、规格、生产单位/产地、批号、效期、批量、检验目的、检验项目、检验依据、取样日期、报告日期等。

② 报告书表头之下的首行，横向列出“检验项目”、“标准规定”和“检验结果”三个栏目。“检验项目”下，按质量标准列出【性状】、【鉴别】、【检查】与【含量测定】等大项目，大项目名称需添加方括号。每一个大项下所包含的具体检验项目名称和排列顺序，应按质量标准上的顺序书写。

③ 结论：药品检验报告书的结论应包括检验依据和检验结论。全部项目检验均合格，结论写“本品按×××检验，结果符合规定”。全部检验项目中只要有一项不符合规定，即判为不符合规定，结论写“本品按×××检验，结果不符合规定”。若非全部项目检验，合格的写“本品按×××检验上述项目，结果符合规定”；如有一项不合格时，则写“本品按××××检验上述项目，结果不符合规定”。

附：药品检验报告书示例

××药品检验所药品检验报告书

编号：20210128

检品名称	对乙酰氨基酚片	检品编号	（略）
批　　号	210412	规　　格	0.5g
效　　期	（略）	包　　装	（略）
生产单位	（略）	检品数量	（略）
供样单位	（略）	报验数量	（略）
检验目的	抽检	收检日期	2021年4月24日
检验项目	全检	报告日期	2021年5月18日
检验依据	《中华人民共和国药典》（2020年版二部）		

检验项目	标准规定	检验结果
【性状】	应为白色片或薄膜衣片	符合规定
【鉴别】		
（1）化学反应	应呈正反应	呈正反应
（2）化学反应	应呈正反应	呈正反应
【检查】		
重量差异	限度为±5%	符合规定
溶出度	限度为标示量的80%	符合规定
【含量测定】		
	本品含 $C_8H_9NO_2$ 应为标示量的95.0%～105.0%	99.9%

结论：本品按《中华人民共和国药典》（2020年版二部）检验，结果符合规定。

负责人：××　　　　复核人：××　　　　检验人：××

知识链接：药品生产企业药品检验工作程序

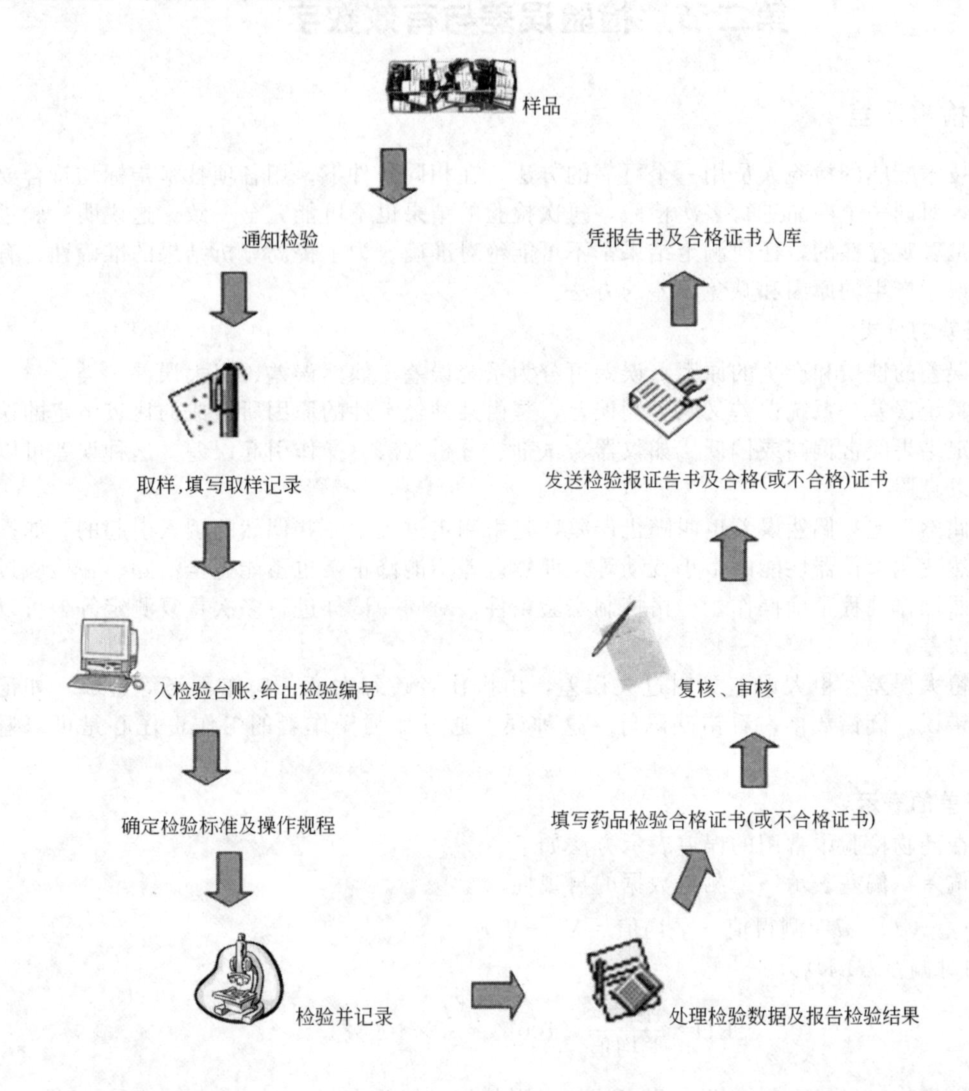

三、计量认证

为了确保实验数据的准确、可靠、公正、可信，国家规定向社会提供公正数据的产品质量检验机构，必须通过计量认证。计量认证是指政府计量行政部门对有关技术机构计量检定、测试能力和可靠性进行的考核和证明。计量认证的内容包括：计量检定测试设备的性能；计量检定测试设备的工作环境和人员的操作技能；保证量值统一、准确的措施及检测数据公正可靠的管理制度。

计量器具是指能用以直接或间接测出被测对象量值的装置、仪器仪表、量具和用于统一量值的标准物质。国家实行强制检定的工作计量器具未按照规定申请检定或者检定不合格的，不得使用。规定以外的其他计量标准器具和工作计量器具，使用单位应当自行定期检定或者送其他计量检定机构检定，县级以上政府计量行政部门进行监督检查。

计量检定部门检定的计量仪器，检定结果标识如下：“绿色”表示为检定合格的标识；“黄色”表示为检定部分功能正常及自校合格的标识；“红色”表示为检定不合格，或待修、长时间不使用标识，停用标识。

第二节　检验误差与有效数字

一、检验误差

一个技术娴熟的检验人员用一个可靠的方法，在相同条件下，用各项技术指标均符合要求的仪器，对同一个药品进行多次检验，每次检验的结果也不可能完全一致。这说明检验过程的误差是客观存在的，任何测定结果都不可能绝对准确。为了提高分析结果的准确性，有必要探讨误差产生的原因和减免误差的方法。

1. 误差的分类

根据误差的性质和产生的原因，误差可分为系统误差、偶然误差、粗大误差三类。

（1）系统误差　系统误差又叫可测误差，是由某种经常性的原因所造成的比较恒定的误差，使测定结果经常偏高或偏低。如仪器、试剂、分析方法、操作引起误差。这种误差可以校正，加以克服。

（2）偶然误差　偶然误差也叫随机误差，是由测定过程中一些偶然的因素引起的。如操作环境偶然变化、仪器性能的微小波动等。偶然误差不能修正，也不能完全消除。在检验过程中，按照操作规程正确操作，严格控制实验条件，对同一试样进行多次重复测定等，可以减少偶然误差。

（3）粗大误差　粗大误差又叫过失误差，由操作者疏忽大意、操作不当等造成。如记录、计算错误，读错数据，看错砝码等。这种误差通过加强操作者的工作责任心是可以避免的。

2. 误差的表示

目前在药物检验中常用的误差表示方法如下。

（1）偏差　偏差表示一组测定数据的再现性。

① 偏差（d）：d＝测得值－平均值＝$X_i-\overline{X}$

② 相对偏差（RD）：

$$\mathrm{RD}=\frac{\text{偏差}}{\text{平均值}}\times100\%=\frac{d}{\overline{X}}\times100\%$$

若平行操作，设 A、B 为两次测定的值，则其相对偏差为：

$$\mathrm{RD}=\frac{|A-B|}{A+B}\times100\%$$

（2）标准差（S 或 SD）　标准差反映一组测定数据的离散程度。

$$S=\sqrt{\frac{\sum(X_i-\overline{X})^2}{n-1}}$$

式中，n 为一组数的个数；X_i 为一组数的第几个数值；$\overline{X}$ 为一组数的平均值。

（3）相对标准差（RSD）　也称变异系数（CV），由于测量数值大小不同，只用标准差不能说明测定的精密情况，可用相对标准差来说明精密度。

$$\mathrm{RSD}=\frac{\text{标准偏差}}{\text{平均值}}\times100\%=\frac{S}{\overline{X}}\times100\%$$

知识链接：常用分析方法相对偏差（或 RSD）的规定

《中国药品检验标准操作规范》对常用分析方法相对偏差（或 RSD）的规定见表 2-1。

表 2-1　常用分析方法相对偏差（或 RSD）的规定

分析方法	相对偏差	备　注
容量分析法	≤0.2%	
重量法	≤0.5%	特殊品种例外
非水滴定法 酸滴定液 碱滴定液	 标定与复标≤0.1% 标定与复标≤0.2%	
原料(直接滴定)	用酸滴定液滴定≤0.2% 用碱滴定液滴定≤0.3%	
制剂(一般操作)	≤0.5%	
制剂(操作繁复)	≤1.0%	
紫外-可见分光光度法	≤0.5%	供试品应称取 2 份，如为对照品比较法，对照品一般也称取 2 份，吸收系数检查也应称取供试品 2 份，平行操作。吸收系数测定时同一台仪器为≤0.3%，否则应重新测定
高效液相色谱法	RSD≤1.5%	n≥4，2 份样品，各进样 2 次
气相色谱法	RSD≤1.5% 外标法：RSD≤2.5%	n≥4，每隔 5 批，应再进对照品 2 次
原子吸收分光光度法	≤3%	2 份样品，各测定 3 次，石墨炉法适当放宽
荧光分光光度法	≤1.5%	
薄层扫描法	≤5%	供试液和对照液应交叉点于同一薄层板上，每份供试液点样不得少于 2 个，对照品每一浓度不得少于 2 个
滴定液的标定与复标	标定与复标≤0.1% 初标平均值和复标平均值的相对偏差≤0.1%	初标者(一般为配制者)和复标者在相同条件下各做平行试验 3 份；各项原始数据经校正后，根据计算公式分别进行计算；标定结果按初、复标的平均值计算，取 4 位有效数字
费休水分测定法	标定应 3 份以上，相对偏差 1%，样品测定 2 份，取平均值	

【实例 2-1】　用碘量法测定维生素 C 的百分含量，两次结果分别为 95.48%和 95.52%，请计算两次测定结果的相对偏差。

$$相对偏差=\frac{d}{X}\times100\%=\frac{|A-B|}{A+B}\times100\%=\frac{|95.52\%-95.48\%|}{95.52\%+95.48\%}\times100\%=0.02\%$$

二、有效数字和数值的修约及其运算

1. 有效数字的基本概念

（1）有效数字的定义　有效数字系指在检验工作中所能得到的有实际意义的数值。其最后一位数字欠准是允许的，这种由可靠数字和最后一位不确定数字组成的数值，即为有效数字。最后一位数字的欠准程度通常只能是上下差 1 个单位。

例如：万分之一的分析天平称得某药物的重量为 0.1305g，这些数字中，0.130 是准确的，最后一位数字“5”是欠准的，可能有±1 个单位的误差，即其实际重量是在（0.1305±0.0001）g 范围内的某一数值。使用 10ml 滴定管量取 10ml 溶液时，应写成 10.00ml，即四位有效数字。因为小数点后第二位的“0”，可能有±0.01 的误差。

（2）有效数字的定位　有效数字的定位（数位），是指确定欠准数字的位置。这个位置确定后，其后面的数字均为无效数字。

（3）有效位数

① 在没有小数位且以若干个零结尾的数值中，有效位数系指从非零数字最左一位向右数得到的位数减去无效零（即仅为定位用的零）的个数。

② 在其他十进位数中，有效数字系指从非零数字最左一位向右数而得到的位数。

③ 非连续型数值（如个数、分数、倍数）是没有欠准数字的，其有效位数可视为无限多位。

④ pH 值等对数值，其有效位数是由其小数点后的位数决定的，其整数部分只表明其真数的乘方次数。

⑤ 有效数字的首位数字为 8 或 9 时，其有效位数可以多计一位。例如：95%与 115%，都可以看成是三位有效位数；99.0%与 101.0%都可以看成是四位有效数字。

2. 数值的修约及其进舍规则

（1）数值修约　是指对拟修约数值中超出需要保留位数时的舍弃，根据舍弃数来保留最后一位数或最后几位数。

（2）进舍规则　四舍六入五考虑，五后非零则进一，五后全零看五前，五前偶舍奇进一，不论数字多少位，都要一次修约成。但在按英、美、日药典方法修约时，按四舍五入进舍即可。

在相对标准偏差（RSD）中，采用“只进不舍”的原则。例如：0.163%、0.52%宜修约为 0.17%、0.6%。

不许连续修约　拟修约数字应在确定修约位数后一次修约获得结果，而不得多次按前面规则连续修约。例如：修约 15.5533，修约到个位数。正确的做法为：15.5533→16；不正确的做法为：15.5533→15.553→15.55→15.6→16。

3. 有效数字的计算规则

在分析测定过程中，一般都要经过几个测量步骤，获得几个准确度不同的数据。对于这些数据，必须按照一定的规则进行运算。在进行数学运算时，对加减法和乘除法中有效数字的处理是不同的，常用的有效数字运算基本规则如下。

（1）加减法则　许多数值相加减时，应以诸数值中绝对误差最大（即小数点后位数最少）的数值为准，以确定其他数值在运算中保留的数位和决定计算结果的有效数位。

例如：$13.65+0.00823+1.633=?$

本例是数值相加减，在三个数值中 13.65 的绝对误差最大，因此将其他各数均暂先保留至千分位，即把 0.00823 修约成 0.008，1.633 不变，进行运算：$13.65+0.008+1.633=15.291$，最后对计算结果进行修约，15.291 应只保留百分位，进而修约成 15.29。

（2）乘除法则　许多数值相乘除时，应以诸数值中相对误差最大（即有效位数最少）的数值为准，确定其他数值在运算中保留的数位和决定计算结果的有效数位。

例如：$14.131\times0.07654\div0.78=?$

本例是数值相乘除，在三个数值中，0.78 的有效位数最少，仅为两位有效位数，因此各数值均应暂保留三位有效位数进行运算，最后结果再修约为两位有效位数。

$$14.131\times0.07654\div0.78=14.1\times0.0765\div0.78=1.08\div0.78=1.38=1.4$$

在运算过程中，为减少舍入误差，其他数值的修约可以暂时多保留一位，等运算得到结果时，再根据有效位数弃去多余的数字。

4. 注意事项

① 正确记录检测所得的数值。应根据取样量、量具的精度、检测方法的允许误差和标准中的限度规定，确定数字的有效位数（或数位），检测值必须与测量的准确度相符合，记

录全部准确数字和一位欠准数字。

② 正确掌握和运用规则。进行计算时，应执行进舍规则和运算规则，如用计算器进行计算，也应将计算结果经修约后再记录下来。如由工作站出的数据，可按有效数字修约原则修约后判定。

③ 在判定药品质量是否符合规定之前，应将全部数据根据有效数字和数值修约规则进行运算，并根据《中国药典》（2020 年版二部）“凡例”第二十五条及国家标准 GB/T 8170—2008《数值修约规则与极限数值的表示和判定》中规定的“修约值比较法”，将计算结果修约到标准中所规定的有效位，而后进行判定。

【实例 2-2】 异戊巴比妥钠的干燥失重，规定不得过 4.0%，今取样 1.0042g，干燥后减失重量 0.0408g，请判定是否符合规定？

本例为 3 个数值相乘除，其中 0.0408 的有效位数最少，为三位有效数字，以此为准（在运算过程中暂时多保留一位）。

$$0.0408 \div 1.004 \times 100.0\% = 4.064\%$$

因药典规定的限度为不得过 4.0%，故将计算结果 4.064% 修约到千分位为 4.1%，大于 4.0%，应判为不符合规定（不得大于 4.0%）。

如将上述规定的限度改为“不得大于 4%”，而其原始数据不变，则将计算结果修约至百分位，得 4%，未超过 4% 的限度，应判为符合规定（不得大于 4%）。

第三节　容量仪器的使用与校正

一、容量仪器的使用

在容量分析中，容量仪器的使用方法很重要，使用方法不正确，即使很准确的容量仪器，也会得到不正确的测量结果。

1. 滴定管的使用

（1）滴定管的种类　滴定管在滴定时用来测定自管内流出溶液的体积。滴定管种类有酸式滴定管、碱式滴定管、自动滴定装置。酸式滴定管可盛放酸液及氧化剂溶液，不能盛放碱液；盛放碱液要用碱式滴定管，这种滴定管不能盛放酸或氧化剂等腐蚀橡皮的溶液。在容量分析时，根据消耗量多少来选择一支适当大小的滴定管，以减少滴定时体积测量的误差。例如：一般标化时用 50ml，常量分析用 25ml 滴定管，非水滴定用 10ml 滴定管。

（2）使用

① 使用酸式滴定管前，在活塞的粗端和活塞套的细端内面分别涂一薄层凡士林，也可只在活塞塞孔的两端，涂一薄层凡士林，小心不要涂在塞孔处以防堵塞孔眼。然后把活塞插入活塞套内，向同一方向转动活塞，直到活塞和活塞套上的凡士林层全部透明为止。碱式滴定管要注意乳胶管的大小应与其内的玻璃珠大小适宜。然后在滴定管内装入蒸馏水，置滴定管架上直立 2min，观察有无水滴滴下，没有漏水即可应用。

② 在装溶液前，须将滴定管洗净，使水自然沥干（内壁应不挂水珠），先用少量滴定液荡洗三次（每次约 5～10ml），除去残留在管壁和下端管尖内的水，以防装入溶液被水稀释。

③ 滴定液最好从贮液瓶中直接倒入滴定管，尽量避免用另一器皿传递，以免浓度改变或沾污。

④ 滴定液装入滴定管应该超过标准刻度零以上，滴定管尖端的气泡必须排除。再调整溶液的液面至刻度零处，即可进行滴定。在滴定管上扣一个 10ml 或 5ml 的小烧杯，以减少

溶液挥发。

(3) 注意事项 滴定管在装满溶液后，管外壁的溶液要擦干。手持滴定管时，避免手心紧握装有溶液部分的管壁。每次滴定最好从刻度零开始，以使每次测定结果能抵消滴定管的刻度误差。滴定时液体的滴入速度，每秒钟以3～4滴为宜，滴定将到终点时，滴定要更慢些。

2. 容量瓶（量瓶）的使用

① 容量瓶主要用于溶液的稀释，也用于易溶固体的溶解和配液。常见的容量瓶有10ml、25ml、50ml、100ml、200ml、250ml、500ml及1000ml。

② 容量瓶在使用前先要检查其是否漏水。

③ 把溶液装入瓶内接近标线时，要用滴管慢慢滴加，直至溶液的弯月面与标线相切为止，观察时眼睛位置也应与液面和刻度同水平面上。盖好瓶塞，将量瓶倒转，使瓶内气泡上升，并将溶液振荡数次，再倒转过来，使气泡再直升到顶，如此反复数次直至溶液混匀为止。容量瓶有无色、棕色两种，应注意使用。

④ 容量瓶是用来精密配制一定体积溶液的，配好后的溶液如需保存，应转移到试剂瓶中，不要用于贮存溶液，空的容量瓶也不应在烘箱中烘烤。

3. 移液管的使用

① 常用移液管有1ml、2ml、5ml、10ml、20ml、25ml、50ml及100ml。

② 先将移液管洗净，自然沥干，并用待量取的溶液少许荡洗3次，然后以右手拇指及中指拿住管颈标线以上的地方，将移液管插入溶液液面下约1cm，这时，左手拿橡皮吸球轻轻将溶液吸上，眼睛注意正在上升的液面的位置，移液管应随容器内液面下降而下降，至液面上升到刻度标线以上时，迅速用右手食指堵住管口。

③ 取出移液管，用滤纸条拭干移液管下端外壁，并使与地面垂直，稍微松开右手食指，使液体缓缓下降，此时视线应平视标线，直到弯月面与标线相切，立即按紧食指，使液体不再流出，并使出口尖端接触容器外壁，以除去尖端外残留溶液。

④ 再将移液管移入准备接受溶液的容器中，使其出口尖端接触容器壁，使容器稍微倾斜，而使移液管直立，然后放松右手食指，使溶液自由地顺壁流下。待全部流尽后，应等待15s再拿出移液管，此时移液管尖端仍残留一滴液体，不可吹出。

4. 刻度吸管的使用

① 用于量取体积不需要十分准确的溶液，常用有1ml、2ml、5ml、10ml、20ml、25ml等。

② 它有刻度到尖（全部吹出式）和刻度不到尖（流出式：流至管口停留15s或只放到下刻度为止）两种类型。

③ 量取时，最好选用略大于量取量的刻度吸管，读数的方法与移液管相同。

二、容量仪器的校正

在定量分析中应用的容量仪器，都需要很准确的容积，否则在使用时就会影响分析结果的准确性，故必须事先进行校正。测量体积的基本单位是毫升（ml），也就是真空中1g纯水在摄氏4℃（水在4℃时密度最大）时所占的体积，但4℃并不是适宜的工作条件，故一般以20℃作为标准。水的体积在4℃以上时随温度上升而膨胀（玻璃容器的体积也随温度变化而变化，但玻璃膨胀系数很小，通常可以忽略不计）。在空气中称重，因空气的浮力，重量也会减少。因此，这些因素皆应加以校正。可以由水的密度表中（见表2-2）查出相应温度时的水在空气中的重量，通过计算便可得到较准确的校正结果。

表 2-2　水在空气中的密度

温度/℃	密度/(g/ml)	温度/℃	密度/(g/ml)	温度/℃	密度/(g/ml)
10	0.99839	17	0.99764	24	0.99638
11	0.99833	18	0.99751	25	0.99617
12	0.99824	19	0.99734	26	0.99593
13	0.99815	20	0.99718	27	0.99569
14	0.99804	21	0.99700	28	0.99544
15	0.99792	22	0.99680	29	0.99518
16	0.99778	23	0.99660	30	0.99491

1. **容量瓶的校正**

将待校正的容量瓶洗净干燥，取烧杯盛放一定量水，容量瓶及水同时放于天平室中20min，使温度与空气的温度一致，记下水的温度。先将空的容量瓶连同瓶塞一起称定重量（称准至1mg），然后加水至刻度，注意刻度之上不可留有水珠，否则应用干燥滤纸擦干，塞上瓶塞，再称定重量，减去空瓶重量即得容量瓶中水的重量，用表2-2中温度换算后1ml水的重量来除容量瓶容积的毫升数。

例如：某250ml容量瓶的容积校正，当21℃时容量瓶中水重249.300g，由表2-2中查得1ml水21℃时在空气中重0.99700g，因此该容量瓶的容积为250.05ml。

$$V=\frac{249.300}{0.99700}=250.05(\text{ml})$$

即这个容量瓶的校正值为250.05－250.00＝＋0.05(ml)

如容量瓶无刻度或与原刻度不符时，应刻上刻度或校正原来的刻度。方法是用纸条沿容量瓶中水的凹面成切线贴成一圆圈，然后倒去水，在纸圈上涂上石蜡，再沿纸圈在石蜡上刻一圆圈，沿圆圈涂上氢氟酸，使氢氟酸与玻璃接触。2min后，洗去过量的氢氟酸并除去石蜡，即可见容量瓶上的新刻度（利用氢氟酸能够腐蚀玻璃的原理）。

根据国家的规定，容量瓶允许的误差范围见表2-3。

表 2-3　容量瓶允许的误差范围

体积/ml	500	250	200	100	50	25	10
允许误差/ml	±0.15	±0.10	±0.10	±0.10	±0.05	±0.03	±0.02

2. **移液管的校正**

取一洁净且外壁干燥的锥形瓶，称定重量（称准至1mg），然后取内壁已洗净的待校正的移液管，按照移液管的使用方法，吸取水至刻度，将水放入已称定重量的锥形瓶中，称定重量，记下水的温度，从表2-2中查出水的密度，以此密度除放出的水的重量，即得到移液管的容积。

刻度吸管的校正方法，可以按下面滴定管的校正法进行。

根据国家的规定，移液管允许的误差范围见表2-4。

表 2-4　移液管允许的误差范围

体积/ml	100	50	25	20	10	5	2
允许误差/ml	±0.08	±0.05	±0.04	±0.03	±0.02	±0.015	±0.010

3. **滴定管的校正**

取一洁净且外壁干燥的50ml锥形瓶，称定重量（称准至1mg）。然后将待校正的滴定管装入水至零刻度处，记下水的温度，从滴定管放下一定体积的水至锥形瓶中（根据滴定管大小及管径均匀情况，每次可放 5ml 或 10ml），精密读取滴定管读数至小数点后第二位。称定锥形瓶中水的重量，然后再放一定体积再称重，如此一段一段地校正。然后从表 2-2 中查出水在实验温度时的密度，以此密度除放出水的重量，即得到真实容积。可将各段校正值列表备用。

校正实验每段必须重复两次，每次校正值的误差不应大于 0.01ml，校正时必须控制滴定管的流速，使每秒钟流出 3～4 滴，读数必须准确。根据国家规定，滴定管误差：50ml 为 ±0.05ml，25ml 为 ±0.04ml。

滴定管容积校正示例见表 2-5。

表 2-5 滴定管容积校正示例（水的温度 21℃，水在空气中的密度 0.99700g/ml）

滴定管读数/ml	读得容积/ml	瓶＋水重/g	水重/g	真实容积/ml	校正数/ml	总校正数/ml
0.17		35.410				
10.20	10.03	45.450	10.040	10.07	＋0.04	＋0.04
20.15	9.95	55.380	9.930	9.96	＋0.01	＋0.05
30.15	10.01	65.330	9.950	9.98	－0.03	＋0.02
40.09	9.93	75.210	9.880	9.91	－0.02	＋0.00

三、注意事项

① 所用水至少在天平室内放置 1h。

② 待校正的仪器，应仔细洗涤至内壁应完全不挂水珠（常用清洁液洗涤）。

③ 校正时所用锥形瓶，必须干净，瓶外须干燥。

④ 一般每个仪器、每个测定点应校正两次，即做平行试验两次。

⑤ 在分析天平上称量盛水锥形瓶时，应暂时将天平箱内的硅胶取出，实验完成后再放回原处。

课堂思考

1. 为什么需要对容量仪器进行校正？
2. 校正容量瓶、移液管、滴定管时，这些玻璃仪器是否均需预先干燥？为什么？

第四节 药品质量管理规范

要确保药品的质量能符合药品质量标准的要求，对药物存在的各个环节加强管理是必不可少的，许多国家都根据本国的实际情况制定了一些科学的管理规范和条例。我国对药品质量控制的全过程起指导作用的法令性文件有以下几种。

1.《药品非临床研究质量管理规范》（good laboratory practices，简称 GLP）

药品非临床研究是指为评价药品安全性，在实验室条件下，用实验系统进行的各种毒性试验。目的在于通过对药品研究的设备设施、研究条件、人员资格与职责、操作过程等的严格要求，来保证药品安全性评价数据的真实性和可靠性。

2.《药品生产质量管理规范》（good manufacturing practices，简称 GMP）

《药品生产质量管理规范》是为规范药品生产质量管理，根据《药品管理法》和《药品管理法实施条例》的规定而制定。GMP要求企业应建立药品质量管理体系。该体系包括影响药品质量的所有因素，是确保药品质量符合预定用途所需的有组织、有计划的全部活动总和。GMP作为质量管理体系的一部分，是药品生产管理和质量控制的基本要求，以确保持续稳定地生产出适用于预定用途、符合注册批准或股东要求和质量标准的药品，并最大限度地减少药品生产过程中污染、交叉污染，以及混淆、差错风险。药品生产企业必须按照《药品生产质量管理规范》组织生产。

3.《药品临床试验管理规范》（good clinical practices，简称GCP）

药品临床试验是指任何在人体（患者或健康志愿者）进行的药品系统性研究，目的在于保证临床试验过程的规范，结果科学可靠，保护受试者的权益并保障其安全。为此，国家食品药品监督管理总局规定：凡申请新药临床试验基地的单位，必须符合GCP的要求。

4.《药品经营质量管理规范》（good supply practices，简称GSP）

《药品经营质量管理规范》是为了加强药品经营质量管理，保证人民用药安全有效，根据《药品管理法》等有关法律、法规而制定。GSP要求药品经营企业应在药品的购进、储运和销售等环节实行质量管理。建立包括组织结构、职责制度、过程管理和设施设备等方面的质量体系，并使之有效运行。GSP是药品经营质量管理的基本准则。GSP明确规定了药品经营和零售企业的管理职责，并对人员与培训，设施与设备，药品的购进、验收与检验、储运或贮存，销售与服务等环节的质量管理提出了明确的要求。

知识积累

1. 药物检验工作的基本程序

取样→性状观测→鉴别→检查→含量测定→填写检验原始记录与报告书

2. 检验误差与有效数字

药品检验中常用的误差表示方法有：相对偏差（RD）、标准差（SD或S）、相对标准差（RSD）。

有效数字系指在检验工作中所能得到的有实际意义的数值。数值修约进舍规则：四舍六入五考虑，五后非零则进一，五后全零看五前，五前偶舍奇进一，不论数字多少位，都要一次修约成。

3. 我国对药品质量控制的全过程起指导作用的法令性文件有：GLP、GMP、GCP、GSP。

思考与训练

习题

PPT课件

模块二　药物鉴别技术

学习目标

1. 熟悉药物性状的内容和意义；熟悉药物鉴别的目的和特点。

2. 掌握常用物理常数测定法的基本原理与方法；掌握化学鉴别法、光谱鉴别法和色谱鉴别法的基本原理和方法。

思政与职业素养目标

1. 检验过程注意工匠精神的培养，做到精益求精。

2. 对待原始数据要诚实守信、求真务实。

课程思政资源

第三章　药物的性状

第一节　概　述

药物的性状反映了药物特有的物理性质，是药物质量的重要表征之一。性状观测是药物检验的第一步，也是不可忽略的极其重要的一步，只有性状符合规定的供试品，方可继续进行鉴别、检查及含量测定等项目的检验。

一、性状

对于原料药，性状项下一般记述了药物的外观、臭、味、一般稳定性、酸碱性、溶解度及物理常数等；对于药物制剂，性状项下记述了药物的剂型，内容物的状态、颜色及稳定性等。

状态、晶型、色泽等一般称为药物的外观，为药物质量检验必检的内容之一，一般呈现在检验报告书中。状态是指药物呈固体、半固体、液体还是气体，也可指剂型；晶型是指固体药物呈结晶型还是无定型，结晶型药物呈不同的晶态，如针状结晶、鳞片结晶、结晶型粉末等；色泽是指药物呈现的颜色，大多数药物都是白色或无色的，只有少数药物呈现颜色，如维生素 B_{12} 显深红色。有色药物本身的颜色可用于鉴别其真伪、优劣；无色药物变质呈色，可用于鉴别其优劣。

臭、味是药物本身固有的气、味，而不是指因混入残留溶剂或其他有气味物质而带入的异臭或异味；一般稳定性是指是否具有引湿、风化、遇光变质等与贮藏条件有关的性质；酸碱性是指药物的水溶液显酸性或碱性反应。药物外观与臭味等的描述实例见表 3-1。

表 3-1　药物的外观与臭味等的描述实例

药物名称	药典中的描述	描述所涉及的物理性质
青霉素钠	本品为白色结晶性粉末；无臭或微有特异性臭；有引湿性；遇酸、碱或氧化剂等即迅速失效，水溶液在室温放置易失效	色、晶型；臭、味；引湿性；水溶液、遇酸碱等的稳定性
维生素 B_{12}	本品为深红色结晶或结晶性粉末；无臭；引湿性强	色、晶型；臭；引湿性
阿司匹林	本品为白色结晶或结晶性粉末；无臭或微带乙酸臭；遇湿气即缓缓水解	色、晶型；臭；遇水稳定性
维生素 E	本品为微黄色至黄色或黄绿色澄清的黏稠液体；几乎无臭；遇光色渐变深。天然型放置会固化，25℃左右熔化	色、状态；臭；遇光稳定性
苯酚	本品为无色至微红色的针状结晶或结晶性块；有特臭；有引湿性；水溶液显弱酸性反应；遇光或在空气中色渐变深	色、晶型；臭；引湿性；酸碱性；遇光稳定性
环扁桃酯	本品为白色或类白色的无定形粉末；有特臭，味苦	色、无定形；臭、味
红霉素肠溶片	本品为肠溶衣片或肠溶薄膜衣片，除去包衣后，显白色或类白色	状态、色
盐酸左旋咪唑颗粒	本品为可溶颗粒	状态
葡萄糖酸钙注射液	本品为无色的澄明液体	色、状态

二、溶解度

溶解度是药物的一种物理性质，供精制或制备溶液时参考，它在一定程度上也反映了药品的纯度。除新药外，一般情况下不进行溶解度检查。

《中国药典》（2020 年版）采用“极易溶解、易溶、溶解、略溶、微溶、极微溶解、几乎不溶或不溶”来描述药物在不同溶剂中的溶解性能，具体见第一章第三节有关介绍。

溶解度试验法：除另有规定外，称取研成细粉的供试品或量取液体供试品，置于（25±2)℃一定容量的溶剂中，每隔 5min 强力振摇 30s；观察 30min 内的溶解情况，如无目视可见的溶质颗粒或液滴时，即视为完全溶解。溶解度试验中三个要素：温度、溶质与溶剂量、观察时间。

例如罗红霉素溶解度描述为“本品在乙醇或丙酮中易溶，在甲醇中溶解，在乙腈中略溶，在水中几乎不溶”，维生素 E 溶解度描述为“本品在无水乙醇、丙酮、乙醚或石油醚中易溶，在水中不溶”。

溶解度一般不作为必须检验项目，但属注册检验的原料药或遇有异常时，需进行此项检查。检查时应详细记录供试品取样量、溶剂及其用量、温度及其溶解时的情况等。罗红霉素溶解度实验原始记录见表 3-2。

表 3-2　罗红霉素溶解度实验原始记录

溶剂名称	样品取样量	溶剂量	溶解情况	结论
乙醇	1g	9ml	溶　解[✓] 不溶解[ ]	易溶
		—	溶　解[ ] 不溶解[ ]	
甲醇	100mg	1ml	溶　解[ ] 不溶解[✓]	溶解
		2. 9ml	溶　解[✓] 不溶解[ ]	
乙腈	100mg	3ml	溶　解[ ] 不溶解[✓]	略溶
		9ml	溶　解[✓] 不溶解[ ]	
水	10mg	100ml	溶　解[ ] 不溶解[✓]	几乎不溶
		—	溶　解[ ] 不溶解[ ]	

结论：符合规定（规定本品在乙醇或丙酮中易溶，在甲醇中溶解，在乙腈中略溶，在水中几乎不溶）。

课堂思考

1. 性状项下一般记述了哪些物理性质？举例说明之。

2. 请解释“甲氧苄啶在三氯甲烷中略溶，在乙醇或丙酮中微溶，在水中几乎不溶；在冰醋酸中易溶”的物理意义。

第二节　物理常数测定

物理常数是表示药物物理性质的特征常数，在一定条件下是一个定值，各种药物因分子结构以及聚集状态不同，反映出的物理常数不同。物理常数包括相对密度、馏程、熔点、凝点、比旋度、折光率、黏度、吸收系数、碘值、皂化值和酸值等；其测定结果不仅对药物具有鉴别意义，也可反映药物的纯度，是评价药物质量的主要指标之一。本节只重点介绍相对密度（比重瓶法）、熔点、比旋度、折光率的测定方法及在药物检验中的应用。药物物理常数的测定方法实例见表3-3。

表3-3　药物物理常数测定方法实例

药物名称	测定项目	药典中的测定方法
甘油	相对密度	本品的相对密度(通则0610),在25℃时不小于1.2569
对乙酰氨基酚	熔点	本品的熔点(通则0612第二法)为168～172℃
葡萄糖	比旋度	取本品约10g,精密称定,置100ml量瓶中,加水适量与氨试液0.2ml,溶解后,用水稀释至刻度,摇匀,放置10min,在25℃时,依法测定(通则0621),比旋度为+52.6°～+53.2°
头孢氨苄	吸收系数	取本品,精密称定,加水溶解并稀释成每1ml中约含20μg的溶液,照紫外-可见分光光度法(通则0401),在262nm波长处测定吸光度,吸收系数($E_{1cm}^{1\%}$)为220～245
苯丙醇	折光率	本品的折光率(通则0622)为1.517～1.522
二甲硅油	黏度	本品的运动黏度(通则0633第一法,毛细管内径2mm)在25℃时为500～1000mm^2/s
大豆油(供注射用)	酸值	应不大于0.1(通则0713)
	皂化值	应为188～195(通则0713)
	碘值	应为126～140(通则0713)
甲酚	馏程	取本品,照馏程测定法(通则0611)测定,在190～205℃馏出的量应不少于85%(ml/ml)
十一烯酸	凝点	本品的凝点(通则0613)不低于21℃

一、相对密度

1. 简述

相对密度系指在相同的特定条件（如温度、压力）下，某物质的密度与参考物质的密度之比，通常用$d_{t_2}^{t_1}$来表示。除另有规定外，温度为20℃，参考物质为水，即d_{20}^{20}。

纯物质的相对密度在特定的条件下为不变的常数。但如物质的纯度不够，则其相对密度的测定值会随着纯度的变化而改变。因此，测定药品的相对密度，可用以检查药品的纯杂程度。

《中国药典》规定液体药物的相对密度，一般用比重瓶法进行测定；易挥发液体药物的相对密度，可用韦氏比重秤法进行测定。现主要介绍比重瓶法。

用比重瓶测定时的环境（指比重瓶和天平的放置环境）温度应略低于20℃或各品种项下规定的温度。

2. 测定方法

（1）比重瓶重量的测定　取比重瓶（图 3-1 或图 3-2）洗净并干燥，带塞精密称定，得比重瓶重为 m_1。

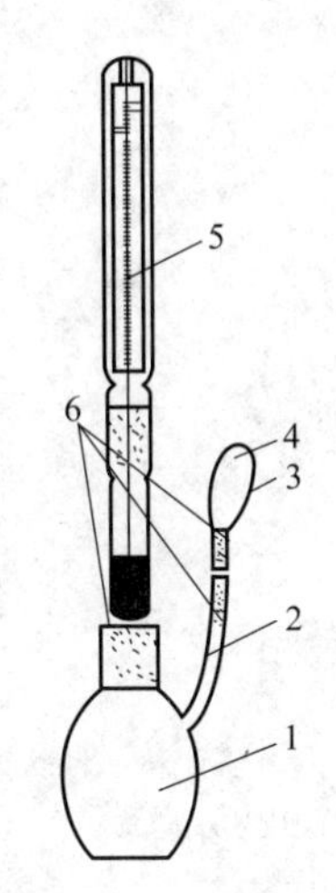

图 3-1　比重瓶 A

1—比重瓶主体；2—侧管；3—侧孔；4—罩；5—温度计；6—玻璃磨口

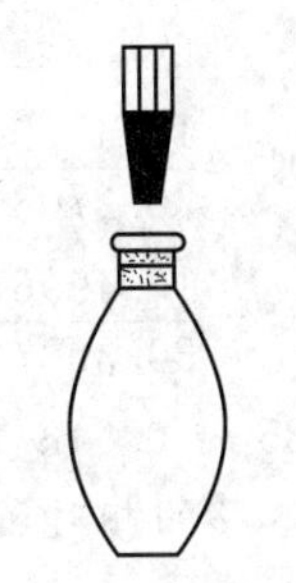

图 3-2　比重瓶 B

（2）供试品重量的测定　取上述已称定重量的比重瓶，装满供试品（温度应低于 20℃或各品种项下规定的温度，瓶中应无气泡），置 20℃（或各品种项下规定的温度）的水浴中，放置 10～20min，装上温度计或小心插入中心有毛细孔的瓶塞，使过多的液体从塞孔溢出，用滤纸将瓶塞顶端擦干，然后将比重瓶从水浴中取出，再用滤纸擦干瓶壁外的水，并迅速精密称定得供试品与比重瓶重为 m_2，则供试品重量为 $m_2 - m_1$。

（3）水重量的测定　将比重瓶中供试品倾去，洗净，以新沸并冷却至约 20℃的水代替供试品同法操作，精密称定重量得水与比重瓶重为 m_3，则水重量为 $m_3 - m_1$。

（4）结果计算

$$供试品的相对密度=\frac{供试品重量}{水重量}=\frac{m_2-m_1}{m_3-m_1}$$

式中，m_1 为比重瓶重量，g；m_2 为比重瓶与供试品重量，g；m_3 为比重瓶与水重量，g。

（5）结果判断　如果相对密度的计算结果在规定的范围内，则该项检查判为“符合规定”。

3. 注意事项

① 供试品及水装瓶时，应小心沿瓶倒入，避免产生气泡；如有气泡，应稍放置待气泡消失后再调温称重。

② 比重瓶从水浴中取出时，应用手指拿瓶颈，以免液体受手温膨胀外溢。

③ 当室温高于 20℃时，往往在称重时有水蒸气冷凝于比重瓶外壁，故应快速称重，否则影响测量的准确性。

④ 供试品如为油类，倾出供试品后应用乙醚或石油醚冲洗数次，将油洗净，再以醇和水先后冲洗，用蒸馏水冲洗干净后，方能测水的重量。

⑤ 比重瓶的规格有 5ml、10ml、25ml、50ml，可根据供试品的量多少选择比重瓶，一般常用 10ml、25ml 的比重瓶。

【实例 3-1】　大豆油的相对密度测定

相对密度　本品的相对密度（通则 0601）应为 0.916～0.922。

室温：19℃　　　　　　　　　相对湿度：48%

天平型号：AL104（C0803）　　测定温度：20℃

	(1)	(2)
空比重瓶重/g	10.2895	10.3208
供试品及比重瓶重/g	19.4519	19.4996
水及比重瓶重/g	20.2703	20.3087

结果计算：

（1）相对密度$=\frac{19.4519-10.2895}{20.2703-10.2895}=0.9180$

（2）相对密度$=\frac{19.4996-10.3208}{20.3087-10.3208}=0.9190$

平均：0.9185 → 0.918

结果判断：本品的相对密度符合规定（规定：0.916～0.922）。

二、熔点

1. 简述

熔点系指一种物质按规定的方法测定，由固相熔化成液相时的温度，或熔融同时分解的温度，或在熔化时自初熔至全熔经历的一段温度（熔程）。

某些药物具有一定的熔点，测定熔点可以鉴别或检查药物的纯杂程度。根据被测物质的性质不同，《中国药典》（2020 年版二部）列有 3 种不同的测定方法：第一法测定易粉碎的固体药物；第二法测定不易粉碎的固体药物（脂肪、脂肪酸、石蜡、羊毛脂等）；第三法测定凡士林或其他类似物质。

各品种项下未注明时，均系指第一法。现主要介绍第一法。

2. 测定方法

（1）温度计的校正　常用测定多种化学纯品的熔点，以校正温度计。纯化学药品的熔点恒定，熔距极短。熔点标准品（见表 3-4）由中国食品药品检定研究院分发，供校正温度计用。测定熔点各 3 次，3 次结果之间不得超过 0.2℃，取其平均值，以其熔点温度为横坐标，温度应校正数为纵坐标，绘制温度计校正曲线，该温度计的校正值即由此曲线查得。亦可用已知熔点的标准品与供试品同时测定，以校正温度计的误差。

表 3-4　熔点标准品

标准品名称	熔点/℃	标准品名称	熔点/℃
偶氮苯	69	乙酰苯胺	116
香草醛	83	非那西丁	136
磺胺	166	糖精	229
磺胺二甲嘧啶	200	咖啡因	237
双氰胺	210.5	酚酞	263

熔点标准品在使用前应先在研钵中研细，偶氮苯、香草醛及乙酰苯胺应置五氧化二磷干燥器中干燥，非那西丁、磺胺、磺胺二甲嘧啶、双氰胺、糖精、咖啡因及酚酞应置 105℃干

燥，干燥后避光存放在专用的五氧化二磷干燥器中，必要时可在临用前再干燥。

（2）供试品的测定

① 传温液加热法

A. 取供试品研成粉末，除另有规定外，应按各品种项下干燥失重条件进行干燥。如该药物不检查干燥失重，熔点范围低限在135℃以上的，受热不分解的供试品，可采用105℃干燥；熔点在135℃以下或受热分解的供试品，可在五氧化二磷干燥器中干燥过夜或用其他适宜干燥方法如恒温减压干燥。

B. 分取适量供试品，置毛细管中，轻击管壁再借助长短适宜（约60cm）的洁净玻璃管，垂直放在表面皿或其他适宜的硬质物体上，将毛细管自上口放入，使自由落下，反复数次，使粉末集结管底，装入供试品的高度为3mm。

C. 将温度计放入盛装传温液的容器中，温度计汞球部的底端与容器底部距2.5cm以上。

D. 加入传温液以使传温液受热后的液面在温度计的分浸线处。

E. 将传温液加热，待温度上升至距规定的熔点低限尚低约10℃时，将装有供试品的毛细管浸入传温液，贴附在温度计上（可用橡皮圈或毛细管夹固定），位置须使毛细管的内容物部分适在温度计汞球中部。

F. 继续加热，调节升温速率为每分钟上升1.0～1.5℃（测定熔融同时分解的供试品时，则为2.5～3.0℃），加热时须不断搅拌使传温液温度保持均匀。供试品在毛细管内开始局部液化出现明显液滴时的温度，作为初熔温度；供试品全部液化时的温度，作为全熔温度。记录供试品初熔温度和全熔温度，重复测定3次，取平均值，即得。

G. 熔融同时分解是指某一种药物在一定温度产生气泡、变色等现象。测定熔融同时分解的供试品时，方法如上述，但调节升温速率使每分钟上升2.5～3.0℃；供试品开始局部液化时（或开始产生气泡时）的温度作为初熔温度；供试品固相消失全部液化时的温度作为全熔温度。遇有固相消失不明显时，应以供试品分解物开始膨胀上升时的温度作为全熔温度。某些供试品无法分辨其初熔、全熔时，可以其发生突变时的温度作为熔点。

H. 结果判断。初熔及全熔时的温度应估计读数到0.1℃，取其平均值，并加上温度计的校正值。测定结果的数据应按个位数的0.5单位修约，即0.1～0.2℃舍去，0.3～0.7℃修约为0.5℃，0.8～0.9℃进为1℃，并以修约后的数据报告。

经修约后的结果在该药品“熔点”项下规定的范围以内时，判为“符合规定”。

② 电热块空气加热法。电热块空气加热法系采用自动熔点仪的熔点测定法。自动熔点仪有两种测光方式：一种是透射光方式，另一种是反射光方式。某些仪器兼具两种测光方式。大部分自动熔点仪可置多根毛细管同时测定。

A. 分取经干燥处理（同A法）的供试品适量，置熔点测定用毛细管（同A法）中；将自动熔点仪加热块加热至较规定的熔点低限约低10℃时，将装有供试品的毛细管插入加热块中，继续加热，调节升温速率为每分钟上升1.0～1.5℃，重复测定3次，取其平均值，即得。

B. 测定熔融同时分解的供试品时，方法如上述，但调节升温速率使每分钟上升2.5～3.0℃。

C. 遇有色粉末、熔融同时分解、固相消失不明显，且生成分解物导致体积膨胀或含结晶水（或结晶溶剂）的供试品时，可适当调整仪器参数，提高判断熔点变化的准确性。当透射和反射测光方式受干扰明显时，可允许目视观察熔点变化；通过摄像系统记录熔化过程并进行追溯评估，必要时，测定结果的准确性需经A法验证。

D. 自动熔点仪的温度示值要定期采用熔点标准品进行校正。必要时，供试品测定应随行采用标准品校正。

E. 若对 B 法测定结果持有异议，应以 A 法测定结果为准。

3. **注意事项**

① 传温液的升温速度，毛细管的洁净与否，内径和壁厚以及供试品装入毛细管的高度及其紧密程度，均可影响测定结果。

② 测定熔点过程中遇有“发毛”、“收缩”、“软化”及“出汗”等变化过程，均不作初熔判断。

“发毛”指内容物受热后膨胀发松，物面不平的现象。

“收缩”指内容物在“发毛”以后，向中心聚集紧缩的现象。

“软化”指内容物在“收缩”同时或在收缩以后变软而形成软柱状的现象。

“出汗”指内容物在“发毛”“收缩”及“软化”而形成软柱状物的同时，管壁上有时出现细微液点，软柱状尚未液化的现象。

③ 传温液。熔点在 80℃以下者，用水；熔点在 80℃以上者，用硅油或液体石蜡。

【实例 3-2】 水杨酸的熔点测定

熔点 本品的熔点（通则 0612）应为 158～161℃（《中国药典》2020 年版）。

升温速率：1.2℃/min 校正值：0.0℃

初熔温度：第 1 次 158.5℃ 全熔温度：第 1 次 160.7℃

第 2 次 158.4℃ 第 2 次 160.5℃

第 3 次 158.5℃ 第 3 次 160.6℃

平均值 158.5℃ 平均值 160.6℃

熔点测定值：158.5～160.5℃

结果判断：本品的熔点符合规定（规定：158～161℃）。

三、比旋度

1. **简述**

旋光度测定法是利用平面偏振光通过某些含有旋光活性的化合物的液体或溶液时，能引起旋光现象，使偏振光的平面向左或向右旋转。旋转的度数，称为旋光度。使偏振光向右旋转者（顺时针方向）称为右旋物质，常以“+”号表示；使偏振光向左旋转者（反时针方向）称为左旋物质，常以“－”号表示。

当偏振光通过光路长 1dm，每 1ml 中含有旋光性物质 1g 的溶液，在一定波长与温度下测得的旋光度称为比旋度。除另有规定外，《中国药典》规定用钠光谱的 D 线（589.3nm）测定旋光度，测定管长度为 1dm（如使用其他管长，应进行换算），测定温度为 20℃。比旋度是物质的物理常数，因此可用于鉴别或检查某些药物的旋光活性药品的纯杂程度。由于旋光度在一定条件下与浓度呈线性关系，故还可以用来测定旋光活性药品的含量。

2. **测定方法**

（1）零点的校正 将测定管用供试品所用溶剂冲洗数次，缓缓注入适量溶剂，排尽气泡，小心盖上玻璃片、橡皮圈和螺旋盖，擦干，置于旋光计样品室中，校正零点或测定停点，反复操作 3 次，取其平均值为空白值。

（2）供试液的测定 按该品种项下规定的方法配制供试品溶液，调节溶液至规定的温度±0.5℃，将测定管用供试液冲洗数次，缓缓注入供试液适量，注意勿使产生气泡，同校正零点时的操作，置于旋光计样品室中检测读数，即得供试液的旋光度。反复操作3次，取其平均值，按下列公式计算，即得供试品的比旋度。

（3）结果计算

液体样品
$$[\alpha]_D^t=\frac{\alpha}{Ld}$$

固体样品
$$[\alpha]_D^t=\frac{100\alpha}{LC}$$

式中，$[\alpha]$ 为比旋度；D为钠光谱的D线；t 为测定时温度，℃；L 为旋光管的长度，dm；d 为液体的相对密度；α 为测得的旋光度；C 为每100ml溶液中含有被测物质的重量（按干燥品或无水物计算），g。

（4）结果判断　如果比旋度计算结果在规定的范围内，则该项检查判为“符合规定”。

3. 注意事项

① 测定旋光度时，用读数至0.01°并经过检定的旋光计。可用标准石英旋光管进行检定，其读数误差应符合规定。

② 每次测定前应以溶剂做空白校正，测定后再校正一次，以确定在测定时零点有无变动，如第二次校正时，发现零点有变动，则应重新测定旋光度。

③ 供试的液体或固体物质的溶液应充分溶解，供试液应澄清。混浊或含有混悬的小颗粒的应过滤后再测定。

④ 测定管上的橡皮圈注意经常更换，老化后易漏溶液，在测定时注意测定管中不应有气泡，否则影响测定的准确度。

⑤ 当已知供试品具有外消旋作用或旋光转化现象，则应相应地采取措施，对样品制备的时间以及将溶液装入旋光管的间隔测定时间进行规定。

【实例3-3】　氯霉素的比旋度测定

比旋度　取本品，精密称定，加无水乙醇溶解并稀释成每1ml中含50mg的溶液，依法测定（通则0621），比旋度应为+18.5°～+21.5°（《中国药典》2020年版）。

实验数据：精密称取经干燥的氯霉素5.4592g，置100ml容量瓶中，加无水乙醇溶解并稀释至刻度。用2dm测定管于20℃测得旋光度为+2.3°。

$$[\alpha]_D^{20}=\frac{100\alpha}{CL}=\frac{100\times2.3}{5.4592\times2}=21.1°$$

结果判断：本品的比旋度符合规定（规定：+18.5°～+21.5°）。

四、折光率

1. 简述

光线自一种透明介质进入另一透明介质时，由于两种介质的密度不同，光的传播速度就不同，其进行方向就会发生改变，即发生折射现象。一般折光率系指光线在空气中进行的速度与在供试品中进行速度的比值。根据折射定律，折光率 n 是光线入射角的正弦与折射角的正弦的比值，即：

$$n=\frac{\sin i}{\sin r}=\frac{V_1}{V_2}$$

式中，n 为折光率；$\sin i$ 为入射角的正弦；$\sin r$ 为折射角的正弦；V_1、V_2 分别为光在两种介质中的速度。

当光线从光疏介质进入光密介质，它的入射角接近或等于90°时，折射角就达到最高限度，此时的折射角称为临界角 r_c，而此时的折射率应为：

$$n=\frac{\sin i}{\sin r_c}=\frac{\sin 90^\circ}{\sin r_c}=\frac{1}{\sin r_c}$$

由此可见，只测定临界角 r_c 一个值，即可求出折光率。若由介质1照入的光为散射光，则在介质2一边小于临界角范围内有光亮，大于临界角范围内则黑暗无光，测得明暗交界处的角度即为临界角。

同一物质的折光率与测定时的温度及光线波长有关。一般情况是波长越短折光率越大，温度升高折光率变小，通常以20℃为标准温度，以黄色钠光D线为标准光源（以D表示，波长589.3nm），如用阿培折光计，可用白光光源，所得折光率用符号 n_D^{20} 表示。测定用的折光计须能读数至0.0001，测定范围为1.3～1.7，如用阿培折光计或与其相当的仪器，测定时应调节温度在20℃±0.5℃（或各品种项下规定的温度）。测定折光率可以区别不同油类或检查某些药物的纯杂程度。

2. 测定方法

（1）测定操作　测定时将仪器置于有充足光线的平台上，但不可受日光直射，并装上温度计，置20℃恒温室中至少1h，或连接20℃恒温水浴至少30min，以保持稳定的温度，然后使折射棱镜上透光处朝向光源，将镜筒拉向观察者，使成一适当倾斜度，对准反射镜，使视野内光线最明亮为止。

（2）折光计的校正　测定前，折光计读数应用校正用棱镜或水进行校正，水的折光率20℃时为1.3330，25℃时为1.3325，40℃时为1.3305。

① 用纯水校正。将折射仪下棱镜拉开，用丙酮洗净，擦干，然后在下棱镜滴上一滴纯水，合上棱镜锁紧，转动反光镜，使目镜视野明亮，旋转手轮，使调节刻度标尺的读数在水的折光率附近，然后转动色散调节手轮，使虹彩色散消除，至视野的明暗分界线恰好移至十字交叉之交点上为止。

② 用校正用棱镜校正。将仪器置于上述（1）项所述环境中，对折射棱镜的抛光面加1～2滴溴萘，再贴在校正用棱镜的抛光面上，然后按上述（2）①项操作。

当读数值与水或校正用棱镜规定值一致时，则不必校正，否则将折光率读数调到规定值，再用螺丝刀微微旋转镜筒旁小方孔内的螺丝，带动物镜偏摆，直至明暗分界线恰好移到至十字交叉点上为止。

（3）供试品的测定　将仪器置于上述（1）项所述环境中，通入循环水或在恒温室使棱镜的温度保持（20±0.5）℃。拉开棱镜，用棉球蘸取少量丙酮或乙醚将进光棱镜和折射棱镜揩净，再用擦镜纸擦干。滴入供试品，立即闭合棱镜。调节刻度调节手轮在镜筒内找到明暗交界线并与交叉线重合，若有虹彩则转动色散调节手轮使彩色渐渐消失，仅剩明暗清晰的分界线。重复测定3次，取其平均值，即为供试品的折光率（n_D^{20}）。

（4）结果判断　如果折光率的测定结果在规定的范围内，则该项检查判为“符合规定”。

3. 注意事项

① 仪器必须置于有充足光线且干燥的房间，不可在有酸碱气的实验室中使用。

② 大多供试品的折光率受温度影响较大，一般是温度升高折光率降低，但不同物质升高或降低的值也不同，因此在测定时温度恒定至少半小时。

③ 上下棱镜必须清洁，勿用粗糙的纸或酸性乙醚擦拭棱镜，勿用折光计测试强酸性或强碱性供试品，或有腐蚀性的供试品。

④ 滴加供试品时注意棒或滴管不要触及棱镜，防止棱镜造成划痕。加入供试品的量要

适中，使在棱镜上生成一均匀的薄层，同时勿使气泡进入样品，以免影响结果。

⑤ 读数时视野中的黑白交叉线必须明显，且明确地位于十字交叉线上，除调节色散调解旋钮外，还应调整下部反射镜或上棱镜透光处的光亮强度。

⑥ 测定挥发性液体时，可将上下棱镜关闭，将测定液沿棱镜进样孔流入，要随加随读，测固体样品或用校正用棱镜校正仪器时，只能将供试品或标准玻片置于测定棱镜上，而不能关闭上下棱镜。

⑦ 测定结束时，必须用能溶解供试品的试剂如水、乙醇或乙醚将上下棱镜擦拭干净，晾干，放入仪器箱内，并放入硅胶防潮。

知识拓展

黏度测定法

黏度是指流体对流动的阻抗能力（指流体的内摩擦力，是一层液体对另一层液体做相对运动的阻力），《中国药典》采用动力黏度、运动黏度或特性黏度表示。因液体药物的黏度常为一定值，故测定液体黏度即可区别或检查某些药品的真伪和纯度。

动力黏度：也称为黏度系数（η）。假设流体分成不同的平行层面，在层面切线方向单位面积上施加的作用力，为剪切应力（r），单位是Pa。在剪切应力的作用下，流体各个平行层面发生梯度速度流动。垂直方向上单位长度内各流体层面流动速度上的差异，称之为剪切速率（D），单位是s^{-1}。动力黏度即为二者的比值，表达式为$\eta=\frac{dr}{dD}$，以Pa·s为单位。因Pa·s单位太大，常使用mPa·s。

运动黏度为牛顿流体的动力黏度与其在相同温度下密度的比值，单位是m^2/s。因m^2/s单位太大，常使用mm^2/s。

特性黏度（η）：溶剂的黏度常因高聚物的溶入而增大，溶液的黏度（η）与溶剂的黏度（η_0）的比值（η/η_0）称为相对黏度（η_r），通常用乌氏黏度计中的流出时间的比值（T/T_0）表示。高聚物稀溶液的相对黏度的对数比值与其浓度的比值，称为该高聚物的特性黏度（η）。根据高聚物的特性黏度可以计算其平均分子量。

黏度大小随温度变化，温度愈高、黏度愈小，故测定黏度应按规定温度进行。

黏度的测定用黏度计。黏度计有多种类型，本法采用平氏毛细管黏度计、乌氏毛细管黏度计和旋转黏度计三种测定方法。毛细管黏度计适用于牛顿流体运动黏度的测定；旋转黏度计适用于牛顿流体或非牛顿流体动力黏度的测定。

举例 二甲基硅油的运动黏度测定

检品名称 二甲基硅油

黏度计 平氏黏度计（编号2，内径为2mm，$K=1.025mm^2/s^2$）

温度 25℃

流出时间（t）	（1）	（2）
	612.3	614.2
	612.8	615.1
	613.5	613.4
	平均612.9	平均614.2

$$两份平均值=\frac{612.9+614.2}{2}=613.6(s)$$

计算　　　　　运动黏度 $=Kt=1.025\times613.6=628.9(mm^2/s)$

式中 K 为用已知黏度的标准液测得的黏度计常数（mm^2/s^2），t 为测得的平均流出时间。

结果判断　符合规定（规定为 $500\sim1000mm^2/s$）。

课堂思考

1.《中国药典》中收载了哪些物理常数测定法？查阅药典各举一例说明其应用。
2. 分别简述相对密度、熔点、比旋度及折光率的测定原理、方法及注意事项。
3. 相对密度、熔点、比旋度及折光率测定分别使用何种仪器？

知识积累

药品质量标准中性状项下的内容小结

外观等描述	外观	状态:药物呈固体、半固体、液体还是气体,也可指剂型
		晶型:固体药物呈结晶型还是无定形
		色泽:药物呈现的颜色
	臭、味	药物本身固有的气、味
	一般稳定性	引湿性、遇光稳定性、风化等
	酸碱性	药物的水溶液显酸性或碱性反应
溶解度	常用术语:极易溶解、易溶、溶解、略溶、微溶、极微溶解、几乎不溶或不溶	
物理常数	相对密度、馏程、熔点、凝点、比旋度、折光率、黏度、吸收系数、碘值、皂化值和酸值	

思考与训练

习题

PPT 课件

第四章　药物的鉴别

第一节　概　述

药物的鉴别是指根据药物质量标准中性状和鉴别项下的规定或方法，依据药物的理化性质观测外观、臭、味等性状，测定某些理化常数或特征光谱，同时结合药物的化学结构特点进行某些化学反应，从而对药物的真伪作出判断的过程。一般来说，某一项鉴别试验，如官能团反应或焰色反应，只能表示药物的某一特征，不能作为药物真伪判断的唯一依据。因此，药物的真伪鉴别必须通过一组试验才能完成。

在药物质量标准中，鉴别试验的项目包括性状及鉴别两个大项，本章将讨论鉴别项下的内容及方法。

一、药物鉴别目的

药物的鉴别试验就是依据药物的组成、结构与性质，采用化学、物理化学或生物学方法来判断药物的真伪。只有在药物鉴别无误的情况下，进行药物的杂质检查、含量测定等检验工作才有意义。药物质量标准中鉴别项下规定的试验方法，仅适用于鉴别药物的真伪，对于原料药还应结合性状项下的外观性状、溶解度及物理常数进行确认。

二、药物鉴别特点

药物鉴别与一般化学品的鉴别不同，它具有以下特点。

① 药物鉴别为已知物的确证试验。根据药物质量标准鉴别药物时，供试品都是已知物，鉴别的目的是确证其真伪，而不是鉴定其组成和化学结构。鉴别试验结果反映的是该药物的某些物理、化学或生物学等性质特征。

② 药物鉴别通常是利用药物的离子或官能团特征反应、红外或紫外-可见特征吸收、色谱行为、熔点与旋光性等物理性质以及生物活性等，采用一般鉴别试验、专属鉴别试验、薄层色谱法、高效液相色谱法、气相色谱法、红外分光光度法、紫外-可见分光光度法、生物学法等不同方法鉴别同一种供试品，综合分析试验结果，作出判断。

③ 原料药鉴别项下的试验项目一般为3～4个，有的仅1～2个。

④ 制剂鉴别项下的试验项目一般比其原料药少。对制剂进行鉴别时，要注意消除辅料的干扰，对复方制剂尤其要注意消除各主要成分间的干扰。

三、药物鉴别方法

药物的鉴别方法要求专属性强，再现性好，灵敏度高，以及操作简便、快速等。药物质量标准中鉴别项下的方法主要包括：化学鉴别法（分为一般鉴别试验与专属鉴别试验法）、光谱鉴别法（分为红外分光光度法与紫外-可见分光光度法）、色谱鉴别法（分为薄层色谱法、纸色谱法、高效液相色谱法及气相色谱法）、生物学法等。药物鉴别方法实例见表4-1。

表 4-1　药物鉴别方法实例

药物名称	药物质量标准中鉴别项下的规定(《中国药典》2020 年版二部)	鉴别方法
头孢氨苄	在含量测定(高效液相色谱法)项下记录的色谱图中,供试品溶液主峰保留时间应与(头孢氨苄)对照品溶液主峰保留时间一致 本品的红外光吸收图谱应与对照的图谱(光谱集 1090 图)一致	高效液相色谱法 红外光谱法
青霉素钠	在含量测定(高效液相色谱法)项下记录的色谱图中,供试品溶液主峰保留时间应与(青霉素钠)对照品主峰保留时间一致 本品的红外光吸收图谱应与对照的图谱(光谱集 222 图)一致 本品显钠盐鉴别(1)的反应(通则 0301)	高效液相色谱法 红外光谱法 一般鉴别试验法
依他尼酸	取本品约 30mg,加氢氧化钠试液 2ml,置水浴中加热 5min,放冷,加硫酸溶液(1→2)0.25ml 与 10%的变色酸钠溶液 0.5ml,小心加硫酸 2ml,即显深紫色 取本品,加盐酸-甲醇(1∶1000)制成每 1ml 中含 50μg 的溶液,照紫外-可见分光光度法(通则 0401)测定,在 270nm 波长处有最大吸收,吸光度约为 0.58 本品的红外光吸收图谱应与对照的图谱(光谱集 196 图)一致 取本品约 20mg 与无水碳酸钠 0.10g,混合,炽灼后放冷,残渣加水 10ml,加热溶解后,滤过,滤液显氯化物的鉴别反应(通则 0301)	专属鉴别试验法 紫外-可见光谱法 红外光谱法 一般鉴别试验法
盐酸普鲁卡因	取本品约 0.1g,加水 2ml 溶解后,加 10%氢氧化钠溶液 1ml,即生成白色沉淀;加热,变为油状物;继续加热,发生的蒸气能使湿润的红色石蕊试纸变为蓝色;热至油状物消失后,放冷,加盐酸酸化,即析出白色沉淀 本品的红外光吸收图谱应与对照的图谱(光谱集 397 图)一致 本品的水溶液显氯化物鉴别(1)的反应(通则 0301) 本品显芳香第一胺类的鉴别反应(通则 0301)	专属鉴别试验法 红外光谱法 一般鉴别试验法 一般鉴别试验法
盐酸普鲁卡因注射液	取本品,照盐酸普鲁卡因项下的鉴别(3)(4)项试验,显相同的反应 在含量测定项下记录的色谱图中,供试品溶液主峰的保留时间应与对照品溶液主峰的保留时间一致 取本品(约相当于盐酸普鲁卡因 80mg),水浴蒸干,残渣经减压干燥,依法测定。本品的红外光吸收图谱应与对照的图谱(光谱集 397 图)一致	见“盐酸普鲁卡因” 高效液相色谱法 红外光谱法
盐酸异丙嗪	取本品约 5mg,加硫酸 5ml 溶解后,溶液显樱桃红色;放置后,色渐变深 取本品约 0.1g,加水 3ml 溶解后,加硝酸 1ml,即生成红色沉淀;加热,沉淀即溶解,溶液由红色转变为橙黄色 本品的红外光吸收图谱应与对照的图谱(光谱集 350 图)一致 本品的水溶液显氯化物鉴别(1)的反应(通则 0301)	专属鉴别试验 专属鉴别试验 红外光谱法 一般鉴别试验法
盐酸异丙嗪片	取本品,除去包衣,研细,称取适量(约相当于盐酸异丙嗪 0.2g),加水 10ml,振摇使盐酸异丙嗪溶解,滤过,滤液置水浴上蒸干,残渣照盐酸异丙嗪项下的鉴别试验(1)(2)(4)项,显相同的反应 取本品 5 片(50mg 规格)或 10 片(25mg 规格)或 20 片(12.5mg 规格),除去包衣,置研钵中研细,加甲醇-二乙胺(95∶5)适量使盐酸异丙嗪溶解,并转移至 25ml 量瓶中,再用上述溶剂稀释至刻度,摇匀,滤过,取续滤液作为供试品溶液;另取盐酸异丙嗪对照品,加上述溶剂溶解并稀释制成每 1ml 中含 l0mg 的溶液,作为对照品溶液。照薄层色谱法(通则 0502)试验,吸取上述两种溶液各 10μl,分别点于同一硅胶 GF_{254} 薄层板上,以乙烷-丙酮-二乙胺(8.5∶1∶0.5)为展开剂,展开,晾干,置紫外光灯(254nm)下检视。供试品溶液所显主斑点的位置和颜色应与对照品溶液的主斑点相同[1] 在含量测定项下记录的色谱图中,供试品溶液主峰的保留时间应与对照品溶液主峰的保留时间一致[2] 取本品细粉适量(约相当于盐酸异丙嗪 100mg),加三氯甲烷 10ml,研磨溶解,滤过,滤液水浴蒸干,残渣经减压干燥,依法测定(通则 0402)。本品的红外光吸收图谱应与对照的图谱(光谱集 350 图)一致 注:以上[1][2]两项可选做一项	见“盐酸异丙嗪” 薄层色谱法 高效液相色谱法 红外光谱法

续表

药物名称	药物质量标准中鉴别项下的规定(《中国药典》2020年版二部)	鉴别方法
磷酸可待因	取本品约0.2g,加水4ml溶解后,在不断搅拌下滴加20%氢氧化钠溶液至出现白色沉淀,用玻璃棒摩擦器壁使沉淀完全,滤过;沉淀用水洗净,在105℃干燥1h,依法测定(通则0612),熔点为154～158℃	专属鉴别试验(化学法与熔点测定法)
	取本品约0.1g,加水5ml溶解后,滴加氨试液使成碱性,不得生成沉淀	专属鉴别试验
	取本品约1mg,置白瓷板上,加含亚硒酸2.5mg的硫酸0.5ml,立即显绿色,渐变蓝色	专属鉴别试验
	取鉴别(1)项下的沉淀,其红外光吸收图谱应与可待因的对照图谱(光谱集92图)一致	红外光谱法
	本品的水溶液显磷酸盐的鉴别反应(通则0301)	一般鉴别试验法

第二节　化学鉴别法

化学鉴别法是指根据药物与化学试剂在一定条件下发生离子反应或官能团反应从而产生不同颜色、生成不同沉淀、呈现不同荧光或放出不同气体等现象，从而作出定性分析结论。如果供试品的试验结果与质量标准中的相关鉴别项目的规定相同，则可认为该项鉴别试验“符合规定”，或称为“阳性反应”。化学鉴别法是药物检验中最常用的鉴别方法，要求专属性强、再现性好、灵敏度高。药物质量标准中化学鉴别法又分为一般鉴别试验和专属鉴别试验，下面分别介绍。

一、一般鉴别试验

一般鉴别试验是依据某一类药物的化学结构或理化性质的特征，通过化学反应来鉴别药物的真伪。对无机药物是根据其组成的阴离子和阳离子的特殊反应；对有机药物则采用典型的官能团反应。因此，一般鉴别试验只能证实是某一类药物，而不能证实是哪一种药物。《中国药典》(2020年版)第四部通则“一般鉴别试验”中共收载了35个一般鉴别试验项目，即丙二酰脲类、托烷生物碱类、芳香第一胺类、有机氟化物类、无机金属盐类（钠盐、钾盐、锂盐、钙盐、钡盐、镁盐、铵盐、铁盐、铝盐、锌盐、铜盐、银盐、汞盐、铋盐、锑盐、亚锡盐)、有机酸盐类（水杨酸盐、枸橼酸盐、乳酸盐、苯甲酸盐、酒石酸盐)、无机酸盐类（亚硫酸盐或亚硫酸氢盐、硫酸盐、硝酸盐、硼酸盐、碳酸盐与碳酸氢盐、乙酸盐、磷酸盐、氯化物、溴化物、碘化物）。下面主要介绍几个代表性的一般鉴别试验项目。

1. 芳香第一胺类的鉴别

(1) 鉴别方法　取供试品约50mg，加稀盐酸1ml，必要时缓缓煮沸使溶解，加0.1mol/L亚硝酸钠溶液数滴，加与0.1mol/L亚硝酸钠溶液等体积的1mol/L脲溶液，振摇1min，滴加碱性β-萘酚试液数滴，视供试品不同，生成由粉红色到猩红色沉淀。

(2) 鉴别原理　芳香第一胺类药物或水解后能还原生成芳香第一胺类的药物，均可与亚硝酸钠发生重氮化反应，生成的重氮盐与碱性β-萘酚形成偶氮染料，视供试品不同，颜色从粉红色到猩红色。

$$R\text{-}C_6H_4\text{-}NH_2 + HNO_2 + H^+ \longrightarrow R\text{-}C_6H_4\text{-}\overset{+}{N}\equiv N + 2H_2O$$

$$\text{R-C}_6\text{H}_4\text{-}\overset{+}{\text{N}}\equiv\text{N} + \text{(2-萘酚, OH)} \longrightarrow \text{(1-(R-C}_6\text{H}_4\text{-N=N)-2-萘酚, OH)}$$

2. **水杨酸盐的鉴别**

（1）鉴别方法

① 取供试品的中性或弱酸性稀溶液，加三氯化铁试液 1 滴，即显紫色。

② 取供试品溶液，加稀盐酸，即析出白色水杨酸沉淀；分离，沉淀在醋酸铵试液中溶解。

（2）鉴别原理　本品在中性或弱酸性条件下，与三氯化铁试液反应生成有色配位化合物，呈紫色。

$$6\,\text{C}_6\text{H}_4(\text{OH})\text{COOH} + 4\text{FeCl}_3 \longrightarrow \left[\left[\left(\text{C}_6\text{H}_4(\text{O}^-)\text{COO}^-\right)_2\right]\text{Fe}\right]_3\text{Fe} + 12\text{HCl}$$

$$\text{C}_6\text{H}_4(\text{OH})\text{COO}^- + \text{HCl} \longrightarrow \text{C}_6\text{H}_4(\text{OH})\text{COOH}\downarrow + \text{Cl}^-$$

3. **丙二酰脲类的鉴别**

（1）鉴别方法

① 取供试品约 0.1g，加碳酸钠试液 1ml 与水 10ml，振摇 2min，滤过，滤液中逐滴加入硝酸银试液，即生成白色沉淀，振摇，沉淀即溶解；继续滴加过量的硝酸银试液，沉淀不再溶解。

② 取供试品约 50mg，加吡啶溶液（1→10）5ml，溶解后，加铜吡啶试液 1ml，即显紫色或生成紫色沉淀。

（2）鉴别原理　巴比妥类药物是丙二酰脲的衍生物，具有丙二酰脲的鉴别反应。丙二酰脲类在碳酸钠试液中形成钠盐而溶解，再与硝酸银试液作用，先生成可溶性的一银盐，继而生成不溶性的二银盐白色沉淀；丙二酰脲类也能与铜吡啶试液作用而显紫色或产生紫色沉淀（硫酸铜溶于水后，加吡啶，生成硫酸二吡啶铜，即为铜吡啶试液）。

$$\text{R}^1\text{R}^2\text{C}(\text{CO-NH})(\text{CO-N}){=}\text{C-OH} \xrightarrow{\text{Na}_2\text{CO}_3} \text{R}^1\text{R}^2\text{C}(\text{CO-NH})(\text{CO-N}){=}\text{C-ONa} \xrightarrow{\text{AgNO}_3}$$

$$\underset{\text{一银盐}}{\text{R}^1\text{R}^2\text{C}(\text{CO-NH})(\text{CO-N}){=}\text{C-OAg}} \xrightarrow{\text{AgNO}_3} \underset{\text{二银盐}}{\text{R}^1\text{R}^2\text{C}(\text{C(OAg)=N})(\text{CO-N}){=}\text{C-OAg}}\downarrow\text{(白色)}$$

4. **苯甲酸盐的鉴别**

（1）鉴别方法

① 取供试品的中性溶液，滴加三氯化铁试液，即生成赭色沉淀；再加稀盐酸，变为白色沉淀。

② 取供试品，置干燥试管中，加硫酸后，加热，不炭化，但析出苯甲酸，在试管内壁凝结成白色升华物。

（2）鉴别原理

$$C_6H_5\text{-}COONa + 3FeCl_3 + 2OH^- \longrightarrow [(C_6H_5\text{-}COO)_6Fe_3(OH)_2]^+ \cdot C_6H_5\text{-}COO^- \downarrow$$

5. 钠盐的鉴别

（1）鉴别方法

① 取铂丝，用盐酸湿润后，蘸取供试品，在无色火焰中燃烧，火焰即显鲜黄色。

② 取供试品约100mg，置10ml试管中，加水2ml溶解，加15%碳酸钾溶液2ml，加热至沸，应不得有沉淀生成；加焦锑酸钾试液4ml，加热至沸；置冰水中冷却，必要时，用玻璃棒摩擦试管内壁，应有致密的沉淀生成。

（2）鉴别原理　可溶性的焦锑酸钾与钠反应生成焦锑酸钠沉淀。

$$2Na^+ + K_2H_2Sb_2O_7 \longrightarrow 2K^+ + Na_2H_2Sb_2O_7 \downarrow$$

6. 硫酸盐的鉴别

（1）鉴别方法

① 取供试品溶液，滴加氯化钡试液，即生成白色沉淀；分离，沉淀在盐酸或硝酸中均不溶解。

② 取供试品溶液，滴加醋酸铅试液，即生成白色沉淀；分离，沉淀在醋酸铵试液或氢氧化钠试液中溶解。

③ 取供试品溶液，加盐酸，不生成白色沉淀（与硫代硫酸盐区别）。

（2）鉴别原理

$$Ba^{2+} + H_2SO_4 \longrightarrow 2H^+ + BaSO_4 \downarrow \text{（白色）}$$

$$Pb^{2+} + H_2SO_4 \longrightarrow 2H^+ + PbSO_4 \downarrow \text{（白色）}$$

$$PbSO_4 + 2CH_3COO^- \longrightarrow Pb(CH_3COO)_2 + SO_4^{2-}$$

$$PbSO_4 + 4OH^- \longrightarrow PbO_2^{2-} + SO_4^{2-} + 2H_2O$$

7. 氯化物的鉴别

（1）鉴别方法

① 取供试品溶液，加稀硝酸使成酸性后，滴加硝酸银试液，即生成白色凝乳状沉淀；分离，沉淀加氨试液，即溶解，再加稀硝酸酸化后，沉淀复生成。如供试品为生物碱或其他有机碱的盐酸盐，须先加氨试验使成碱性，将析出的沉淀滤过除去，取滤液进行试验。

② 取供试品少量，置试管中，加等量的二氧化锰，混匀，加硫酸湿润，缓缓加热，即发生氯气，能使用水湿润的碘化钾淀粉试纸显蓝色。

（2）鉴别原理

$$Ag^+ + Cl^- \longrightarrow AgCl \downarrow \text{（白色）}$$

$$AgCl + 2NH_3 \cdot H_2O \longrightarrow Ag(NH_3)_2^+ + Cl^- + 2H_2O$$

$$Ag(NH_3)_2^+ + Cl^- + 2H^+ \longrightarrow AgCl \downarrow + 2NH_4^+$$

二、专属鉴别试验

药物专属鉴别试验（specific identification test）是证实某一种药物的依据，它是根据每一种药物化学结构的差异及其所引起的物理化学特性的不同，选用某些特有的灵敏的定性反应来鉴别药物的真伪。例如，巴比妥类药物中含有丙二酰脲母核，主要的区别在5，5-位取代基和2-位取代基的不同，即苯巴比妥含有苯环，司可巴比妥含有双键，硫喷妥钠含有硫原子，可根据这些取代基的性质，采用各自的专属反应进行鉴别，详细内容见第十一章“巴比妥类药物分析”。

药物专属鉴别试验实例可参阅模块五“药物检验综合实例”各章中相关内容。

综上所述，一般鉴别试验是以某些类别药物的共同化学结构为依据，根据其相同的物理化学性质进行药物真伪的鉴别，以区别不同类别的药物；而专属鉴别试验，则是在一般鉴别试验的基础上，利用各种药物的化学结构差异，来鉴别药物，以区别同类药物或具有相同化学结构部分的各个药物单体，达到最终确证药物真伪的目的。药物的化学鉴别法实例见表 4-2。

表 4-2 药物的化学鉴别法实例

鉴别方法	反应类型及药物特点	药物名称及其质量标准中鉴别项下有关规定(《中国药典》2020 年版二部)
显色反应鉴别法	三氯化铁显色反应，含有酚羟基或水解后产生酚羟基	对乙酰氨基酚 【鉴别】 (1)本品的水溶液加三氯化铁试液，即显蓝紫色
	异羟肟酸铁显色反应，芳酸及其酯类、酰胺类	氯贝丁酯 【鉴别】 (1)取本品的乙醚溶液(1→10)数滴，加盐酸羟胺的饱和乙醇溶液与氢氧化钾的饱和乙醇溶液各 2～3 滴，置水浴上加热约 2min，冷却，加稀盐酸使成酸性，加 1%三氯化铁溶液 1～2 滴，即显紫色
	茚三酮显色反应，含有脂肪氨基	左旋多巴 【鉴别】 (2)取本品约 5mg，加水 5ml 使溶解，加 1%茚三酮溶液 1ml，置水浴中加热，溶液渐显紫色
	重氮化-偶合显色反应，含有芳伯氨基或能产生芳伯氨基	对乙酰氨基酚 【鉴别】 (2)取本品约 0.1g，加稀盐酸 5ml，置水浴中加热 40min，放冷；取 0.5ml，滴加亚硝酸钠试液 5 滴，摇匀，用水 3ml 稀释后，加碱性 β-萘酚试液 2ml，振摇，即显红色
	亚硝基铁氰化钠反应，含有巯基的硫醇，或能还原生成巯基的硫醚、硫酮	盐酸左旋咪唑 【鉴别】 (1)取本品约 60mg，加水 20ml 溶解后，加氢氧化钠试液 2ml，煮沸 10min，放冷，加亚硝基铁氰化钠试液数滴，即显红色；放置后，色渐变浅
沉淀生成反应鉴别法	与重金属离子的沉淀反应，生成不同形式的沉淀	尼可刹米 【鉴别】 (3)取本品 2 滴，加水 1ml，摇匀，加硫酸铜试液 2 滴与硫氰酸胺试液 3 滴，即生成草绿色沉淀
	与生物碱沉淀剂的沉淀反应，多为生物碱及其盐	盐酸罂粟碱 【鉴别】 (2)取本品约 10mg，加水 10ml 溶解后，加稀盐酸 3 滴与铁氰化钾试液 5 滴，即生成浅黄色沉淀
	其他沉淀反应	磺胺甲噁唑 【鉴别】 (1)取本品约 0.1g，加水与 0.4%氢氧化钠溶液各 3ml，振摇使溶解，滤过，取滤液，加硫酸铜试液 1 滴，即生成草绿色沉淀(与磺胺异噁唑的区别)
荧光反应鉴别法	药物本身能够在可见光下发射荧光	荧光素钠 【鉴别】 (2)本品的水溶液显强烈的荧光，用大量的水稀释后仍极明显；但加酸使成酸性后，荧光即消失；再加碱使成碱性，荧光又显出
	药物溶液加入硫酸使其呈酸性后，在可见光下发射出荧光	地西泮 【鉴别】 (1)取本品约 10mg，加硫酸 3ml，振摇使溶解，在紫外光灯(365nm)下检视，显黄绿色荧光
	药物和溴反应后，在可见光下发射出荧光	硫酸奎宁 【鉴别】 (1)取本品约 20mg，加水 20ml 溶解后，分取溶液 10ml，加稀硫酸使成酸性，即显蓝色荧光。(2)取鉴别(1)项剩余的溶液 5ml，加溴试液 3 滴与氨试液 1ml，即显翠绿色
	药物与间苯二酚反应后，发射出荧光及药物经其他反应后，发射荧光	去甲斑蝥素 【鉴别】 (1)取本品 20mg，置 50ml 烧杯中，加入升华过的间苯二酚少许及浓硫酸数滴，于 130℃(勿超过)加热 5min，加入氢氧化钠溶液使成碱性，置紫外光灯下，显亮蓝荧光色

续表

鉴别方法	反应类型及药物特点	药物名称及其质量标准中鉴别项下有关规定(《中国药典》2020年版二部)
气体生成反应鉴别法	胺或铵类、酰脲类、酰胺类药物,经强碱处理,加热后,可以产生氨气	乙琥胺　【鉴别】　(1)取本品约20mg,加氢氧化钠试液2ml,微微煮沸,其蒸气能使湿润的红色石蕊试纸变为蓝色
	含硫药物,经强酸处理后,加热,产生硫化氢气体	丙硫异烟胺　【鉴别】　(1)取本品约50mg,加盐酸溶液(9→100)3ml,缓缓加热,发生的气体可使湿润的醋酸铅试纸显黑色
	含碘有机药物,经直火加热,可以生成紫色碘蒸气	泛影酸　【鉴别】　(1)取本品约10mg,置坩埚中,小火加热,即分解产生紫色的碘蒸气
	含乙酸酯和乙酰胺类药物,经硫酸水解后,加入乙醇可产生乙酸乙酯的香味	醋酸地塞米松　【鉴别】　(2)取本品50mg,加乙醇制氢氧化钾试液2ml,置水浴中加热5min,放冷,加硫酸溶液(1→2)2ml,缓缓煮沸1min,即发生乙酸乙酯的香气

课堂思考

1. 药物质量标准中鉴别项目有哪几项?鉴别药物常用的方法有哪些?
2. 试述鉴别药物的目的和特点。
3. 什么叫化学鉴别法?
4. 列出3～5个一般鉴别试验项目，简述其鉴别方法及原理。

第三节　光谱鉴别法

一、紫外-可见光谱鉴别法

1. 适用范围及特点

含有芳环或共轭双键的药物在紫外光区有特征吸收，含有生色团和助色团的药物在可见光区有吸收。它们都可以用紫外-可见分光光度法进行鉴别。

本方法应用范围广，使用频率高。同时，紫外-可见分光光度计的普及率高，操作比较简便，在药物检验工作中易于为人们所接受。但因吸收光谱较为简单，吸收曲线形状变化不大，缺乏精细结构，故用作鉴别的专属性远不如红外光谱法。为了提高其专属性，可在指定溶剂中测定2～3个特定波长处的吸光度比值，包括峰值与峰值之比或峰值与峰谷之比。如果能在文字叙述中明确测定的波长范围，则更为严谨。对于一个药物其多个吸收峰的峰值相差较大时，采用单一浓度的供试品溶液进行测定不易观察到全部的吸收峰，可以采用两种浓度的供试品溶液分别测定其最大吸收波长。

2. 常用方法

用紫外-可见分光光度法鉴别药物，共有6种方法，实例见表4-3。

表4-3　药物的紫外-可见分光光度法鉴别法实例

鉴别方法	药物名称及其质量标准中鉴别项下有关规定(《中国药典》2020年版二部)
对比吸收曲线的一致性	己烯雌酚注射液　【鉴别】　取含量测定项下经紫外光照射后的供试品溶液与对照品溶液,照紫外-可见分光光度法(附录Ⅳ A),在250～450nm波长范围内测定,供试品溶液与对照品溶液的吸收光谱应一致(《中国药典》2000年版二部) 注:《中国药典》2020年版二部已改为高效液相色谱法

续表

鉴别方法	药物名称及其质量标准中鉴别项下有关规定(《中国药典》2020年版二部)
对比最大吸收波长和相应吸光度(或对比最大吸收波长和吸收系数)的一致性	卡马西平 【鉴别】 (2)取本品,加乙醇制成每1ml中含10μg的溶液,照紫外-可见分光光度法(通则0401)测定,在238nm与285nm波长处有最大吸收,在285nm波长处的吸光度为0.47~0.51
	贝诺酯 【鉴别】 (3)取含量测定项下的溶液,照紫外-可见分光光度法(通则0401)测定,在240nm波长处有最大吸收,在240nm波长处测定吸光度,按干燥品计算,吸收系数($E_{1cm}^{1\%}$)为730~760
对比吸收系数的一致性	维生素B_1 【性状】 吸收系数 取本品,精密称定,加盐酸溶液(9→1000)溶解并定量稀释制成每1ml约含12.5μg的溶液,照紫外-可见分光光度法(通则0401),在246nm波长处测定吸光度,吸收系数($E_{1cm}^{1\%}$)为406~436
对比最大吸收波长(或对比最大、最小吸收波长)的一致性	萘普生 【鉴别】 (1)取本品,加甲醇制成每1ml中含30μg的溶液,照紫外-可见分光光度法(通则0401)测定,在262nm、271nm、317nm与331nm波长处有最大吸收 布洛芬 【鉴别】 (1)取本品,加0.4%氢氧化钠溶液制成每1ml中含0.25mg的溶液,照紫外-可见分光光度法(通则0401)测定,在265nm与273nm波长处有最大吸收,在245nm与271nm波长处有最小吸收,在259nm波长处有一肩峰
对比最大、最小吸收波长和相应吸光度比值的一致性	丙酸倍氯米松 【鉴别】 (3)取本品,精密称定,加乙醇溶解并定量稀释制成每1ml中含20μg的溶液,照紫外-可见分光光度法(通则0401)测定,在239nm波长处有最大吸收,吸光度为0.57~0.60;在239nm与263nm波长处的吸光度比值应为2.25~2.45
经化学处理后,测定其反应产物的吸收光谱特性	苯妥英钠 【鉴别】 (2)取本品约10mg,加高锰酸钾10mg、氢氧化钠0.25g与水10ml,小火加热5min,放冷,取上清液5ml,加正庚烷20ml,振摇提取,静置分层后,取正庚烷提取液,照紫外-可见分光光度法(通则0401)测定,在248nm波长处有最大吸收

(1) 对比吸收曲线的一致性 按药品质量标准,将供试品与对照品用规定溶剂分别配成一定浓度的溶液,按紫外-可见分光光度法在规定波长范围内绘制吸收曲线,供试品和对照品的图谱应一致。所谓一致是指吸收曲线的峰位、峰形和相对强度均一致。

(2) 对比最大吸收波长和相应吸光度或对比最大吸收波长和相应吸收系数的一致性 按药品质量标准,将供试品用规定的溶剂配成一定浓度的供试液,按紫外-可见分光光度法在规定波长范围内测定最大吸收波长和相应的吸光度,然后与药物质量标准中规定的最大吸收波长和相应的吸光度对比,或者是由浓度及测定的吸光度计算吸收系数,然后与药物质量标准中规定的最大吸收波长和相应的吸收系数对比。如果相同,表示该项检查符合规定。药典中所讲的“吸光度为A”是指测定值应在$A \pm 5\%A$以内。

(3) 对比吸收系数的一致性 按药品质量标准,将供试品用规定的溶剂配成一定浓度的供试液,按紫外-可见分光光度法在规定波长处测定吸光度,由吸光度及浓度计算吸收系数,然后与药物质量标准中规定的吸收系数对比,如果在规定范围内,表示供试品吸收系数符合规定。吸收系数是物理常数之一,收载在药物质量标准的性状项下。

(4) 对比最大吸收波长的一致性或对比最大、最小吸收波长的一致性 按药品质量标准,将供试品用规定的溶剂配成一定浓度的供试液,按紫外-可见分光光度法,测定最大吸收波长和最小吸收波长，然后与药物质量标准中规定的波长对比，如果在规定范围内，表示该项检查符合规定。

（5）对比最大、最小吸收波长和相应吸光度比值的一致性　按药品质量标准，将供试品用规定的溶剂配成一定浓度的供试液，按分光光度法在规定波长处测定最大吸收波长、最小吸收波长和相应的吸光度，然后计算最大吸收波长处吸光度与最小吸收波长处吸光度的比值，再与药物质量标准中规定值对比，如果在规定范围内，表示该项检查符合规定。

（6）经化学处理后，测定其反应产物的吸收光谱特性　按药品质量标准，将供试品加入试剂进行化学处理后，再按上述任何一种方法进行鉴别。

以上方法可以单个应用，也可以几个方法结合起来使用，以提高方法的专属性。

【实例 4-1】　布洛芬的紫外-可见光谱法鉴别

鉴别方法　取本品，加0.4%氢氧化钠溶液制成每1ml中含0.25mg的溶液，照紫外-可见分光光度法（通则0401）测定，在265nm与273nm的波长处有最大吸收，在245nm与271nm的波长处有最小吸收，在259nm的波长处有一肩峰。

测定结果　取布洛芬供试品25.05mg，置100ml量瓶中，加适量0.4%氢氧化钠溶液使溶解，加0.4%氢氧化钠溶液稀释至刻度，摇匀。照紫外-可见分光光度法测定，在264nm与273nm的波长处有最大吸收，在244nm与270nm的波长处有最小吸收，在259nm的波长处有一肩峰。布洛芬的紫外吸收光谱图见图4-1。

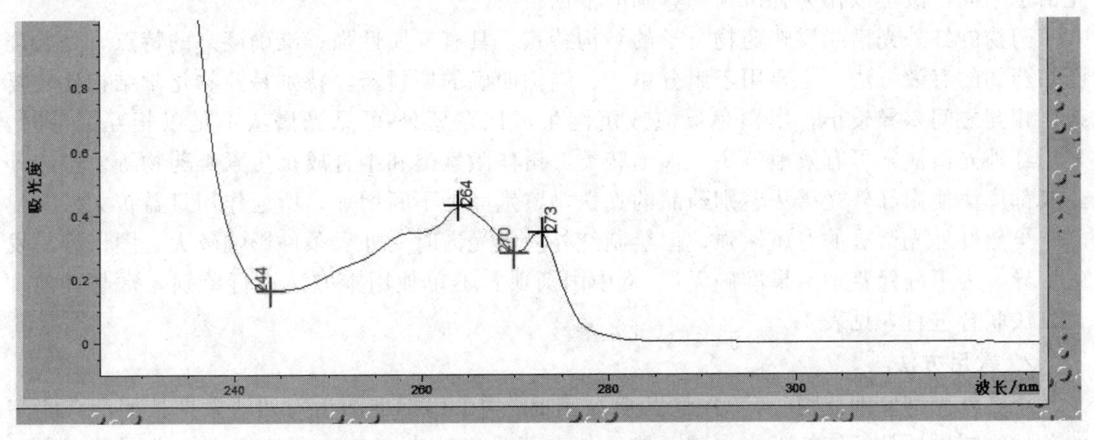

图 4-1　布洛芬的紫外吸收光谱图

结论：符合规定。

【实例 4-2】　维生素 B_{12} 注射液的紫外-可见光谱法鉴别

鉴别方法　避光操作。精密量取本品适量，用水定量稀释成每1ml中约含维生素 B_{12} 25μg的溶液，照紫外-可见分光光度法测定（通则0401），在361nm与550nm的波长处有最大吸收；361nm波长处的吸光度与550nm波长处的吸光度的比值应为3.15～3.45。

测定结果　供试品规格为1ml：0.25mg，精密量取本品10ml，置100ml量瓶中，加水稀释至刻度，摇匀。照紫外-可见分光光度法测定，在361nm与550nm的波长处有最大吸收，吸光度分别为0.517和0.160，361nm波长处的吸光度与550nm波长处的吸光度的比值应为3.23。维生素 B_{12} 注射液的紫外吸收光谱图见图4-2。

结论：符合规定。

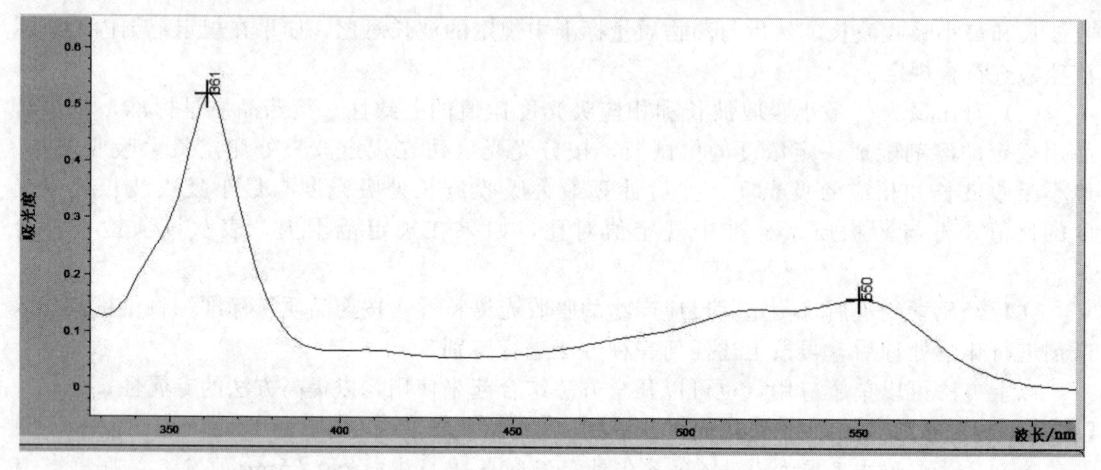

图 4-2　维生素 B_{12} 注射液的紫外吸收光谱图

二、红外光谱鉴别法

1. 适用范围及特点

有机药物在红外光区有特征吸收，药物分子的组成、结构、官能团不同时，其红外吸收光谱也不同，故可以作为有机药物鉴别的依据。

药物的红外光谱能反映药物分子的结构特点，具有专属性强、准确度高的特点，是验证已知药物的有效方法。主要用于组分单一、结构明确的原料药，特别是药物化学结构比较复杂，相互之间差异较小，用颜色反应或沉淀生成以及紫外-可见光谱法不足以相互区分时，采用红外光谱法常可有效地解决。如磺胺类、甾体激素类和半合成抗生素类药物等。国内外药典都广泛使用红外光谱法鉴别药品的真伪，鉴别品种不断增加，所起作用日益扩大。

虽然红外光谱法的专属性强，但绘制红外吸收光谱时受外界条件影响较大，图谱容易发生变异，为了确保鉴别结果准确无误，《中国药典》不单独用本方法进行鉴别，常与其他理化方法联合进行，见表 4-1。

2. 常用方法

用红外光谱鉴别药物时，《中国药典》和 BP 均采用标准图谱对照法，即按照药典指定的条件绘制供试品的红外吸收光谱，然后与《药品红外光谱集》中的相应标准图谱进行对比，核对是否一致，如果峰位、峰形及相对强度都一致时，表示该项检查符合规定，也可认为二者为同一种药物。例如，《中国药典》（2020 年版）规定司可巴比妥钠的红外光谱法鉴别试验为："本品的红外光吸收图谱应与对照的图谱（光谱集 137 图）一致"。也可采用供试品与对照品同时分别测定红外吸收光谱，比较供试品与对照品红外光谱图是否一致的方法。

【实例 4-3】 阿司匹林的红外光谱法鉴别

鉴别方法　本品的红外吸收图谱应与对照的图谱（光谱集 943 图）一致。

测定结果　取供试品 1～1.5mg，置玛瑙研钵中，加入干燥的溴化钾细粉 200～300mg 作为分散剂，充分研磨混匀，置于直径为 13mm 的压片模具中，使铺展均匀，抽真空约 2min，加压至 0.8×10^{6} kPa，保持压力 2min，撤去压力并放气后取出制成的供试片，目视检测，片子应呈透明状，其中样品分布应均匀，并无明显的颗粒状样品。按《中国药典》规定，波长扫描范围为 400～4000cm^{-1}，录制光谱图。将所得的供试品图谱与标准图谱（光谱集943图）比较。阿司匹林的红外吸收光谱图与标准的红外吸收光谱图分别见图4-3、图4-4，供试品的光谱图与对照光谱图一致。

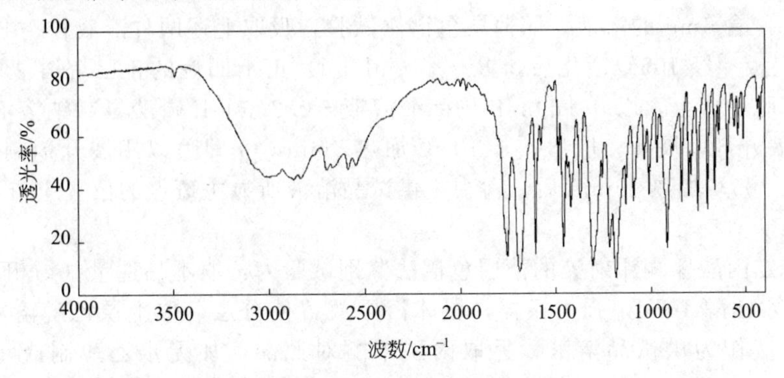

图4-3　阿司匹林的红外吸收光谱图

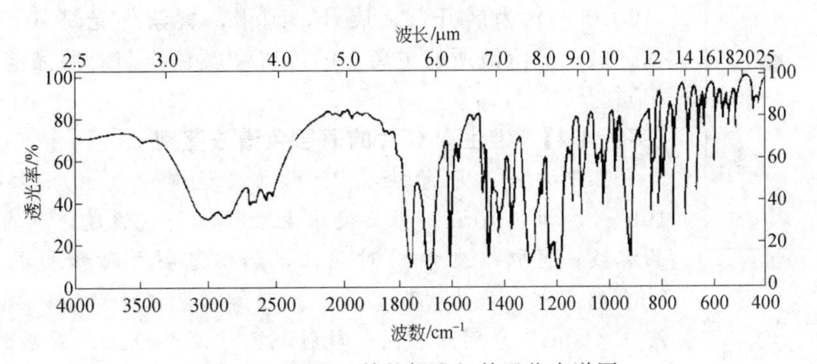

图4-4　阿司匹林的标准红外吸收光谱图

结论：符合规定。

课堂思考

1. 常用的光谱鉴别法有哪两种？
2. 紫外-可见光谱法鉴别药物的方法有几种？

第四节　色谱鉴别法

色谱鉴别法是利用不同组分在不同色谱操作条件下，具有各自的特征色谱行为如比移值R_f或保留时间等进行鉴别。同一种药物在同样条件下的色谱行为是相同的，依此可以鉴别药物及其制剂的真伪。常用方法如下。

一、薄层色谱鉴别法

在实际工作中，一般采用对照品（或标准品）比较法，即将供试品和对照品（或标准品）用同种溶剂配成同样浓度的溶液，在同一薄层板上点样，展开、显色，供试品所显主斑点的颜色、位置应与对照品的主斑点相同。

薄层色谱法是一种简便易行的方法，其应用范围日益扩大。例如，《中国药典》（2020年版）规定头孢拉定的薄层色谱法鉴别试验为："取本品和头孢拉定对照品各适量，分别加水制成每1ml中含6mg的溶液。照薄层色谱法试验，吸取上述两种溶液各5μl，分别点于同一硅胶G薄层板［经105℃活化后，置5%（ml/ml）正十四烷的正已烷溶液中，展开至薄层板的顶部，晾干］上，以0.1mol/L枸橼酸溶液－0.2mol/L磷酸氢二钠溶液-丙酮（60：40：1.5）为展开剂，展开，取出，于105℃加热5min，立即喷以用展开剂制成的0.1%茚三酮溶液，在105℃加热15min后，检视。供试品溶液所显主斑点的位置应与对照品溶液的主斑点相同"。

又如，规定丙酸睾酮注射液的薄层色谱法鉴别试验为：取本品适量（约相当于丙酸睾酮10mg），加无水乙醇10ml，强力振摇，置冰浴中放置使分层，取上层乙醇溶液置离心管中离心，取上清液作为供试品溶液；另取丙酸睾酮对照品，加无水乙醇制成每1ml中约含1mg的溶液，作为对照品溶液。照薄层色谱法试验，吸取上述两种溶液各10μl，分别点于同一硅胶GF_{254}薄层板上，以二氯甲烷-甲醇（19：0.5）为展开剂，展开，晾干，置紫外光灯（254nm）下检视。供试品溶液所显主斑点的位置和颜色应与对照品溶液的主斑点相同。

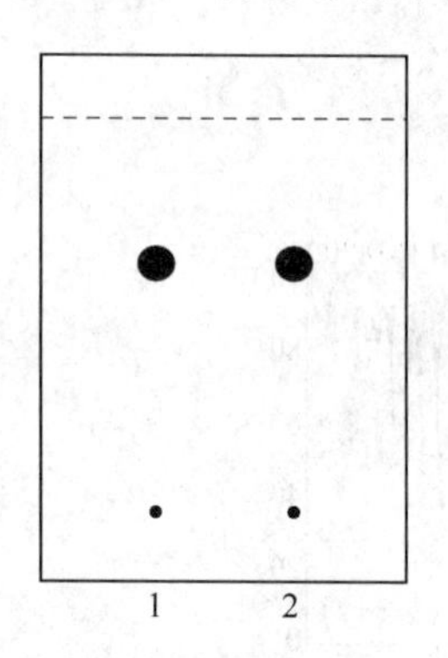

图4-5　维生素C片的薄层色谱法鉴别图
1—供试品溶液；2—对照品溶液

【实例4-4】　维生素C片的薄层色谱法鉴别

鉴别方法　取维生素C片细粉适量（约相当于取维生素C 10mg），加水10ml，振摇使维生素C溶解，滤过，取滤液作为供试品溶液；另取维生素C对照品，加水溶解并稀释制成1ml中约含1mg的溶液，作为对照品溶液。照薄层色谱法试验，吸取上述两种溶液各2μl，分别点于同一硅胶GF_{254}薄层板上，以乙酸乙酯-乙醇-水（5：4：1）为展开剂，展开，晾干，立即（1h内）置紫外光灯（254nm）下检视。

测定结果　供试品溶液浓度为1.1mg/ml，对照品溶液为1.0mg/ml，照薄层色谱法试验，实验结果见图4-5。供试品溶液所显主斑点的位置和颜色与对照品溶液的主斑点相同。

结论：符合规定。

二、高效液相色谱和气相色谱鉴别法

一般规定按供试品含量测定项下的高效液相色谱法或气相色谱法操作条件进行试验。一般要求供试品和对照品色谱峰的保留时间应一致，例如，《中国药典》（2020年版）规定头孢克洛的高效液相色谱法鉴别试验为："在含量测定项下记录的色谱图中，供试品溶液主峰的保留时间应与对照品溶液主峰的保留时间一致。"含量测定方法为内标法时，可要求供试品溶液和对照品溶液色谱图中的主峰保留时间与内标物色谱峰的保留时间比值相同。又如，《中国药典》（2020年版）规定盐酸去甲万古霉素的高效液相色谱法鉴别试验为："在含量测定项下记录的色谱图中，供试品溶液主峰的保留时间应与对照品溶液主峰的保留时间一致。"

此外，《中国药典》还采用其他方法对药物进行鉴别。生物学鉴别法是利用微生物或实验动物进行药物鉴别的方法。如青霉素钠及其针剂、青霉素钾及其针剂、玻璃酸酶及其针剂、胰岛素等，都是采用生物学法进行鉴别的。放射性药物用测定半衰期和能谱的方法进行鉴别，有些药物如氯霉素及其制剂等，用旋光法进行鉴别。此外还有纸色谱法、折射率法、显微镜及偏光显微镜法等。

课堂思考

1. 常用的色谱鉴别法有哪几种？鉴别的依据是什么？
2. 紫外-可见光谱法鉴别药物的方法有哪几种？

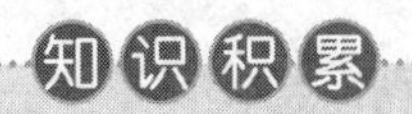

药物质量标准中鉴别项下的方法小结

化学鉴别法	一般鉴别试验	如：芳香第一胺类、水杨酸盐、丙二酰脲类、苯甲酸盐、钠盐、硫酸盐、氯化物的鉴别等
	专属鉴别试验	如：苯巴比妥的苯基的鉴别、司可巴比妥的丙烯基的鉴别
光谱鉴别法	紫外-可见光谱鉴别法	常用方法：①对比吸收曲线的一致性；②对比最大吸收波长和相应吸光度（或对比最大吸收波长和吸收系数）的一致性；③对比吸收系数的一致性；④对比最大吸收波长（或对比最大、最小吸收波长）的一致性；⑤对比最大、最小吸收波长和相应吸光度比值的一致性；⑥经化学处理后，测定其反应产物的吸收光谱特性
	红外光谱鉴别法	常用方法：采用标准图谱对照法
色谱鉴别法	薄层色谱鉴别法	常用方法：采用对照品（或标准品）比较法
	高效液相色谱鉴别法	常用方法：一般采用对照品比较法，要求供试品和对照品色谱峰的保留时间应一致
	气相色谱鉴别法	
其他鉴别法	生物学鉴别法	利用微生物或实验动物进行药物鉴别的方法

思考与训练

习题

PPT 课件

模块三 药物检查技术

学习目标

1. 了解融变时限、最低装量、可见异物、不溶性微粒等检查的基本原理与方法。

2. 熟悉杂质的来源和分类；熟悉片剂和注射剂的常规检查项目。

3. 掌握杂质限量概念和杂质检查方法；掌握氯化物、硫酸盐、重金属、砷盐等一般杂质检查的基本原理与方法。

思政与职业素养目标

1. 培养学生具有严谨认真的工作态度。

2. 树立依法检验的观念，保证药品质量安全和可控。

课程思政资源

第五章　药物杂质检查

第一节　概　述

一、药物的杂质与纯度

任何影响药品纯度的物质均称为杂质。药品质量标准中的杂质是指按照经国家有关药品监督管理部门依法审查批准的规定工艺和规定原辅料生产的药品中，由其生产工艺或原辅料带入的杂质，或经稳定性试验确证的、在贮存过程中产生的降解产物。药品质量标准中的杂质不包括变更生产工艺或变更原辅料而产生的新杂质，也不包括掺入或污染的外来物质。

由于药物中的杂质，有的能危害身体健康，有的影响药物的疗效和稳定性，能使疗效降低甚至失效，有的虽无害但影响药品质量或反映出生产中存在的问题。因此，检查药物中存在的杂质，不仅是人们用药安全、有效的保证，而且也可用于监控生产工艺是否正常，以保证和提高药品质量，因此必须严格控制。

药物的纯度，是指药物的纯净程度，反映了药物的质量优劣。含有杂质是影响药物纯度的主要因素，如果药物中所含杂质超过质量标准规定的纯度要求，就有可能使药物的外观性状、物理常数发生变化，甚至影响药物的稳定性，使活性降低、毒副作用增加。因此药物的杂质检查也称为纯度检查，是反映药品质量的一项重要指标。

人类对药物纯度的认识是在防治疾病的实践中积累起来的，随着分离检测技术的提高，通过对药物纯度的考察，能进一步发现药物中存在的新杂质，从而加强对生产工艺过程的控制，不断提高药物纯度的要求。另外，且随着生产原料的改变及生产方法与工艺的改进，对于药物中杂质检查项目或限量要求也要相应地改变或提高。对于药物的纯度要求不是一成不变的，而是随着临床应用的实践和分析测试技术的发展，不断改进，使之更趋完善。

二、杂质的来源

药物的杂质，主要有两个来源：一是药物的生产过程中引入；二是药物的贮藏过程中引入。

1. 生产过程中引入

（1）原料、反应中间体及副产物

① 所用原料不纯。如以工业用氯化钠生产注射用氯化钠，从原料中可能引入溴化物、碘化物、硫酸盐、钾盐、钙盐、镁盐、铁盐等杂质。

② 部分原料反应不完全。阿司匹林的生产是以苯酚为起始原料，产品中可能存在没作用完的苯酚、水杨酸，以及水杨酸苯酯、乙酰水杨酸苯酯等反应中间体或副产物。

③ 反应中间产物或副产物精制时未除尽。在地西泮的合成过程中，当中间体去甲氧安定甲基化反应不完全时，氢化后就会产生去甲基苯甲二氮杂䓬杂质。

（2）试剂、溶剂、催化剂类　在药物生产过程中，常需用到试剂、溶剂。如使用酸性或碱性试剂处理后，可能使产品带有酸性或碱性杂质；用有机溶剂提取或精制后，在产品中就可能有残留有机溶剂。《中国药典》中规定必须检查药物在生产过程中引入的有害溶剂（如苯、三氯甲烷、1,4-二氧六环、二氯甲烷、吡啶、甲苯和环氧乙烷等）的残留量。

（3）其他生产中所用金属器皿、装置以及其他不耐酸、碱的金属工具所带来的杂质。如砷盐，以及铅、铁、铜、锌等金属杂质。

2. 贮藏过程中引入

药物因保管不善或贮藏时间过长，在外界条件（如温度、湿度、日光、空气等）的影响，或在微生物作用下，可能发生水解、氧化、分解、异构化、晶型转变、聚合、潮解或霉变等反应，使药物中产生杂质。

酯、内酯、酰胺、环酰胺、苷类等药物容易发生水解反应。如阿司匹林可水解生成水杨酸和乙酸，阿托品水解生成莨菪醇和消旋莨菪酸。在酸、碱性条件下或温度高时，水解反应更易发生。具有醚、醛、酚羟基、巯基、亚硝基、双键等结构的药物容易发生氧化反应。如麻醉乙醚在日光、空气及水的作用下，易氧化分解为醛及有毒的过氧化物。二巯丙醇则易被氧化为二硫化物。

三、杂质的分类

1. 按杂质的来源分

药品中的杂质按照其来源，可以分为一般杂质和特殊杂质。

一般杂质是指在自然界中分布较广泛，在多种药物的生产和贮藏过程中容易引入的杂质。药典对这些杂质的检查方法均在通则中加以规定，如氯化物、硫酸盐、铁盐、砷盐、重金属、炽灼残渣、水分及残留溶剂等。

特殊杂质是指在特定药物的生产和贮藏过程中引入的杂质，是由于药物的性质、生产方法和工艺条件的不同，有可能引入的杂质。其检查方法在药典中列入各药品的检查项下，如阿司匹林中的游离水杨酸、异烟肼中的游离肼、甾体激素中的有关物质等。

2. 按化学类别和特性分

药品中的杂质按照其化学类别和特性可以分为无机杂质、有机杂质及残留溶剂。

无机杂质来源于生产过程，如反应试剂、配位体、催化剂、重金属、其他残留的金属、无机盐、助滤剂、活性炭等。

有机杂质主要包括合成中未反应完成的原料、中间体、副产物、降解产物，如有关物质等。

残留溶剂指在合成原料药、辅料或制剂生产过程中使用的，但在工艺过程中未能完全除去的有机溶剂。

3. 按毒性分

药品中的杂质按照其毒性可以分为信号杂质和有害杂质。

信号杂质本身无害，但其含量多少可以反映出药物的纯度水平，若含量过多，表明药物的纯度差，提示药物的生产工艺不合理或生产控制存在问题（如氯化物、硫酸盐等）。

有害杂质对人体有害，在质量标准中应严格加以控制，以保证用药安全（如重金属、砷盐、氟化物等）。

知识链接：药物的纯度和化学试剂的纯度

药物的纯度和化学试剂的纯度在要求上是不同的。化学试剂不考虑杂质的生理作用，不考虑用于人体后可能产生的毒副作用，其杂质限量只从可能引起的化学变化对使用的影响来限定。而药物纯度主要从药物的安全性、有效性和稳定性等方面考虑。因此，不能用化学试剂规格代替药品质量标准，更不能把化学试剂当作药品直接用于临床治疗。

药物只有两个等级：合格品与不合格品。化学试剂分为多个等级：基准试剂、优级纯（GR）、分析纯（AR）、化学纯（CP）、色谱纯、光谱纯等。

四、杂质的限量检查

1. 检查方法

如果单纯从杂质产生的影响来看，其含量应越少越好，但要把药物中杂质完全除去，势必造成生产操作上的困难，降低产品收率，增加生产成本，在经济上增加患者负担。因此在不影响疗效和不发生毒性的前提下，允许药物中含有一定限量的杂质。常用的杂质检查方法有以下三种。

（1）对照法　即限量检查法。取限度量的待检杂质对照品配成对照液，与一定量供试品溶液在相同条件下处理，比较反应结果，从而判断供试品中所含杂质是否符合限量规定。

该法的检测结果，只能判断药物所含杂质是否符合限量规定，一般不能测定杂质的准确含量。各国药典主要采用本法检查药物的杂质。

（2）灵敏度法　系指在供试品溶液中加入试剂，在一定反应条件下，不得有正反应出现。本法的特点是不需对照品。如纯化水中的氯化物检查，在50ml纯化水中加入硝酸5滴及硝酸银试液1ml，要求不得发生混浊。该法是利用氯离子与银离子生成氯化银沉淀反应的灵敏度来控制纯化水中氯化物的限量。

（3）比较法　即杂质含量测定法，测定杂质的绝对含量或相应值，如测定吸光度、pH值等。本法的特点是准确测定杂质的含量，不需对照品。

例如：为控制药物中对光有特征吸收的杂质，药典规定检查杂质吸光度。用一定浓度的供试液，在指定波长处测定吸光度，不得大于规定数值，否则杂质超过限量。如肾上腺素中肾上腺酮的检查，规定$A_{310nm} \leqslant 0.05$。

2. 一般杂质检查规则

（1）遵循平行操作原则

① 仪器的配对性。如纳氏比色管，应选玻璃质量好、配对、无色（尤其是管底）、管的直径大小相等、管上的刻度高低一致，如有相差不应超过2mm。砷盐检查时导气管长度及孔的大小要一致。

② 供试品与标准管应同步操作。按顺序加入试药，试药量、操作条件应一致。

（2）取样时将供试品混匀。

（3）进行混浊或溶液色泽比较时，必要时应反复调换供试管的位置，然后进行观察比较。

（4）一般情况下可取一份供试品进行检查，如检查结果不符合规定或在限度边缘时，应对供试品和标准管各复查两份，方可判断。

（5）检查所用标准溶液的贮备液，使用限期一般不得超过3个月，标准溶液每周稀释一次，但供试品不符合规定或在限度边缘时，应重新稀释标准溶液再进行复检。

知识链接：标准溶液

标准溶液指用于杂质检查的已知准确浓度的溶液，常以mg/ml或μg/ml表示。在药品检验中还包括溶液颜色检查用的各色调色号标准比色液和澄清度检查用的浊度标准液。标准溶液的制备方法收载在《中国药典》通则中如标准硫酸钾溶液的制备：称取硫酸钾0.181g，置1000ml量瓶中，加水适量使溶解并稀释至刻度，摇匀，即得（每1ml相当于100μg的SO_4）。

3. 杂质限量

杂质限量即为药品中所含杂质的最大允许量，系指该药品在按既定工艺进行生产和正常贮藏过程中可能含有或产生并需要控制的杂质，改变生产工艺时需另考虑增加修订有关项目。杂质限量通常用百分之几或百万分之几表示。

4. **杂质限量计算**

进行杂质检查时，对照法是取一定量待检杂质的标准溶液与一定量供试品溶液在相同条件下处理，比较反应结果，从而判断杂质的量是否符合限量规定。

其杂质限量可用下式计算：

$$杂质限量=\frac{允许杂质存在的最大量}{供试品量}$$

由于供试品（W）中的杂质限量相当于标准溶液的体积（V）与标准溶液的浓度（c）的乘积，因此，杂质限量的计算公式也可以表示为：

即：
$$L=\frac{标准溶液的体积\times标准溶液的浓度}{供试品量}\times100\%$$

$$L=\frac{Vc}{W}\times100\%$$

式中，L 为杂质限量；c 为标准溶液的浓度，g/ml；V 为标准溶液的体积，ml；W 为供试品取样量，g。

若采用薄层色谱法检查杂质，杂质限量的计算公式为：

$$L=\frac{V_{杂质}\times c_{杂质}}{V_{样品}\times c_{样品}}\times100\%$$

式中 L 为杂质限量；$V_{杂质}$ 为对照溶液的点样体积，μl；$c_{杂质}$ 为对照溶液的浓度，g/ml 或 mg/ml；$V_{样品}$ 为对供试溶液的点样体积，μl；$c_{样品}$ 为供试溶液的浓度，g/ml 或 mg/ml。

【实例 5-1】 葡萄糖中砷盐的检查

检查葡萄糖中的砷盐，取标准砷溶液 2ml（每 1ml 相当于 1μg 的 As）制备标准砷斑，砷盐限量为 0.0001%，问应取供试品的量。

解：
$$W=\frac{Vc}{L}=\frac{2\times1\times10^{-6}}{0.0001\%}=2.0\ (\text{g})$$

答：应取供试品的量为 2.0g。

【实例 5-2】 维生素 C 中的重金属的检查

检查维生素 C 中的重金属时，若取样量为 1.0g，要求含重金属不得过百万分之十，问应吸取标准铅溶液（每 1ml=0.01mg 的 Pb）多少毫升？

解：
$$V=\frac{WL}{c}=\frac{1.0\times10\times10^{-6}}{0.01\times10^{-3}}=1.0\ (\text{ml})$$

答：应吸取标准铅溶液 1.0ml。

【实例 5-3】 葡萄糖中硫酸盐的检查

取葡萄糖 2.0g，按药典规定与硫酸钾标准溶液（每 1ml 相当于 100μg 的 SO_4^{2-}）2.0ml 制成的对照液比较，不得更浓。问硫酸盐的限量为多少？

解：
$$L=\frac{Vc}{W}\times100\%=\frac{2.0\times100\times10^{-6}}{2.0}=0.01\%$$

答：硫酸盐的限量为 0.01%。

课堂思考

1. 药物中的杂质如何分类？
2. 常用的杂质检查方法有哪些？
3. 杂质检查为什么通常进行限量检查，而不进行含量测定？

第二节 一般杂质的检查方法

一、氯化物检查法

药物的生产中，常常要用到盐酸，或原料、中间体呈盐酸盐等，氯化物因此极易引入到药物中。Cl^- 对人体虽然无害，但它的量可反映出药物的纯净程度及生产过程是否正常。因此作为信号杂质，氯化物在很多药物中需要检查。

1. 原理

《中国药典》的氯化物检查是利用氯化物在硝酸酸性溶液中与硝酸银作用，生成氯化银的白色混浊液，其浊度与一定量的标准氯化钠溶液在相同条件下生成的氯化银混浊液的浊度进行比较，以判断供试品中氯化物是否超过限量。

$$Cl^- + Ag^+ \longrightarrow AgCl(\text{白色混浊})$$

标准氯化钠溶液的制备：称取氯化钠 0.165g，置 1000ml 量瓶中，加水适量使其溶解并稀释至刻度，摇匀，作为贮备液。临用前，精密量取贮备液 10ml，置 100ml 量瓶中，加水稀释至刻度，摇匀，即得（每 1ml 相当于 10μg 的 Cl）。

2. 操作方法

① 除另有规定外，取各品种项下规定量的供试品，置 50ml 纳氏比色管中，加水溶解使成 25ml（溶液如显碱性，可滴加硝酸使遇 pH 试纸显中性），再加稀硝酸 10ml；溶液如不澄清，应滤过；加水使成约 40ml，摇匀，即得供试溶液。

② 另取各品种项下规定量的标准氯化钠溶液，置另一 50ml 纳氏比色管中，加稀硝酸 10ml，加水使成约 40ml，摇匀，即得对照溶液。

③ 于供试溶液与对照溶液中，分别加入硝酸银试液 1.0ml，用水稀释使成 50ml，摇匀，在暗处放置 5min。

④ 同置黑色背景上，从比色管上方向下观察，比较供试溶液和对照溶液所显混浊。

3. 注意事项

① 稀硝酸的作用。a. 可以消除 SO_3^{2-}、CO_3^{2-}、PO_4^{3-}、$C_2O_4^{2-}$、BO_2^- 的干扰，以及避免氯化银转化为氧化银沉淀；b. 可以加速氯化银的生成；c. 可产生较好的乳浊，提高检查准确度。

② 检查时，加入硝酸银试液后，应立即充分摇匀，以防止局部过浓而影响产生的混浊。同时，为了避免氯化银见光分解，应在暗处放置 5min。

③ 纳氏比色管用后应立即用水冲洗，不应用毛刷刷洗，以免出现条痕损伤比色管。

④ 供试液如不澄清，可预先用含硝酸的水洗净滤纸中的氯化物，再滤过供试液，使其澄清。

⑤ 供试品如带颜色，可采用外消色法和内消色法。内消色法按《中国药典》通则规定的方法处理。即取供试品溶液两份，分别置 50ml 纳氏比色管中，一份中加硝酸银试液 1.0ml，摇匀，放置 10min，如显混浊，可反复滤过，至滤液完全澄清，再加规定量的标准氯化钠溶液与水适量使成 50ml，摇匀，在暗处放置 5min，作为对照溶液；另一份加硝酸银试液 1.0ml 与水适量使成 50ml，摇匀，在暗处放 5min，再与对照溶液比较。

⑥ 供试液与对照液的操作应同步进行，加入试剂顺序应一致。如先制成 40ml 水溶液，再加入硝酸银试液 1.0ml，以免在较高浓度的氯化物下局部产生沉淀，影响比浊。

⑦ 在测定条件下，要使生成的氯化银乳浊稳定，浊度梯度明显，应保证待测物溶液每50ml中含50～80μg的Cl^-为宜。因此，在设计检查方法时应考虑供试品取样量，使氯化物的含量约在此范围。

⑧ 温度对产生氯化银的浊度有影响，在30～40℃时产生的混浊最大，也最稳定。但作为限度检查，对照溶液与供试溶液在相同条件下操作后比较，也可在室温下进行。

⑨ 检查药物中的无机氯杂质时，水溶性药物用水溶解后直接检查。不溶于水的药物，多采用加水振摇，使其中的氯化物溶解，滤去不溶物；或加热溶解供试品，放冷后析出沉淀，滤过，取滤液检查；或在稀乙醇或丙酮等有机溶剂中溶解后依法检查。

⑩ 检查有机药物中有机氯杂质，应根据有机氯杂质的结构做不同的预处理。如果是氯化酯烃或氯在环的侧链上，可在碱性溶液中加热，使氯离子游离出来，然后依法检查；如果杂质中的氯连接于环上，应通过有机破坏，使含氯杂质分解后再做检查。

4. 实验记录和结果判断

（1）实验记录　记录实验时的室温、取样量、标准氯化钠溶液的浓度和所取毫升数，以及比较所产生混浊的观察结果。

（2）结果判断　供试品管的混浊浅于对照管的混浊，判为符合规定；如供试品管的混浊浓于对照管，则判为不符合规定。

【实例5-4】　葡萄糖中氯化物的检查

氯化物　取本品0.60g，依法检查（《中国药典》四部通则0801），与标准氯化钠溶液6.0ml制成的对照液比较，不得更浓（0.01%）。

供试溶液：称取葡萄糖0.6g，加水溶解使成约25ml，再加稀硝酸10ml，置50ml纳氏比色管中，加水使成约40ml，加入硝酸银试液1.0ml，用水稀释至50ml，摇匀，在暗处放置5min。

对照溶液：取标准氯化钠溶液6.0ml，置另一50ml纳氏比色管中，加稀硝酸10ml，加水使成约40ml，加入硝酸银试液1.0ml，用水稀释至50ml，摇匀，在暗处放置5min。

检查结果：供试溶液所显混浊浅于对照溶液。

结论：符合规定。

课堂思考

1. 氯化物检查中，加入稀硝酸有何作用？

2. 氯化物检查中，供试液与对照液中分别加入硝酸银试液1.0ml，用水稀释成50ml，摇匀后，为何需在暗处放置5min？

3. 纳氏比色管用后应立即用水冲洗，为何不用毛刷刷洗？

二、硫酸盐检查法

硫酸盐是在许多药物的生产过程中都可能引入的一种广泛存在的信号杂质，在很多药物中需要检查。

1. 原理

药物中微量的硫酸盐杂质在盐酸酸性溶液中与氯化钡作用，生成硫酸钡的白色混浊液，与一定量的标准硫酸钾溶液在相同条件下生成的硫酸钡混浊液进行比较，可以判断供试品中硫酸盐是否超过限量。

$$SO_4^{2-} + BaCl_2 \xrightarrow{HCl} BaSO_4(白色混浊)$$

标准硫酸钾溶液的制备：称取硫酸钾 0.181g，置 1000ml 量瓶中，加水适量使溶解并稀释至刻度，摇匀，即得（每 1ml 相当于 100μg 的 SO_4）。

2. 操作方法

① 除另有规定外，取各品种项下规定量的供试品，置 50ml 纳氏比色管中，加水溶解使成约 40ml（溶液如显碱性，可滴加盐酸使遇 pH 值试纸显中性）；溶液如不澄清，应滤过；加稀盐酸 2ml，摇匀，即得供试溶液。

② 另取该品种项下规定量的标准硫酸钾溶液，置另一 50ml 纳氏比色管中，加水使成约 40ml，加稀盐酸 2ml，摇匀，即得对照溶液。

③ 于供试溶液与对照溶液中，分别加入 25%氯化钡溶液 5ml，用水稀释使成 50ml，充分摇匀，放置 10min。

④ 同置黑色背景上，从比色管上方向下观察，比较供试溶液和对照溶液所显混浊。

3. 注意事项

① 供试品溶液加盐酸使成酸性，可防止碳酸根或磷酸根离子的干扰，保证检验的准确性；同时，溶液的酸度能影响硫酸钡的溶解度，以 50ml 中含稀盐酸 2ml（pH 值约为 1）为宜。

② 在测定条件下，要使生成的硫酸钡乳浊浓度梯度明显，应使待测物溶液每 50ml 中含 0.1～0.5mg 的 SO_4^{2-} 为宜。小于此浓度，产生的硫酸钡乳浊不明显；若大于此浓度，则产生的浊度较大，无法区别其浓度差异，且重现性也不好。因此，应考虑供试品取样量，使硫酸盐的含量在此适宜范围。

③ 采用 25%氯化钡溶液，呈现的混浊度较稳定，经试验放置 1 个月，反应的效果无明显改变。检验时，加入氯化钡溶液后，应立即充分摇匀，防止局部过浓而影响产生混浊的程度。

④ 用滤纸滤过时，为清除滤纸上的硫酸根离子，滤纸应先用含盐酸的水溶液洗净后使用。

⑤ 供试品如带颜色，除另有规定外，可取供试品溶液两份，分别置 50ml 纳氏比色管中，一份中加 25%氯化钡溶液 5ml，摇匀，放置 10min，如显混浊，可反复滤过，至滤液完全澄清，再加规定量的标准硫酸钾溶液与水适量使成 50ml，摇匀，放置 10min，作为对照液；另一份加 25%氯化钡溶液 5ml 与水适量使成 50ml，摇匀，放置 10min，再与对照液比较。

4. 实验记录和结果判断

实验记录：记录实验时室温、取样量、标准硫酸钾溶液的浓度和所取毫升数，以及比较所产生混浊的观察结果。

结果判断：供试品管的混浊浅于对照管的混浊，判为符合规定；如供试品管的混浊浓于对照管，则判为不符合规定。

【实例 5-5】 碘化钾中硫酸盐的检查

硫酸盐 取本品 2.0g，依法检查（通则 0802），与标准硫酸钾溶液 2.0ml 制成的对照液比较，不得更浓（0.01%）。

供试溶液：称取葡萄糖 2.0g，加水溶解使成 40ml；置 50ml 纳氏比色管中，加稀盐酸 2ml，摇匀，加入 25%氯化钡溶液 5ml，用水稀释使成 50ml，充分摇匀。放置 10min。

对照溶液：取 2.0ml 标准硫酸钾溶液，置另一 50ml 纳氏比色管中，加水使成 40ml，加稀盐酸 2ml，摇匀，加入 25%氯化钡溶液 5ml，用水稀释使成 50ml，充分摇匀。放置 10min。

检查结果：供试溶液所显混浊浅于对照溶液。

结论：符合规定。

课堂思考

1. 硫酸盐检查中，加入稀盐酸有何作用？

2. 硫酸盐检查中，供试液与对照液中分别加入 25%氯化钡溶液 5ml，用水稀释成 50ml，摇匀后，为何放置 10min 后再比较结果？

三、铁盐检查法

1. 原理

三价铁离子在酸性溶液中，与硫氰酸盐生成红色的可溶性硫氰酸铁配位化合物，与一定量标准铁溶液同法处理后所呈的颜色进行比较，以判断供试品中铁盐是否超过限量。其反应式如下：

$$Fe^{3+} + 6SCN^- \xrightarrow{H^+} [Fe(SCN)_6]^{3-}$$

为使待测液中的铁全部参与反应，应使其全部转化为 Fe^{3+}，这就需加入氧化剂，一般选用过硫酸铵，它同时可以防止硫氰酸铁在光线作用下的还原或分解褪色。

$$2Fe^{2+} + (NH_4)_2S_2O_8 \xrightarrow{H^+} 2Fe^{3+} + (NH_4)_2SO_4 + SO_4^{2-}$$

铁盐与硫氰酸根离子的反应为可逆反应，因此，检查中加入过量的硫氰酸铵，不仅可以抑制硫氰酸铁配离子的解离，提高反应灵敏度，还能消除氯化物和其他在酸性溶液中能与铁盐生成配位化合物的物质所引起的干扰。

标准铁溶液的制备：称取硫酸铁铵 $[FeNH_4(SO_4)_2 \cdot 12H_2O]$ 0.863g，置 1000ml 量瓶中，加水溶解后，加硫酸 2.5ml，用水稀释至刻度，摇匀，作为贮备液。

临用前，精密量取贮备液 10ml，置 100ml 量瓶中，加水稀释至刻度，摇匀，即得（每 1ml 相当于 10μg 的 Fe）。

2. 操作方法

由于不同药品的物理化学性质各不相同，其检查的具体步骤可能互有差异，现介绍一般步骤，具体药品的操作应结合自身性质确定。

① 除另有规定外，取各品种项下规定量的供试品，加水溶解使成 25ml，移置 50ml 纳氏比色管中，加稀盐酸 4ml 与过硫酸铵 50mg，用水稀释使成 35ml，加 30%硫氰酸铵溶液 3ml，再加水适量使成 50ml，摇匀，即得供试溶液。

② 另取该品种项下规定量的标准铁溶液，置 50ml 纳氏比色管中，加水使成 25ml，加稀盐酸 4ml 与过硫酸铵 50mg，用水稀释使成 35ml，加 30%硫氰酸铵溶液 3ml，再加水适量使成 50ml，摇匀，即得对照溶液。

③ 同置白色背景上，立即比较供试溶液与对照溶液所显颜色，从比色管上方向下观察。

3. 注意事项

① 如供试溶液与对照管色调不一致，可分别移至分液漏斗中，各加正丁醇 20ml 振摇提取，待分层后，将正丁醇层移置 50ml 纳氏比色管中，用正丁醇稀释至 25ml，再行比较。

② Fe^{3+} 浓度范围为每 50ml 内含 20～50μg，色泽梯度明显。

③ 光线、温度影响颜色的稳定性。光线能促使硫氰酸铁还原或分解褪色。温度越高褪色越快，故测定时应特别注意供试溶液与标准溶液的试验条件应一致。

④ 标准铁贮备液应存放于阴凉处，存放期如出现混浊或其他异常情况时，不得再使用。

4. 实验记录和结果判断

实验记录：记录实验时的室温、取样量、标准铁溶液的取用毫升数和结果。

结果判断：供试管所显颜色浅于对照管时，判为符合规定；如供试管所显颜色深于对照管时，判为不符合规定。

【实例 5-6】 葡萄糖中铁盐的检查

铁盐　取本品 2.0g，加水 20ml 溶解后，加硝酸 3 滴，缓缓煮沸 5min，放冷，加水稀释使成 45ml，加 30%硫氰酸铵溶液 3ml，摇匀，如显色，与标准铁溶液 2.0ml 用同一方法制成的对照液比较，不得更深。

供试溶液：称取葡萄糖 2.0g，加水 20ml 溶解后，加硝酸 3 滴，缓缓煮沸 5min，放冷，移置 50ml 纳氏比色管中，用水稀释使成 45ml，加 30%硫氰酸铵溶液 3ml，再加水适量使成 50ml，摇匀。

对照溶液：取 2.0ml 标准铁溶液，加水 20ml 溶解后，加硝酸 3 滴，缓缓煮沸 5min，放冷，移置另一 50ml 纳氏比色管中，用水稀释使成 45ml，加 30%硫氰酸铵溶液 3ml，再加水适量使成 50ml，摇匀。

检查结果：供试溶液颜色浅于对照溶液。

结论：符合规定。

课堂思考

1. 铁盐检查中，加 30%硫氰酸铵溶液 3ml 有何作用？

2. 检查葡萄糖中的铁盐时，加硝酸 3 滴，缓缓煮沸 5min 有何作用？为何与铁盐检查的一般方法不同？

四、重金属检查法

重金属系指在规定实验条件下，能与硫代乙酰胺试液或硫化钠试液作用显色的金属杂质，如银、铅、汞、铜、镉、铋、锑、砷、锌、钴与镍等。由于在药品生产过程中遇到铅的机会较多，且铅在体内易积蓄中毒，故通常以铅作为重金属的代表。

重金属离子与显色剂反应生成不溶性的重金属硫化物微粒，比较供试管和对照管的重金属硫化物微粒均匀混悬在溶液中所呈现的颜色，或采用滤膜法获得的“色斑”的颜色，判断供试品中重金属的限量是否符合规定。

$$S^{2-} + Pb^{2+} \longrightarrow PbS\text{(黄色到棕黑色)}$$

《中国药典》（通则 0821）收载有三种重金属检查方法。

标准铅贮备液　精密称取在 105℃干燥至恒重的硝酸铅 0.160g，置 1000ml 量瓶中，加硝酸 5ml 与水 50ml 溶解后，用水稀释至刻度，摇匀，即得（每 1ml 相当于 100μg 的 Pb）。

标准铅溶液　临用前，精密量取贮备液 10ml，置 100ml 的量瓶中，加水稀释至刻度，摇匀，即得（每 1ml 相当于 10μg 的 Pb）。

稀焦糖溶液　取蔗糖或葡萄糖约 5g，置瓷坩埚中，在玻璃棒不断搅拌下，加热至呈棕色糊状，放冷，用水溶解使成约 25ml，滤过，贮于滴瓶中备用。临用时，根据供试液色泽深浅，取适当量调节使用。

(一) 第一法：硫代乙酰胺法

本法适用于不经有机破坏，在实验条件下供试液无色、澄清，对检查无干扰或经处理后对检查无干扰的药物的重金属杂质的检查。

1. 原理

硫代乙酰胺在弱酸性（pH3.5 乙酸盐缓冲液）溶液中水解，产生硫化氢，与微量重金属离子作用，生成黄色到棕黑色的硫化物均匀混悬液，与一定量标准铅溶液经同法处理后所呈颜色比较，以控制供试品溶液中混入的重金属杂质。

$$CH_3CSNH_2 + H_2O \longrightarrow CH_3CONH_2 + H_2S$$

$$Pb^{2+} + H_2S \longrightarrow PbS\downarrow + 2H^+$$

2. 操作方法

（1）除另有规定外，取 25ml 纳氏比色管三支，编号为甲、乙、丙。

（2）甲管中加标准铅溶液一定量与乙酸盐缓冲液（pH3.5）2ml，加水或各品种项下规定的溶剂稀释成 25ml。

（3）乙管中加入按该品种项下规定的方法制成的供试液 25ml。

（4）丙管中加入与乙管相同量的供试品，加配制供试品溶液的溶剂适量使溶解，再加与甲管相同量的标准铅溶液与乙酸盐缓冲液（pH3.5）2ml 后，用溶剂稀释成 25ml。

（5）若供试品溶液带颜色，可在甲管中滴加少量的稀焦糖溶液或其他无干扰的有色溶液，使之与乙管、丙管一致。

（6）在甲、乙、丙三管中分别加硫代乙酰胺试液各 2ml，摇匀，放置 2min，同置白纸上，自上向下透视，当丙管中显出的颜色不浅于甲管时，乙管中显示的颜色与甲管比较，不得更深。

（7）如丙管中显出的颜色浅于甲管，应取样按第二法重新检查。如在甲管中滴加稀焦糖溶液或其他无干扰的有色溶液，仍不能使颜色一致时，应取样按第二法检查。

（8）供试品如含高铁盐影响重金属检查时，可在甲、乙、丙三管中分别加入相同量的维生素 C0.5～1.0g，再照上述方法检查。

（9）配制供试品溶液时，如使用的盐酸超过 1ml、氨试液超过 2ml 或加入其他试剂进行处理者，除另有规定外，甲管溶液应取同样量的试剂置瓷皿中蒸干后，加乙酸盐缓冲液（pH3.5）2ml 与水 15ml，微热溶解后，移置纳氏比色管中，加标准铅溶液一定量，再用水稀释成 25ml。

(二) 第二法：炽灼残渣法

本法适用于含有芳环、杂环，以及不溶于水、稀酸、碱性溶液及乙醇的有机药物的重金属检查。这类药物由于不溶解，或重金属与环状药物牢固结合，不能与硫离子反应，干扰检查，必须把有机物破坏，得到重金属盐或氧化物残渣，然后检查。

1. 原理

将供试品炽灼破坏后，加硝酸处理，使有机物分解、破坏完全，按第一法进行检查。

2. 操作方法

① 除另有规定外，当需改用第二法检查时，取各品种项下规定量的供试品，按炽灼残渣检查法（通则 0841）进行炽灼处理，然后取遗留的残渣；或直接取炽灼残渣项下遗留的残渣；如供试品为溶液，则取各品种项下规定量的溶液，蒸发至干，再按上述方法处理后取遗留的残渣；加硝酸 0.5ml，蒸干，至氧化氮蒸气除尽（或取供试品一定量，缓缓炽灼至完全炭化，放冷，加硫酸 0.5～1.0ml，使恰湿润，用低温加热至硫酸除尽后，加硝酸 0.5ml，

蒸干，至氧化氮蒸气除尽后，放冷，在500～600℃炽灼使完全灰化）。

② 放冷，加盐酸2ml，置水浴上蒸干后，加水15ml，滴加氨试液至对酚酞指示液显中性，再加乙酸盐缓冲液（pH3.5）2ml，微热溶解后，移置乙管中，再用水稀释成25ml。

③ 另取配制供试品溶液的试剂，置瓷皿中蒸干后，加乙酸盐缓冲液（pH3.5）2ml与水15ml，微热溶解后，移置纳氏比色管中，加标准铅溶液一定量，再用水稀释成25ml，作为甲管。

④ 再在甲、乙两管中分别加入硫代乙酰胺试液各2ml，摇匀，放置2min。

⑤ 同置白色衬板上，自上向下透视，乙管中显出的颜色与甲管比较，不得更深。

（三）第三法：硫化钠法

本法适用于能溶于碱性溶液而不溶于稀酸（或在稀酸中即生成沉淀）的药物中的重金属检查。

1. 原理

$$Pb^{2+} + Na_2S \xrightarrow{NaOH} PbS(\text{黄色到棕黑色}) + 2Na^+$$

2. 操作方法

① 取25ml纳氏比色管两支，编号为甲、乙。

② 除另有规定外，取规定量的供试品，加水20ml与氢氧化钠试液5ml溶解后，置乙管中。

③ 取一定量的标准铅溶液，加水20ml与氢氧化钠试液5ml，置甲管中。

④ 在两管中分别加入硫化钠试液5滴，摇匀。

⑤ 同置白色衬板上，自上向下透视，乙管所显的颜色与甲管比较，不得更深。

（四）注意事项

① 供重金属检查用的试剂和器具均不得含铅。

② 检验中使用的纳氏比色管应透明无色、颜色一致、管壁厚度均匀一致、无铅。

③ 硫代乙酰胺试液与重金属反应的最佳pH值是3.5，故配制乙酸盐缓冲液（pH3.5），要用pH计调节；硫代乙酰胺试液加入量以2ml时呈色最深。

④ 硫代乙酰胺试液的最佳显色时间为2min。

⑤ 为了便于目视比较，标准铅溶液用量以2.0ml为宜，小于1.0ml或大于3.0ml，呈色太浅或太深均不利于目视比较。

⑥ 如需将炽灼残渣项下遗留的残渣做重金属检查时，炽灼残渣温度必须控制在500～600℃，以免重金属损失。

⑦ 某些供试品（如安乃近、诺氟沙星等）在炽灼时能腐蚀瓷坩埚而带入重金属，应改用石英坩埚或铂坩埚操作。

⑧ 供试品中如含有高铁盐，在弱酸性溶液中会使硫代乙酰胺水解生成的硫化氢进一步氧化析出乳硫，影响检查，可加入抗坏血酸将高铁离子还原为亚铁离子而消除干扰。

（五）实验记录和结果判断

实验记录：记录所采用的方法，供试品取样量，标准铅溶液取用量，操作过程中使用的特殊试剂，试液名称和用量或对检查结果有影响的试剂用量，实验过程中出现的现象及实验结果等。

结果判断：第一法，当丙管中显出的颜色不浅于甲管时，乙管中显示的颜色与甲管比较，不超过甲管，判为符合规定。如丙管中显出的颜色浅于甲管，应取样按第二法重新检查。第二、第三法，甲管与乙管比较，乙管所呈颜色不超过甲管，判为符合规定。

【实例 5-7】 葡萄糖中重金属的检查

重金属 取本品 4.0g，加水 23ml 溶解后，加乙酸盐缓冲液（pH3.5）2ml，依法检查（通则 0821 第一法），含重金属不得过百万分之五。

$$标准铅溶液(10\mu g/ml)取用量=\frac{W\times L}{c}=\frac{4.0\times 5\times 10^{-6}}{10\times 10^{-6}}=2.0ml$$

甲管：取 25ml 纳氏比色管一支，加标准铅溶液 2ml，加乙酸盐缓冲液 2ml，加水稀释成 25ml。加硫代乙酰胺试液 2ml，摇匀，放置 2min。

乙管：称取葡萄糖 4.0g，置另一 25ml 纳氏比色管中，加水适量溶解后，加乙酸盐缓冲液 2ml，再加水至 25ml。加硫代乙酰胺试液 2ml，摇匀，放置 2min。

丙管：称取葡萄糖 4.0g，置另一 25ml 纳氏比色管中，加水适量溶解后，加标准铅溶液 2ml，加乙酸盐缓冲液 2ml，再加水至 25ml。加硫代乙酰胺试液 2ml，摇匀，放置 2min。

检查结果：丙管中显出的颜色深于甲管时，乙管中显示的颜色浅于甲管。

结论：符合规定。

五、砷盐检查法

砷盐对人体有剧毒，多由药物生产过程中使用的无机试剂引入，在多种药物中要求检查。《中国药典》（通则 0822）中砷盐检查法收载有两种方法：古蔡氏法和二乙基二硫代氨基甲酸银法（简称 Ag-DDC 法）。

（一）第一法：古蔡氏法

1. 原理

金属锌与酸作用生成新生态的氢，与药物中的微量砷盐反应生成具有挥发性的砷化氢，遇到溴化汞试纸，产生黄色至棕色的砷斑，与一定量的标准砷溶液在同一条件下所生成的标准砷斑比较，来判断药物中砷盐的含量。其反应如下：

$$AsO_3^{3-}+3Zn+9H^+\longrightarrow AsH_3+3Zn^{2+}+3H_2O$$

$$AsH_3+3HgBr_2\longrightarrow 3HBr+As(HgBr)_3\text{(黄色)}$$

$$2As(HgBr)_3+AsH_3\longrightarrow 3AsH(HgBr)_2\text{(棕色)}$$

$$As(HgBr)_3+AsH_3\longrightarrow 3HBr+As_2Hg_3\text{(褐色)}$$

五价砷在酸性环境中，也能被金属锌还原为砷化氢，但反应速度较三价砷慢，所以在反应液中加入碘化钾及酸性氯化亚锡将五价砷还原为三价砷，碘化钾被氧化生成的碘又被酸性氯化亚锡还原为碘离子，碘离子与反应中生成的锌离子形成稳定的配离子，有利于生成砷化氢的反应不断进行。

$$AsO_4^{3-}+2I^-+2H^+\longrightarrow AsO_3^{3-}+I_2+H_2O$$

$$AsO_4^{3-}+Sn^{2+}+2H^+\longrightarrow AsO_3^{3-}+Sn^{4+}+H_2O$$

$$I_2+Sn^{2+}\longrightarrow 2I^-+Sn^{4+}$$

$$4I^-+Zn^{2+}\longrightarrow [ZnI_4]^{2-}$$

碘化钾和酸性氯化亚锡的存在可抑制锑化氢的生成，避免锑化氢与溴化汞试纸生成锑斑，干扰砷盐测定。同时，氯化亚锡可以与锌作用，在锌粒的表面形成锌锡齐，起去极化作用，从而使氢气均匀而连续地发生。

锌粒及供试品中可能含有少量的硫化物，在酸性液中同样可被还原，生成硫化氢，与溴化汞作用生成硫化汞色斑，干扰结果的判定，故用醋酸铅棉花吸收硫化氢。醋酸铅棉花过多或塞得过紧会影响砷化氢的通过；反之，又不可能除尽硫化氢。所以，必须严格控制醋酸铅棉花的用量和松紧度，以有效消除硫化氢干扰，并保证砷化氢以适宜速度通过。《中国药典》做出了相应的规定：用醋酸铅棉花 60mg，装管高度约 60～80mm。

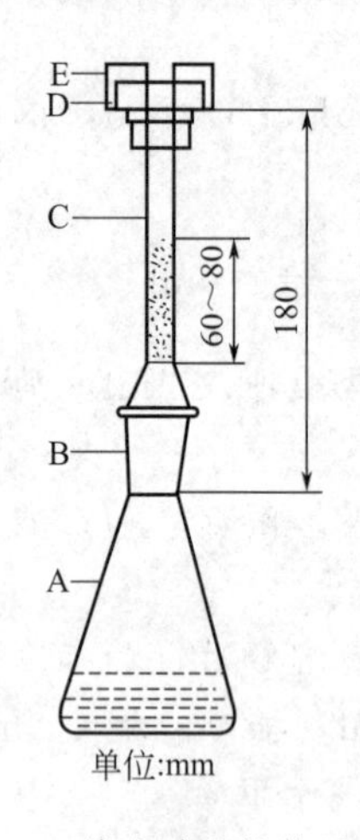

图 5-1　检查砷盐的装置（1）
A—砷化氢发生瓶；B—中空的标准磨口塞；C—导气管；D—有机玻璃旋塞（有孔）；E—有机玻璃旋塞盖（有孔）

标准砷溶液的制备：精密称取 105℃干燥至恒重的三氧化二砷 0.132g，置 1000ml 量瓶中，加 20%氢氧化钠溶液 5ml 溶解后，用稀硫酸适量中和，再加稀硫酸 10ml，用水稀释至刻度，摇匀，作为贮备液。

临用前，精密量取贮备液 10ml，置 1000ml 量瓶中，加稀硫酸 10ml，用水稀释至刻度，摇匀，即得（每 1ml 相当于 1μg 的 As）。

本方法反应灵敏度为 0.75μg（以 As 计），溴化汞试纸较氯化汞试纸灵敏，但所呈砷斑不够稳定，在反应中应保持干燥及避光，并立即与标准砷斑比较。

2. 仪器

砷盐检查所用检砷器如图 5-1 所示。

3. 操作方法

① 装置的准备。取醋酸铅棉花适量（60～100mg），撕成疏松状，每次少量，用细玻璃棒均匀地装入导气管 C 中，松紧要适度，装管高度为 60～80mm。用玻璃棒夹取溴化汞试纸 1 片（其大小能覆盖 D 顶端口径以不露出平面外为宜），置旋塞 D 顶端平面上，盖住孔径，盖上旋盖 E 并旋紧。

② 标准砷斑制备。精密量取标准砷溶液 2ml，置 A 瓶中，加盐酸 5ml 与水 21ml，再加碘化钾试液 5ml 与酸性氯化亚锡试液 5 滴，在室温放置 10min 后，加锌粒 2g，立即将装好的导气管 C 密塞于 A 瓶上，并将 A 瓶置 25～40℃水浴中反应 45min，取出溴化汞试纸，即得。

③ 供试品砷斑制备。按各品种项下规定方法制成的供试液，置 A 瓶中，再加碘化钾试液 5ml 与酸性氯化亚锡试液 5 滴，在室温放置 10min 后，加锌粒 2g，立即将装好的 C 管密塞于 A 瓶上，并将 A 瓶置 25～40℃水浴中，反应 45min，取出溴化汞试纸，即得。

④ 对照比较供试品砷斑和标准砷斑的深浅。

（二）第二法：二乙基二硫代氨基甲酸银法

1. 原理

按第一法产生的砷化氢与二乙基二硫代氨基甲酸银试液作用，使二乙基二硫代氨基甲酸银中的银还原为红色胶态银，与同一条件下一定量的标准砷溶液所制成的对照液比较，或在 510nm 波长处测定吸光度，以判定含砷盐的限度或测定含量。反应如下：

$$AsH_3 + 6Ag(DDC) \longrightarrow AsAg \cdot 3Ag(DDC) + 3HDDC$$

$$AsAg \cdot 3Ag(DDC) + 3C_5H_5N + 3HDDC \longrightarrow As(DDC)_3 + 6Ag + 3C_5H_5N \cdot HDDC$$

式中，以 Ag(DDC) 表示二乙基二硫代氨基甲酸银。

当供试液中含砷（As）0.75～7.5μg/ml 时，显色反应的线性关系良好，呈色在 2h 内稳定，重现性好，并可测得砷含量。《美国药典》采用 0.5%二乙基二硫代氨基甲酸银的吡啶溶液作吸收液，其检测灵敏度高，可达 0.5μg As/30ml，但缺点是吡啶有恶臭。《中国药典》采用 0.25%二乙基二硫代氨基甲酸银的三乙胺-三氯甲烷（1.8∶98.2）溶液，其灵敏度略低，但呈色稳定性和试剂稳定性均较好，低毒，无臭。

2. 仪器

仪器装置见图 5-2 所示。

3. 操作方法

① 装置的准备。取醋酸铅棉花适量（60～100mg），撕成疏松状，每次少量，用细玻璃棒均匀地装入导气管 C 中，松紧要适度，装管高度约 80mm。精密量取二乙基二硫代氨基甲酸银试液 5ml 置 D 管中。

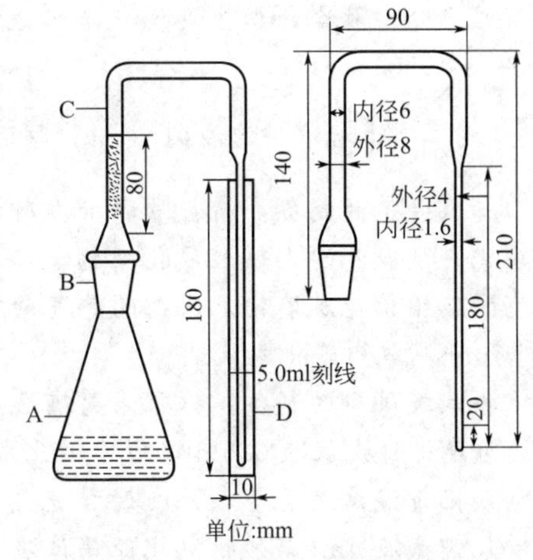

图 5-2　检查砷盐的装置（2）

A—砷化氢发生瓶；B—中空的标准磨口塞；C—导气管；D—吸收管

② 标准砷对照液制备。精密量取标准砷溶液 2ml，置 A 瓶中，加盐酸 5ml 与水 21ml，再加碘化钾试液 5ml 与酸性氯化亚锡试液 5 滴，在室温放置 10min 后，加锌粒 2g，立即将装好的 C 管密塞于 A 瓶上，使生成的砷化氢气体导入 D 管中，并将 A 瓶置 25～40℃水浴中，反应 45min，取出 D 管，添加三氯甲烷至刻度，混匀，即得。

③ 供试溶液制备。按该品种项下规定方法制成的供试液，置 A 瓶中，再加碘化钾试液 5ml 与酸性氯化亚锡试液 5 滴，在室温放置 10min 后，加锌粒 2g，立即将装好的 C 管密塞于 A 瓶上，使生成的砷化氢气体导入 D 管中，并将 A 瓶置 25～40℃水浴中，反应 45min，取出 D 管，添加三氯甲烷至刻度，混匀，即得。

④ 将供试溶液与对照溶液同置白色背景上，从 D 管上方向下观察，比较供试溶液和标准溶液的颜色深浅。

⑤ 难以分辨时，可将两种溶液分别转移至 1cm 吸收池中，照紫外-可见分光光度法在 510nm 波长处，以二乙基二硫代氨基甲酸银试液做空白，测定吸光度。

（三）注意事项

① 如检验药品需要有机破坏后再进行砷盐检查，则应精密量取标准砷溶液 2ml 代替供试品，照该品种项下规定的方法，同法处理后，依法制备标准砷斑。

② 所用仪器与试液等照本法检查，均不生成砷斑，或至多生成仅可辨认的斑痕。

③ 制备标准砷斑和标准砷对照液，应与供试品检查同时进行。

④ 所用锌粒应无砷，以能通过一号筛的细粒为宜，如使用的锌粒较大时，应酌情增加用量，反应时间亦应延长为 1h。

⑤ 第二法如遇室温低，依法操作，标准砷不显色，可将 D 管同时置 25～40℃水浴中加温使显色。

（四）实验记录和结果判断

实验记录：记录所采用的方法，供试品取用量，标准砷溶液取用量，操作过程，使用的特殊试剂、试液的名称和用量，实验过程出现的现象及实验结果等。

结果判断：第一法（古蔡氏法）供试液生成的砷斑比标准砷斑色浅，判为符合规定。第二法（二乙基二硫代氨基甲酸银法）供试液所得的颜色比标准砷对照液浅，判为符合规定，或在 510nm 波长处测得吸光度小于标准砷对照液的吸光度，判为符合规定。

【实例 5-8】 葡萄糖中砷盐的检查

砷盐　取本品 2.0g，加水 5ml 溶解后，加稀硫酸 5ml 与溴化钾溴试液 0.5ml，置水浴上加热约 20min，使保持稍过量的溴存在，必要时，再补加溴化钾溴试液适量，并随时补充蒸散的水分，放冷，加盐酸5ml与水适量使成28ml，依法检查（通则0822第一法）应符合规定（0.0001%）。

$$标准砷溶液(1\mu g/ml)取用量=\frac{WL}{c}=\frac{2.0\times 0.0001\%}{1\times 10^{-6}}=2.0(ml)$$

标准砷斑的制备：精密量取标准砷溶液2ml，置检砷器中，加盐酸5ml与水21ml，再加碘化钾试液5ml与酸性氯化亚锡试液5滴，在室温放置10min后，加锌粒2g，迅速将已置有醋酸铅棉花及溴化汞试纸的导气管密塞于瓶口上，并将检砷器置25～40℃水浴中，反应45min，取出溴化汞试纸。

供试液砷斑的制备：称取葡萄糖2.0g，置另一检砷器中，加水5ml溶解后，加稀硫酸5ml与溴化钾溴试液0.5ml，置水浴上加热约20min，使保持稍过量的溴存在，必要时，再补加溴化钾溴试液适量，并随时补充蒸散的水分，放冷，加盐酸5ml与水适量使成28ml，加碘化钾试液5ml与酸性氯化亚锡试液5滴，在室温放置10min后，加锌粒2g，迅速将已置有醋酸铅棉花及溴化汞试纸的导气管密塞于瓶口上，并将检砷器置25～40℃水浴中，反应45min，取出溴化汞试纸。

检查结果：供试液生成的砷斑比标准砷斑色浅。

结论：符合规定。

六、溶液的澄清度检查法

1. 原理

澄清度检查法系将药品溶液与规定的浊度标准液相比较，用以检查溶液的澄清程度。除另有规定外，应采用第一法进行检测。药物中存在的不溶性杂质，影响溶液的澄清度。当光线通过药品溶液时，溶液中存在的细微颗粒可引起光散射和光吸收，致使溶液微显混浊，所以澄清度可在一定程度上反映药品的质量状况和生产水平。澄清度检查法是用规定级号的浊度标准液与供试品溶液比较，以判定供试品溶液的澄清度或其混浊程度。《中国药典》收载了第一法（目视法）和第二法（浊度仪法），第一法无法准确判定两者的澄清度差异时，改用第二法进行测定并以其测定结果进行判定。本处仅介绍第一法（目视法）。

《中国药典》规定用硫酸肼与乌洛托品反应来制备不同级号的浊度标准液。其反应原理为：乌洛托品易水解产生甲醛，后者与肼缩合成甲醛腙，不溶于水形成白色混浊，故以其作为浊度标准贮备液。反应方程如下：

$$(CH_2)_6N_4+6H_2O \longrightarrow 6HCHO+4NH_3$$

$$H_2CO+H_2N—NH_2 \longrightarrow H_2CN—NH_2\downarrow+H_2O$$

《中国药典》（通则0902）中规定了“澄清”“几乎澄清”的定义。品种项下规定的“澄清”，系指供试品溶液的澄清度与所用溶剂相同，或不超过0.5号浊度标准液的浊度。“几乎澄清”，系指供试品溶液的浊度介于0.5号至1号浊度标准液的浊度之间。

2. 试液的制备

（1）浊度标准贮备液的制备　称取于105℃干燥至恒重的硫酸肼1.00g，置100ml量瓶中，加水适量使溶解，必要时可在40℃的水浴中温热溶解，用水稀释至刻度，摇匀，放置4～6h。取此溶液与等容量的10%乌洛托品溶液混合，摇匀，于25℃避光静置24h，即得。本液置冷处避光保存，可在2个月内使用，用前摇匀。

（2）浊度标准原液的制备　取浊度标准贮备液15.0ml，置1000ml量瓶中加水稀释至刻度，摇匀，取适量，置1cm吸收池中，按紫外-可见分光光度法在550nm波长处测定，其吸光度应在0.12～0.15范围内。本液应在48h内使用，用前摇匀。

(3) 浊度标准液的制备　取浊度标准原液与水，按表5-1配制，即得。本液应临用新制，用前摇匀。

表5-1　不同级号浊度标准液

级号	0.5	1	2	3	4
浊度标准原液/ml	2.5	5.0	10.0	30.0	50.0
水/ml	97.5	95.0	90.0	70.0	50.0

3. 操作方法

① 除另有规定外，将一定浓度的供试品溶液与该品种项下规定的浊度标准液，分别置于配对的比浊用玻璃管中，液面高度为40mm，在浊度标准液制备5min后，于暗室内垂直同置于伞棚灯下，照度为1000lx，从水平方向观察比较，用以检查溶液的澄清度或其混浊程度。

② 在进行比较时，如供试品溶液管的浊度接近标准管时，应将比浊管交换位置后再进行观察。

4. 注意事项

① 除另有规定外，供试品溶解后应立即检视。

② 制备浊度标准贮备液、原液和标准液，均应用澄清的水（可用0.45μm孔径滤膜或G5垂熔玻璃漏斗滤过而得）。

③ 浊度标准贮备液、原液、标准液，均应按规定制备使用，否则影响结果。

④ 配制浊度贮备液时，1.00%硫酸肼溶液与10%乌洛托品溶液混匀后，需避免阳光直射或灯光照射，因阳光直射可影响浊度标准液的混浊程度。

⑤ 温度对制备浊度标准贮备液的混浊程度影响显著，故规定两液混合后的反应温度保持在（25±1)℃，温度过低，反应不能进行；温度过高，也可使混浊度降低。

5. 实验记录和结果判断

实验记录：应记录供试品溶液制备方法、浊度标准液的级号、比较结果等。

结果判断：比较结果，如供试品溶液管的浊度浅于或等于0.5级号的浊度标准液，即为澄清；如浅于或等于该品种项下规定级号的浊度标准液，判为符合规定；如浓于规定级号的浊度标准液，则判为不符合规定。

实例见本节“七、溶液的颜色检查法”实例5-9。

七、溶液的颜色检查法

1. 原理

本法系将药物溶液的颜色与规定的标准比色液比较，或在规定的波长处测定其吸光度。药物溶液的颜色检查是控制药物中可能引入的有色杂质的限量。有色杂质的来源：一是由生产工艺中引入；二是贮藏中由于药品不稳定而产生。药品溶液的颜色，可以显示其精制程度及变质情况。

《中国药典》（通则0901）中溶液颜色检查法项下收载的方法有3种：目视比色法、分光光度法和色差计法。通则中规定了“无色”“几乎无色”的定义。“无色”系指供试品溶液的颜色相同于水或所用溶剂，“几乎无色”系指供试品溶液的颜色不深于相应色调0.5号标准比色液。本节仅介绍第一法。

2. 试液的制备

(1) 比色用重铬酸钾液　精密称取在120℃干燥至恒重的基准重铬酸钾，精密称取

0.4000g，置500ml量瓶中，加适量水溶解并稀释至刻度，摇匀即得。每1ml溶液中含0.800mg的$K_2Cr_2O_7$。

（2）比色用硫酸铜液　取硫酸铜约32.5g，加适量的盐酸溶液（1→40）使溶解成500ml，精密量取10ml，置碘瓶中，加水50ml，乙酸4ml与碘化钾2g，用硫代硫酸钠滴定液（0.1mol/L）滴定，至近终点时，加淀粉指示剂2ml，继续滴定至蓝色消失。每1ml硫代硫酸钠滴定液（0.1mol/L）相当于24.97mg的$CuSO_4 \cdot 5H_2O$。根据上述测定结果，在剩余的原溶液中加适量的盐酸溶液（1→40），使每1ml溶液中含62.4mg的$CuSO_4 \cdot 5H_2O$，即得。

（3）比色用氯化钴液　取氯化钴约32.5g，加适量的盐酸溶液（1→40）使溶解成500ml，精密量取2ml，置锥形瓶中，加水200ml，摇匀，加氨试液至溶液由浅红色转变为绿色后，加乙酸-乙酸钠缓冲液（pH6.0）10ml，加热至60℃，再加二甲酚橙指示液5滴，用乙二胺四乙酸二钠滴定液（0.05mol/L）滴定至溶液显黄色。每1ml乙二胺四乙酸二钠滴定液（0.05mol/L）相当于11.90mg的$CoCl_2 \cdot 6H_2O$。根据上述测定结果，在剩余的原溶液中加适量的盐酸溶液（1→40），使每1ml溶液中含59.5mg的$CoCl_2 \cdot 6H_2O$，即得。

（4）各种色调标准贮备液的制备　按表5-2量取比色用氯化钴液、比色用重铬酸钾液、比色用硫酸铜液与水，摇匀，即得。

表5-2　各种色调标准贮备液的制备

色　调	比色用氯化钴液/ml	比色用重铬酸钾液/ml	比色用硫酸铜液/ml	水/ml
绿黄色	0	27.0	15.0	58.0
黄绿色	1.2	22.8	7.2	68.8
黄色	4.0	23.3	0	72.7
橙黄色	10.6	19.0	4.0	66.4
橙红色	12.0	20.0	0	68.0
棕红色	22.5	12.5	20.0	45.0

（5）各种色调色号标准比色液的制备　按表5-3量取各色调标准贮备液与水，摇匀，即得。

表5-3　各种色调色号标准比色液的制备

色号	0.5	1	2	3	4	5	6	7	8	9	10
贮备液/ml	0.25	0.5	1.0	1.5	2.0	2.5	3.0	4.5	6.0	7.5	10.0
加水量/ml	9.75	9.5	9.0	8.5	8.0	7.5	7.0	5.5	4.0	2.5	0

3. 操作方法

① 除另有规定外，取各品种项下规定量的供试品，加水溶解，置于25ml纳氏比色管中，加水稀释至10ml。

② 另取规定色调和色号的标准比色液10ml，置于另一25ml纳氏比色管中。

③ 两管同置于白色背景上，自上向下透视；或同置白色背景前，平视观察。比较时可在自然光下进行，以漫射光为光源。供试管呈现的颜色与对照管比较，不得更深。

4. 注意事项

① 所用比色管应洁净、干燥，洗涤时不能用硬物刷洗，应用铬酸洗液浸泡，然后冲洗、避免表面粗糙。

② 检查时光线应明亮，光强度应能保证使各相邻色号的标准液清晰分辨。

③ 如果供试管的颜色与对照管的颜色非常接近或色调不尽一致，使目视观察无法辨别

两者的深浅时，应改用第三法（色差计法）测定。

④ 一般化学反应所产生的颜色只能够在一定时间内稳定，所以在分析中每次比色时，要同时制备对照溶液与供试品溶液，比色操作也必须在一定时间内完成。

5. **实验记录和结果判断**

（1）实验记录　应记录供试品溶液的制备方法、标准比色液的色调色号，比较结果。

（2）结果判断　供试品溶液如显色，与规定的标准比色液比较，颜色相似或更浅，即判为符合规定；如更深，则判为不符合规定。

【实例 5-9】　葡萄糖中溶液的澄清度与颜色检查

溶液的澄清度与颜色　取本品5.0g，加热水溶解后，放冷，用水稀释至10ml，溶液应澄清无色；如显混浊，与1号浊度标准液（通则0902）比较，不得更浓；如显色，与对照液（取比色用氯化钴液3.0ml、比色用重铬酸钾液3.0ml与比色用硫酸铜液6.0ml，加水稀释成50ml）1.0ml加水稀释至10ml比较，不得更深。

供试溶液：称取葡萄糖5.0g，加热水溶解后，放冷，置25ml纳氏比色管中，用水稀释至10ml，摇匀。

0.5级号浊度标准液：取浊度标准原液2.5ml，加水至100ml，摇匀。取10ml，置25ml纳氏比色管中。

标准比色液：取对照液（取比色用氯化钴液3.0ml、比色用重铬酸钾液3.0ml与比色用硫酸铜液6.0ml，加水稀释成50ml）1.0ml，置25ml纳氏比色管中，加水稀释至10ml，摇匀。

检查结果：供试溶液的浊度浅于0.5号浊度标准液；供试溶液的颜色浅于规定的标准比色液。

结论：符合规定。

八、干燥失重测定法

药品的干燥失重系指药品在规定条件下，经干燥后所减失重量的百分率。减失的重量主要包括水分、结晶水及其他挥发性物质，如乙醇等。

基于药品的性质、热稳定性、含水情况以及其中水分分离的难易程度，干燥失重测定法分为烘箱干燥法、恒温减压干燥法和干燥剂干燥法。烘箱干燥法用于熔点较高、对热稳定的药物，一般干燥温度采用105℃。恒温减压干燥法适用于熔点低对热不稳定或水分难以除尽的药物。除另有规定外，干燥温度应为60℃，压力应在2.67kPa（20mmHg❶）以下，应选用单层玻璃盖的称量瓶。干燥剂干燥法适用于不能加热干燥的药物。该法将供试品放在干燥器内，用干燥剂吸收供试品中的水分，直至恒重。干燥剂干燥法又分常压、减压两种，减压有利于除去水分与挥发性物质。

干燥器中常用的干燥剂为硅胶、五氧化二磷或无水氯化钙。恒温减压干燥器中常用的干燥剂为五氧化二磷。干燥剂应保持在有效状态，硅胶应显蓝色，五氧化二磷应呈粉末状，如表面呈结皮现象时应除去结皮物。无水氯化钙应呈块状。

1. **操作方法**

（1）称取供试品　取供试品，混合均匀（如为较大结晶，应先迅速捣碎使成2mm以下的小粒）。称取1g或各品种项下所规定的重量，置与供试品同样条件下干燥至恒重的扁形称量瓶中（供试品平铺厚度不可超过5mm，如为疏松物质，厚度不可超过10mm），精

---

❶ 1mmHg=133.322Pa，全书余同。

密称定。干燥失重在1.0%以下的品种可只做一份，1.0%以上的品种应同时做平行试验两份。

（2）干燥　除另有规定外，照各品种项下规定的条件干燥。干燥时，应将瓶盖取下，置称量瓶旁，或将瓶盖半开。取出时需将称量瓶盖好。

（3）称重　用干燥器干燥的供试品，干燥后即可称重。

置烘箱或恒温减压干燥箱内干燥的供试品，应在干燥后取出置干燥器中放冷至室温（一般需30～60min），再称定重量。

（4）恒重　称定后的供试品用同样方法继续干燥1h后，重复操作，称定重量，直至恒重。

2. 结果计算

$$\text{干燥失重}(\%)=\frac{W_1+W_2-W_3}{W_1}\times 100\%$$

式中，W_1 为供试品的重量，g；W_2 为称量瓶恒重的重量，g；W_3 为（称量瓶＋供试品）恒重的重量，g。

3. 注意事项

① 由于原料药的含量测定，根据药典“凡例”的规定，应取未经干燥的供试品进行试验，测定后再按干燥失重（或无水物）计算，因而干燥失重的数据将直接影响含量测定；当供试品具有引湿性时，宜将含量测定和干燥失重的取样放在同一时间进行。

② 供试品如未达到规定的干燥温度即融化时，应先将供试品在较低温度下干燥至大部分水分挥发后，再按规定条件干燥。

③ 从干燥器中取出供试品后，应快速称量，尽量避免吸潮。

④ 称定扁形称量瓶及供试品以及干燥后的恒重，均应准确至0.1mg。

⑤ 同时进行几个供试品的干燥失重测定时，称量瓶（包括瓶盖）宜先用适宜的方法编码标记，以免混淆；称量瓶放入烘箱内的位置，以及取出放冷、称重的顺序，应先后一致，则较易获得恒重。

⑥ 初次使用新的减压干燥器时，应先将外部用厚布包好，再行减压，以防破碎伤人。减压干燥器内部为负压，开启前应注意缓缓旋开进气阀，使干燥空气进入，并避免气流吹散供试品。

4. 实验记录和结果判断

实验记录：记录干燥时的温度、压力、干燥剂的种类、干燥与放冷至室温的时间，称量及恒重的数据、计算和结果（如做平行实验，取其平均值）等。

结果判断：计算结果按“有效数字和数值的修约及其运算”修约，使其与标准中规定限度的有效数位一致。其数值小于或等于限度值时，判为符合规定；大于限度值时，则判为不符合规定。如规定为高低限度范围，而测得的数值介于高低限度范围之内时，判为符合规定。

【实例5-10】　葡萄糖的干燥失重测定

干燥失重　取本品，在105℃干燥至恒重，减失重量为7.5%～9.5%（通则0831）。

天平型号：天平AL104（C0803）　　干燥温度：105℃

取洗净的扁形称量瓶两只，连同敞开的瓶盖在105℃干燥3h后，冷却30min，精密称定其重量。用同样方法继续干燥1h后，冷却30min，精密称定其重量。

称量瓶重/g	(1)	(2)
第一次干燥	17.8552	17.2538

第二次干燥	17.8550	17.2535
相差（≤0.3mg）	0.0002	0.0003

称取葡萄糖1.0g，平铺在干燥至恒重的扁形称量瓶中，精密称定其重量。在105℃干燥3h后，冷却30min，精密称定其重量。用同样方法继续干燥1h后，冷却30min，精密称定其重量。

	(1)	(2)
称量瓶及样品重/g	18.8993	18.2560
第一次干燥	18.8144	18.1735
第二次干燥	18.8142	18.1734
相差（≤0.3mg）	0.0002	0.0001

结果计算：

$$(1)\ 干燥失重(\%)=\frac{18.8993-18.8142}{18.8993-17.8550}=8.15\%$$

$$(2)\ 干燥失重(\%)=\frac{18.2560-18.1734}{18.2560-17.2535}=8.24\%$$

平均：8.2%。

结论：符合规定（规定：7.5%～9.5%）。

九、水分测定法

药物中水分的存在，可使某些药物发生水解、霉变等，故应该控制某些药物的水分含量。《中国药典》采用费休法、烘干法、减压干燥法和甲苯法检查药物中的水分。费休法可适用任何可溶解于费休试液但不与费休试液起化学反应的药物的水分测定，故对遇热易破坏的样品仍能用该法测定。费休法又分为容量滴定法和库仑滴定法，本节重点介绍费休容量滴定法。

（一）原理

根据碘和二氧化硫在吡啶和甲醇溶液中能与水起定量反应的原理，由滴定溶液颜色变化（由淡黄变为红棕色）或用永停滴定法指示终点，利用纯水首先标定出每1ml费休试液相当于水的重量（mg），再根据样品与费休试液的反应计算出样品中的水分含量。反应式如下：

$$I_2+SO_2+3C_5H_5N+CH_3OH+H_2O \longrightarrow 2C_5H_5N\cdot HI+C_5H_5N\cdot HSO_4CH_3$$

吡啶与甲醇不仅作为溶剂，而且参与滴定反应，此外，吡啶还可以与二氧化硫结合降低其蒸气压，使其在溶液中保持比较稳定的浓度。

（二）操作方法

1. 费休试液的配制与标定

（1）费休试液的制备　用架盘天平，称得1000ml锥形瓶的重量，再分别称取碘110g，吡啶158g置锥形瓶中，充分振摇。加入吡啶后，溶液会发热，应注意给予冷却。用500ml量筒量取无水甲醇300ml，倒入锥形瓶中，塞上带有玻璃弯管的双孔橡皮塞，称其总重量。将锥形瓶置于冰水浴中，缓缓旋开二氧化硫钢瓶的出口阀，气体流速以洗气瓶中的硫酸和锥形瓶中溶液内出连续气泡为宜。直至总重量增加至72g为止。再用无水甲醇稀释至1000ml，摇匀，避光放置24h备用。

（2）费休试液的标定　精密称取纯化水10～30mg，用水分测定仪直接标定；或精密称取纯化水 10～30mg，置干燥的具塞锥形瓶中。除另有规定外，加无水甲醇适量，在避免空气中水分侵入的条件下，用费休试液滴定至溶液由浅黄色变为红棕色，或用电化学方法［如永停滴定法（通则 0701）等］指示终点；另做空白试验。

按下式计算每毫升费休试液相当于水的毫克数：

$$F=\frac{W}{A-B}$$

式中，F 为每 1ml 费休试液相当于水的重量，mg；W 为称取重蒸馏水的重量，mg；A 为滴定重蒸馏水所消耗费休试剂的体积，ml；B 为空白所消耗费休试液的体积，ml。

标定应取 3 份以上，3 次连续标定结果应在±1%以内，以平均值作为费休试液的强度。

2. 供试品的测定

精密称取供试品适量（约消耗费休试液 1～5ml），除另有规定外，溶剂为无水甲醇，用水分测定仪直接测定。或精密称取供试品适量，置干燥的具塞锥形瓶中，加溶剂适量，在不断振摇（或搅拌）下用费休试液滴定至溶液由浅黄色变为红棕色，或用永停滴定法（通则 0701）指示终点；另做空白试验。

按下式计算供试品中水分含量：

$$供试品中水分含量(\%)=\frac{(A'-B')\times F}{W'}\times 100\%$$

式中，F 为每毫升费休试剂相当于水的毫克数，mg/ml；W'为称取供试品的重量，mg；A'为滴定供试品所消耗费休试剂的体积，ml；B'为空白所消耗费休试剂的体积，ml。

（三）注意事项

① 费休试液应贮存于自动滴定管内，进入滴定管的空气，应缓慢通过干燥剂。

② 费休试液的强度低于 2.5mg/ml 时，即不应使用。

③ 费休试液的强度应在每次使用前，重新标定。

④ 滴定操作宜在通风橱内，并保持橱内干燥。

⑤ 费休试液对光线敏感，滴定管的贮瓶应用黑纸遮光。

⑥ 对热稳定的供试品，亦可将水分测定仪和市售卡氏干燥炉联合测定水分，即将一定量的供试品在干燥炉或样品瓶中加热，并用干燥气体将蒸发出的水分导入水分测定仪中测定。

（四）实验记录和结果判断

实验记录：记录所采用的方法，供试品取用量，消耗费休试液的体积，操作过程使用的特殊试剂，试液名称和用量或对检查结果有影响的试剂用量，实验过程出现的现象及实验结果等。

结果判断：供试品应取 2 份进行测定，取平均值，计算结果按“有效数字和数值的修约及其运算”修约，使其与标准中规定限度的有效数位一致。其数值小于或等于限度值时，判为符合规定；大于限度值时，则判为不符合规定。

【实例 5-11】　青霉素钠中的水分测定

水分　取本品，照水分测定法（《中国药典》通则 0832 第一法）测定，含水分不得过 12.0%。

室温：25℃　　相对湿度：48%　　方法：费休法（容量滴定法）

仪器：天平 AL104（C0803）　　ZYT-1 型自动永停滴定仪

费休试液：每 1ml 费休试液相当于 3.45mg 的水（临用前标定）

空白1：0.13ml　　空白2：0.13ml　　空白平均：0.13ml

	(1)	(2)
供试品重/g	0.3324	0.3312
消耗体积/ml	4.08	4.05

结果计算：

$$(1)\ 水分(\%)=\frac{(4.08-0.13)\times 3.45}{0.3324\times 1000}\times 100\%=4.10\%$$

$$(2)\ 水分(\%)=\frac{(4.05-0.13)\times 3.45}{0.3312\times 1000}\times 100\%=4.08\%$$

平均：4.09%→4.1%。

结论：符合规定（规定：不得过12.0%）。

十、易炭化物检查法

1. 原理

本法是检查药物中夹杂有遇硫酸易炭化或易氧化而呈色的有机杂质，一般是由于制造过程中所残留或在贮藏期间分解所产生的。检查时，将一定量的供试品加入硫酸中溶解后，静置，产生的颜色，与规定的标准比色液比较，以控制易炭化物限量。

2. 操作方法

① 取两支色泽相同、内径一致的比色管，编号为甲管、乙管。

② 甲管中加入该品种项下规定的对照溶液5ml。

③ 乙管中加无色的硫酸［含 H_2SO_4 94.5%～95.5%（g/g）］5ml。

④ 取规定量的供试品（如为固体，应先研成细粉）分次缓缓加入乙管中，振摇使溶解。

⑤ 除另有规定外，静置15min后，将甲乙两管同置白色背景前，平视观察，比较颜色深浅。

3. 注意事项

① 比色管应干燥、洁净，如乙管中加入硫酸后，在加供试品之前已显色，应重新洗涤比色管，干燥后再使用。

② 乙管必须先加硫酸而后加供试品，以防供试品黏结在管底，不易溶解完全。

③ 必须分次向乙管缓缓加入供试品，边加边振摇，使溶解完全，避免因一次加入量过多而导致供试品结成团，被硫酸炭化液包裹后溶解很困难。

④ 如药典规定需加热才能溶解时，可取供试品与硫酸混合均匀，加热溶解后，放冷至室温，再移至比色管中；加热条件应严格按药典规定。

⑤ 易炭化物与硫酸呈现的颜色，与硫酸浓度、温度和放置时间有关，操作中应对实验条件严格控制。

4. 实验记录和结果判断

实验记录：应记录供试品溶液的制备方法、标准比色液的色调色号，比较结果。

结果判断：乙管中所显颜色如浅于甲管，判为符合规定；乙管中所显颜色如深于甲管，则判为不符合规定。判定有困难时，可交换甲、乙管位置观察。

【实例5-12】　马来酸氯苯那敏中易炭化物的检查

易炭化物：取本品25mg，依法检查（通则0842），与黄色1号标准比色液比较，不得更深。

供试品溶液：乙管中加95%硫酸5ml，取马来酸氯苯那敏25mg，分次缓缓加入乙管中，振摇使溶解。静置15min。

对照液：甲管中加黄色1号标准比色液5ml。

检查结果：供试品溶液比对照液颜色浅。

结论：符合规定。

十一、炽灼残渣检查法

本法中的“炽灼残渣”系指将药品（多为有机化合物）经加热灼烧至完全灰化，再加硫酸0.5～1ml并炽灼（700～800℃）至恒重后遗留的金属氧化物或其硫酸盐。本法用于检查不含金属的有机药物中的无机杂质。个别受热挥发或分解的无机药物也做此项检查，如盐酸、氯化铵。

1. 原理

炽灼残渣是测定药物中无机杂质的总量。有机药物经低温炭化，再加硫酸湿润，低温加热至硫酸蒸气除尽后，于高温（700～800℃）炽灼至完全灰化，使有机药物破坏分解变为挥发性物质逸出，非挥发性无机杂质（多为金属的氧化物或盐类）成为硫酸盐，称为炽灼残渣；挥发性无机药物如盐酸、氯化铵等受热挥发或分解，残留非挥发性杂质，因此也按此法检查炽灼残渣。加硫酸处理是使杂质转化为稳定的硫酸盐，并帮助有机物炭化。

2. 操作方法

（1）空坩埚恒重　取洁净坩埚置高温炉内，将坩埚盖斜盖于坩埚上，经加热至700～800℃炽灼约30～60min，停止加热，待高温炉温度冷却至约300℃，取出坩埚，置适宜的干燥器内，盖好坩埚盖，放冷至室温（一般约需60min），精密称定坩埚重量（准确至0.1mg）。再以同样条件重复操作，直至恒重，备用。

（2）称取供试品　取供试品1.0～2.0g或各品种项下规定的重量，置已炽灼至恒重的坩埚内，精密称定。

（3）炭化　将盛有供试品的坩埚置电炉上缓缓灼烧（应避免供试品受热骤然膨胀或燃烧而逸出），炽灼至供试品全部炭化呈黑色，并不再冒烟，放冷至室温（以上操作应在通风柜内进行）。

（4）灰化　除另有规定外，滴加硫酸0.5～1ml，使炭化物全部湿润，继续在电炉上加热至硫酸蒸气除尽，白烟完全消失（以上操作应在通风柜内进行）。将坩埚置高温炉内，坩埚盖斜盖于坩埚上，在700～800℃炽灼约60min，使供试品完全灰化。

（5）恒重　按操作方法（1）自“停止加热，待高温炉……”起操作，直至恒重。

3. 结果计算

$$\text{炽灼残渣}(\%)=\frac{\text{残渣及坩埚重}-\text{空坩埚重}}{\text{供试品重}}\times 100\%$$

4. 注意事项

① 炭化与灰化的前一段操作应在通风柜内进行。供试品放入高温炉前，务必完全炭化并除尽硫酸蒸气。必要时，高温炉应加装排气管道。

② 供试品的取用量，除另有规定外，一般为1.0～2.0g（炽灼残渣限度为0.1%～0.2%）。如有限度较高的品种，可调整供试品的取用量，使炽灼残渣的量为1～2mg。

③ 坩埚应编码标记，盖子与坩埚应编码一致。从高温炉中取出时的温度、先后次序、在干燥器内的放冷时间以及称量顺序，均应前后一致；同一干燥器内同时放置的坩埚最好不超过4个，否则不易达到恒重。

④ 炽灼残渣如需留作重金属检查，则供试品的取用量应为1.0g，炽灼温度必须控制在

500～600℃，以防部分重金属挥发，测定结果偏低。

⑤ 如供试品中含有碱金属或氟元素时，可腐蚀瓷坩埚，应使用铂坩埚。在高温条件下夹取热铂坩埚时，宜用钳头包有铂箔的坩埚钳。

5. 实验记录和结果判断

实验记录：记录供试品取用量，炽灼温度、时间，坩埚及残渣的恒重数据、计算及结果等。

结果判断：计算结果按“有效数字和数值的修约及其运算”修约，使其与标准中规定限度的有效数位一致。其数值小于或等于限度值时，判为符合规定（当限度规定为≤0.1%，而实验结果符合规定时，报告数据应为“小于0.1%”或“为0.1%”），其数值大于限度值时，则判为不符合规定。

【实例 5-13】 葡萄糖的炽灼残渣检查

炽灼残渣　不得过0.1%（通则0841）。

天平型号：天平AL104（C0803）　炽灼温度：700～800℃

取干净、干燥的瓷坩埚两个，700～800℃炽灼60min，放冷，称重；以同样条件继续炽灼30min，放冷，称重。数据如下：

空坩埚重/g	(1)	(2)
第一次炽灼	35.4308	34.6578
第二次炽灼	35.4307	34.6576
相差（≤0.3mg）	0.0001	0.0002

称取葡萄糖1.0g，置已炽灼至恒重的坩埚中，精密称定；置电炉上炽灼至供试品全部炭化呈黑色，放冷，滴加硫酸0.5～1ml，继续在电炉上加热至硫酸蒸气除尽，然后在700～800℃炽灼60min，放冷，称重；以同样条件继续炽灼30min，放冷，称重。数据如下：

	(1)	(2)
供试品及坩埚重/g	36.4362	35.6583
第一次炽灼	35.4314	35.6586
第二次炽灼	35.4313	34.6583
相差（≤0.3mg）	0.0001	0.0003

结果计算：

$$(1)\ 炽灼残渣(\%)=\frac{35.4313-35.4307}{36.4362-35.4307}\times 100\%=0.060\%$$

$$(2)\ 炽灼残渣(\%)=\frac{34.6583-34.6576}{35.6583-34.6576}\times 100\%=0.070\%$$

平均：0.06%（小于0.1%）。

结论：符合规定（规定：不得过0.1%）。

十二、残留溶剂测定法

药物中的残留溶剂系指在原料药或辅料的生产中，以及在制剂制备过程中使用过，但在工艺过程中未能完全去除的有机溶剂。根据对人体及环境可能造成的危害程度，药物中常见的残留溶剂分为四类。第一类溶剂毒性较大，且致癌并对环境有害，应尽量避免使用，如苯、四氯化碳、1,2-二氯乙烷、1,1-二氯乙烯、1,1,1-三氯乙烷等；第二类溶剂对人有一定毒性，应限制使用，如乙腈、氯苯、三氯甲烷、环己烷、1,2-二氯乙烯、二氯甲烷等；第三类溶剂是GMP或其他质控要求限制使用的，对人体或环境的危害较小，如乙酸、丙酮、乙醇、甲氧基苯、正丁醇、仲丁醇等。药物中常见的残留溶剂及限度参照《中国药典》的规定，除另有规定外，第一、第二、第三类溶剂的残留量应符合其规定；对其他溶剂（第四类），应根据生产工艺的特点，制定相应的限度，使其符合产品质量标准的要求。本法参照气相色谱法测定。

（一）系统适用性试验

① 用待测物的色谱峰计算，毛细管色谱柱的理论板数均应大于5000；填充柱法的理论板数一般应大于1000。

② 色谱图中，待测物色谱峰与其相邻的色谱峰的分离度应大于1.5。

③ 以内标法测定时，对照品溶液连续进样5次，所得待测物与内标物峰面积之比的相对标准偏差（RSD）应不大于5%；若以外标法测定，所得待测物峰面积的相对标准偏差（RSD）应不大于10%。

（二）测定方法

1. 第一法：毛细管柱顶空进样等温法

当需要检查的有机溶剂数量不多，并极性差异较小时，可采用此法。

（1）色谱条件　柱温应根据待测溶剂及配制供试液的溶剂的沸点决定。

为避免溶剂在柱内凝结，提高保留的重现性，柱温不宜太低，通常在40～100℃间适当选定；常以氮气为载气，流速为每分钟1.0～2.0ml；以水为溶剂时顶空瓶平衡温度为70～85℃，顶空瓶平衡时间为30～60min；进样口温度一般为150～200℃；如采用FID检测器，温度为250℃。

（2）操作　取对照品溶液和供试品溶液，分别连续进样不少于2次，测定待测峰的峰面积。

由于静态顶空进样时，抽取的是处于气液平衡的顶空气，所以每个顶空瓶只能取样一次；供试溶液必须放入2(n)个顶空瓶中，以保证2(n)次进样的要求。

2. 第二法：毛细管柱顶空瓶进样系统程序升温法

当需要检查的有机溶剂数量较多并极性差异较大时，可采用此法。

色谱条件　如为非极性色谱系统，柱温一般先在30℃维持7min，再以8℃/min的速度升至120℃，维持15min；如为极性色谱系统，柱温一般先在60℃维持6min，再以8℃/min的升温速率升至100℃，维持20min；以氮气为载气，流速为2.0ml/min；以水为溶剂时顶空瓶平衡温度为70～85℃，顶空瓶平衡时间为30～60min；进样口温度为200℃；如采用FID检测器，温度为250℃。

测定法　取对照品溶液和供试品溶液，分别连续进样不少于2次，测定待测峰的峰面积。

3. 第三法：溶液直接进样法

该法主要适用于企业对生产工艺中特定的残留溶剂的控制，可采用填充柱，亦可采用适宜极性的毛细管柱。

测定法　取对照品溶液和供试品溶液，分别连续进样2～3次，每次1～2μl，测定待测峰的峰面积。

（三）结果计算

1. 限度检查

除另有规定外，按各品种项下规定的供试溶液浓度测定。以内标法测定时，供试品溶液所得被测溶剂峰面积与内标峰面积之比不得大于对照品溶液的相应比值。以外标法测定时，供试品溶液所得被测溶剂峰面积不得大于对照品溶液的相应峰面积。

2. 定量测定

按内标法或外标法计算各残留溶剂的量。

（四）示例（地塞米松磷酸钠中甲醇、乙醇与丙酮的检查）

甲醇、乙醇与丙酮　取本品约 1.0g，精密称定，置 10ml 量瓶中，加内标溶液［取正丙醇，用水稀释制成 0.02%（ml/ml）的溶液］溶解并稀释至刻度，摇匀，精密量取 5ml，置顶空瓶中，密封，作为供试品溶液；另取甲醇约 0.3g、乙醇约 0.5g 与丙酮约 0.5g，精密称定，置 100ml 量瓶中，用上述内标溶液稀释至刻度，摇匀，精密量取 1ml，置 10ml 量瓶中，用上述内标溶液稀释至刻度，摇匀，精密量取 5ml，置顶空瓶中，密封，作为对照品溶液。照残留溶剂测定法（通则 0861）试验，用 6%氰丙基苯基—94%二甲基聚硅氧烷毛细管色谱柱，起始温度为 40℃，以每分钟 5℃的速率升温至 120℃，维持 1min，顶空瓶平衡温度为 90℃，平衡时间为 60min，理论板数按正丙醇峰计算不低于 10000，各成分峰间的分离度均应符合要求。分别量取供试品溶液与对照品溶液顶空瓶上层气体 1ml，注入气相色谱仪，记录色谱图。按内标法以峰面积计算，应符合规定（含甲醇不得过 0.3%，含乙醇不得过 0.5%，含丙酮不得过 0.5%）。

第三节　特殊杂质的检查方法

药物中的特殊杂质系指在药物的生产和贮藏过程中，因生产工艺或药物本身性质可能引入的杂质。特殊杂质种类很多，检查方法各异，主要是利用药物和杂质在物理和化学性质上的差异选择适当的方法进行检查。常用的特殊杂质检查方法一般有物理法、化学法、光谱法和色谱法。

一、物理法

物理法是利用药物与特殊杂质在臭味、挥发性、溶解性、旋光性及颜色等方面的物理性质差异，对杂质直接进行检查。

1. 臭味及挥发性的差异

药物中存在的杂质，如具有特殊臭味，而药物本身无这种特殊臭味，那么利用这种差异即可判断某些药物中是否有特殊杂质存在。

例如，乙酸具有刺激性特臭，但在制备过程中可能引入其他具有异臭的杂质，故药典规定乙酸的“异臭”检查为：取乙酸 5ml，加氢氧化钠试液中和后，煮沸，除有乙酸臭气外，不得发生其他臭气。又如，樟脑在常温中易挥发，但其从樟科植物中提取时，可能引入不挥发性杂质，故药典对樟脑（天然）要求需进行“不挥发物”检查，方法是取樟脑 2g，在 100℃加热，使樟脑全部挥发，并干燥至恒重，遗留的不挥发物残渣不得超过 0.05%，借以控制杂质的量。

2. 溶解度的差异

利用有些药物可溶于水、有机溶剂或酸、碱液中，而杂质不溶；或者某些杂质可溶于水、有机溶剂或酸、碱液中，而药物本身不溶的差异检查药物中的特殊杂质。例如，葡萄糖在生产过程中容易混入糊精，而葡萄糖可溶于乙醇，糊精难溶于乙醇，故药典规定葡萄糖的“乙醇溶液的澄清度”的检查为：取本品1g，加乙醇20ml，置水浴上加热回流40min，溶液应澄清，若有糊精混入，则乙醇液混浊，借以检查糊精（杂质）的存在。

3. 旋光性的差异

比旋度（或旋光度）的数值可以用来反映药物的纯度，利用旋光性质的差异，可以控制杂质的限量。如《中国药典》规定盐酸土霉素加盐酸液（9→1000），配置成每1ml中含10mg的溶液，避光放置1h，测定比旋度为$-188°$～$-200°$，如测得值不在此范围，则表明杂质超过限量，其纯度不符合要求。

若药物本身没有旋光性，而杂质有，则可通过限定溶液的旋光值来控制相应杂质的限量。例如，《中国药典》对硫酸阿托品中莨菪碱的检查规定：测定供试品溶液（50mg/ml）的旋光度，不得超过$-0.40°$，以控制莨菪碱的限量（2.46%）。

4. 颜色的差异

某些药物自身无色，但从生产中引入了有色的有关物质，或在贮藏过程中分解而产生有色杂质。采用检查溶液颜色的方法，可以控制药物中有色杂质的量。如对乙酰氨基酚中乙醇溶液颜色检查规定：取本品1.0g，加乙醇10ml溶解后，溶液应无色；如显色，与棕红色2号或橙红色2号标准比色液比较，不得更深。以此控制生产时可能引入的中间体对氨基酚的有色氧化物。

二、化学法

1. 酸性或碱性的差异

利用药物与杂质之间酸碱性质的差异进行检查。例如，苯巴比妥在合成时可能引入杂质苯基丙二酰脲及其他酸性杂质，药典利用它们的酸性强于苯巴比妥，故将苯巴比妥供试品加水煮沸，放冷，滤过，弃去滤渣，取滤液加甲基橙指示液不得显红色，借此检查苯巴比妥中是否有苯基丙二酰脲及其他酸性物质存在。

2. 杂质与一定的试剂产生沉淀或颜色

利用药物中存在杂质与一定的试剂产生沉淀或颜色来检查药物中存在的杂质。如《中国药典》控制硫酸钡（Ⅰ型）中酸溶性钡盐，检查方法为：取酸中溶解物项下遗留的残渣，加水10ml搅拌后，用经盐酸溶液（1→40）洗过的滤纸滤过，滤液加稀硫酸0.5ml，静置30min，不得发生混浊。

3. 杂质与一定的试剂产生气体

利用杂质与一定试剂反应产生气体，来控制杂质限量。某些药物中的氨化合物或铵盐在碱性条件下加热，如有铵盐存在，则可分解放出氨，它遇碱性碘化汞钾试液显色，而药物本身不显色；又如，药物中若有微量硫化物存在，利用其在酸性条件下生成硫化氢气体放出，遇湿的醋酸铅试纸生成棕黑色的硫斑来检查杂质。《中国药典》控制氧化锌中碳酸盐，规定取供试品2.0g，加水10ml，混合后，加稀硫酸30ml，置水浴上加热，不得发生气泡。

4. 氧化还原性质的差异

利用药物与杂质在氧化还原性质上的差异进行检查。例如，氯化钠中常有溴化物或碘化物等杂质存在。检查碘化物时，可在氯化钠供试品中加入新配制的淀粉混合液（内含亚硝酸钠试液及硫酸液）湿润，在日光下放置，观察，5min 内晶粒不得显蓝色痕迹。如有碘化物存在，则被亚硝酸钠氧化而析出碘，遇淀粉显蓝色，借此检查氯化钠中是否有碘化物的存在。

三、光谱法

1. 紫外分光光度法

利用杂质在紫外光区有吸收，而药物在该波长处无吸收的性质差异进行检查。

例如，维生素 C 为白色结晶性粉末，贮藏久后易氧化变成淡黄色，药典规定维生素 C 3.0g，加水 15ml 溶解后，溶液应澄清无色，滤过后，若有淡黄色，应在 420nm 波长处测定吸光度，不得超过 0.03。又如肾上腺素在 310nm 波长处无吸收，而其杂质肾上腺酮在 310nm 波长处有最大吸收，故药典规定：取本品配成浓度为 2mg/ml 的盐酸溶液（0.5mol/L），在 310nm 波长处测定吸光度，不得超过 0.05，借以控制肾上腺素中杂质肾上腺酮的限量，见图 5-3。

2. 红外分光光度法

红外分光光度法主要用于药物中无效晶型或低效晶型的检查。某些多晶型药物由于晶型结构不同，可导致红外吸收光谱中某些特征峰的频率、峰形和强度出现差异。例如，甲苯咪唑中 A 晶型的检查。甲苯咪唑有三种晶型，其中 C 晶型为有效晶型，A 晶型为无效晶型。无效 A 晶型在 640cm^{-1} 处有强吸收，C 晶型在此波数处的吸收很弱；而 C 晶型在 662cm^{-1} 处有强吸收，A 晶型在此处的吸收很弱。测定供试品在 640cm^{-1} 和 662cm^{-1} 处的吸光度之比，不得大于含 A 晶型为 10% 的甲苯咪唑对照品在上述两波长处的吸光度之比。甲苯咪唑的红外吸收图谱见图 5-4。

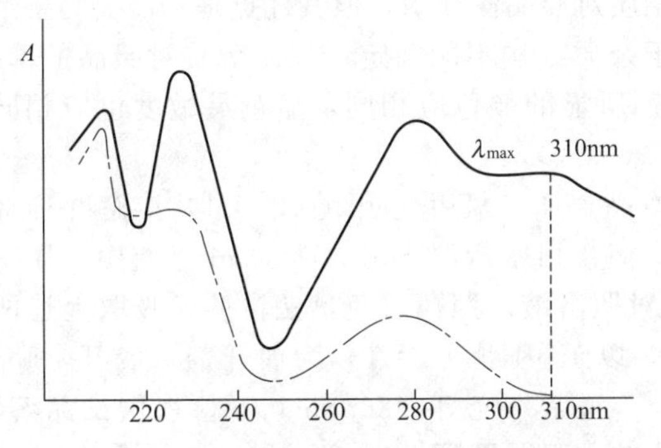

图 5-3　肾上腺素（点划线）和肾上腺酮（实线）的紫外吸收图谱

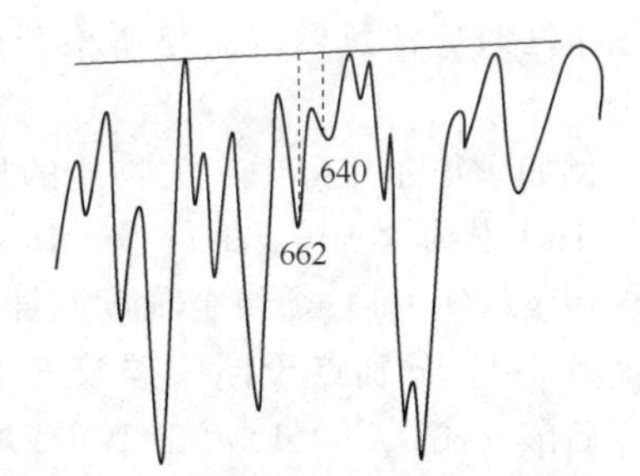

图 5-4　甲苯咪唑的红外吸收图谱

3. 原子吸收分光光度法

原子吸收分光光度法主要用于药物中金属杂质的检查。该法灵敏度高，专属性强。一般操作方法为：取供试品，按规定配制成供试品溶液；另取等量供试品，加入限度量的待检元素，按相同方法制备，得对照溶液。先将对照溶液喷入火焰，调节仪器使具合适的读数 a；在相同的条件下喷入供试品溶液，读数为 b；b 值小于 $a-b$ 时，供试品中所含杂质元素符合规定；当 b 值大于 $a-b$ 时，供试品中所含杂质元素超过限量，不符合规定。如维生素 C 中铜的检查。

四、色谱法

药物中的一些杂质和药物结构接近，如中间体、副产物、分解产物等，必须分离后再检查。利用药物与杂质色谱行为的差异，可有效地将杂质与药物进行分离和检测，因而广泛应用于药物的杂质检查。色谱法是检查有关物质的首选方法。

1. 薄层色谱法

由于薄层色谱法灵敏、简便、快速，不需要特殊设备，因此在杂质检查中被广泛应用，常用的检查方法有以下四种。

（1）杂质对照品法 根据杂质限量，取一定浓度已知的杂质对照品溶液和供试品溶液，分别点在同一硅胶（或其他吸附剂）薄层板上，展开和定位后检查，供试品中所含该杂质的斑点，不得超过相应的杂质对照斑点。本法较为理想，适用于已知杂质并能制备杂质对照品的情况。

如呋喃唑酮中5-硝基糠醛二乙酸酯的检查（避光操作）：取本品约50mg，精密称定，置10ml量瓶中，加二甲基甲酰胺5ml，置水浴中微温使溶解，放冷，用丙酮稀释至刻度，摇匀，作为供试品溶液；另取5-硝基糠醛二乙酸酯对照品适量，加二甲基甲酰胺-丙酮（1∶1）溶液溶解，并定量稀释制成每1ml中含5μg的溶液，作为对照品溶液。照薄层色谱法试验，吸取上述两种溶液各20μl，分别点于同一硅胶G薄层板上，以甲苯-二氧六环（95∶5）为展开剂，展开，晾干，在105℃干燥5min，喷以盐酸苯肼溶液（取盐酸苯肼0.75g，加乙醇10ml使溶解，用水稀释至50ml，用活性炭脱色，滤过，取全部滤液，加盐酸25ml，加水至200ml），在105℃加热5min，供试品溶液如显与对照品溶液主斑点相应的杂质斑点，其颜色与对照品溶液主斑点比较，不得更深（1.0%）。

（2）供试品溶液自身稀释对照法 将供试品溶液按限量要求稀释至一定浓度作为对照溶液，与供试品溶液分别点于同一薄层板上，展开后定位、检查，供试品液所显杂质斑点不得深于对照溶液所显主斑点颜色。本法虽不及杂质对照品法理想，但其优点是不需要制备杂质的对照品，简便易行，所以应用较多。适用于杂质结构不能确定，或无杂质对照品的情况。采用本法时应注意供试品与所检杂质对显色剂所显的颜色应相同，显色灵敏度也应相同或相近。

例如，尼尔雌醇中有关物质的检查：取本品，加三氯甲烷-甲醇（9∶1）溶解并稀释制成每1ml中约含10mg的溶液，作为供试品溶液；精密量取1ml，置50ml量瓶中，用三氯甲烷-甲醇（9∶1）稀释至刻度，摇匀，作为对照溶液。照薄层色谱法试验，吸取上述两种溶液各5μl，分别点于同一硅胶G薄层板上，以苯-丙酮（4∶1）为展开剂，展开，晾干，喷以硫酸-乙醇（4∶1），在105℃加热20min，置紫外光灯（365nm）下检视供试品溶液，如显杂质斑点，其颜色与对照溶液的主斑点比较，不得更深。

（3）杂质对照品法与供试品溶液自身稀释对照法并用 当药物中存在多个杂质时，其中已知杂质有对照品时，可采用杂质对照品法检查；未知杂质或没有对照品的杂质，则可同时采用供试品溶液自身稀释对照法检查。

例如，盐酸黄酮哌酯中有关物质的检查：取本品，加三氯甲烷-甲醇（1∶1）溶解并稀释制成每1ml中含20mg的溶液，作为供试品溶液；精密量取适量，加上述溶剂定量稀释制成每1ml中含0.10mg的溶液，作为对照溶液；另取3-甲基黄酮-8-羧酸对照品，精密称定，加上述溶剂溶解并定量稀释制成每1ml中含0.10mg的溶液，作为对照品溶液。照薄层色谱法试验，吸取上述三种溶液各10μl，分别点于同一硅胶GF_{254}薄层板上，以环己烷-乙酸乙酯-甲醇-二乙胺（8∶2∶2∶1）为展开剂，展开，晾干，置紫外光灯（254nm）下检视。供试品溶液如显杂质斑点，不得多于2个，其中在与对照品溶液相同位置上所显杂质斑点的颜色与对照品溶液的主斑点比较，不得更深，另一杂质斑点颜色与对照溶液的主斑点比较，不得更深。

（4）对照药物法　当无适合的杂质对照品，或供试品中杂质斑点颜色与主成分斑点的颜色有差异，难以判断其限量时，可选用与供试品相同的药物作为对照品，此对照药物中所含待检杂质应符合限量要求，且稳定性好。

例如，氢溴酸山莨菪碱中其他生物碱的检查：取本品与氢溴酸山莨菪碱对照品，分别加甲醇制成每1ml中含10mg的溶液。照薄层色谱法试验，吸取上述两种溶液各10μl，分别点于同一氧化铝（中性，活度Ⅱ～Ⅲ级）薄层板上，用三氯甲烷-无水乙醇（95：5）为展开剂，展开，晾干，喷以稀碘化铋钾试液-碘化钾碘试液（1：1）。供试品溶液除显一个与对照品溶液主斑点位置相同的灰黑色斑点外，不得显其他斑点。

2. **高效液相色谱法**

高效液相色谱法分离效能高，应用范围广，不仅可以分离，而且可以准确地测定各组分的峰面积和峰高，在杂质检查中应用日益增多。

（1）不加校正因子的主成分自身对照法　检查方法为将供试品溶液稀释成与杂质限度相当浓度的溶液，作为对照溶液，调节检测灵敏度（以噪声水平可接受为限）或进样量（以柱子不过载为限），使对照溶液的主成分色谱峰的峰高达满量程的10%～25%或其峰面积能准确积分。取供试品溶液和对照品溶液适量，分别进样，除另有规定外，供试品溶液的记录时间应为主成分色谱峰保留时间的2倍，测量供试品溶液色谱图上各杂质的峰面积并与对照溶液主成分的峰面积比较，计算杂质含量。

例如，维生素K_1注射液中有关物质的检查（避光操作）：精密量取本品2ml，置20ml量瓶中，用流动相稀释至刻度，摇匀，作为供试品溶液；精密量取1ml，置100ml量瓶中，用流动相稀释至刻度，摇匀，作为对照溶液。用十八烷基硅烷键合硅胶为填充剂；以无水乙醇-水（90：10）为流动相；检测波长为270nm。精密量取对照溶液10μl注入液相色谱仪，调节检测灵敏度，使主成分色谱峰的峰高约为满量程的10%。再精密量取供试品溶液与对照溶液各10μl，分别注入液相色谱仪，记录色谱图至主峰保留时间的2倍。供试品溶液色谱图中如有杂质峰，扣除相对保留时间小于0.3的辅料峰，单个杂质峰面积不得大于对照溶液主峰面积（1.0%），各杂质峰面积的和不得大于对照溶液主峰面积的2倍（2.0%）。

该法适用于没有杂质对照品、杂质与主成分的响应因子基本相同的情况。若杂质与主成分的响应因子超过0.9～1.1时，宜用加校正因子的主成分自身对照法或对照品对照法计算含量。

（2）加校正因子的主成分自身对照法　检查方法为按各品种项下规定的杂质限度，将供试品溶液稀释成与杂质限度相当的溶液作为对照溶液，进样，调节检测灵敏度（以噪声水平可接受为限）或进样量（以柱子不过载为限），使对照溶液的主成分色谱峰的峰高达满量程的10%～25%或其峰面积能准确积分。然后，取供试品溶液和对照品溶液适量，分别进样。供试品溶液的记录时间，除另有规定外，应为主成分色谱峰保留时间的2倍，测量供试品溶液色谱图上各杂质的峰面积，分别乘以相应的校正因子后与对照溶液主成分的峰面积比较，依法计算各杂质含量。

该法适用于已知杂质的检查。该法的优点是不需杂质对照品，而又考虑到了杂质与主成分响应因子的不同所引起的测定误差，准确度较好。

（3）外标法测定供试品杂质的含量　该法适用于有杂质对照品或杂质对照品易得，而且进样量能够准确控制的情况。检查方法为：按各品种项下的规定，精密称（量）取对照品和供试品，配制成溶液，分别精密取一定量，注入仪器，记录色谱图，测定对照品和供试品中杂质的峰面积，按外标法计算杂质的含量。

例如，盐酸伐昔洛韦中有关物质的检查：本品适量，精密称定，加0.01mol/L磷酸二氢钾溶液（用磷酸调节pH值至3.0）溶解并稀释制成每1ml中约含0.5mg的溶液，作为供试品溶液；精密量取1ml，置200ml量瓶中，用上述0.01mol/L磷酸二氢钾溶液（pH3.0）稀释至刻度，摇匀，作为对照溶液；另取阿昔洛韦对照品约15mg，精密称定，置50ml量瓶中，加0.1mol/L氢氧化钠溶液2ml溶解，再用水稀释至刻度，摇匀，作为阿昔洛韦对照品贮备液，精密量取5ml，置200ml量瓶中，用上述0.01mol/L磷酸二氢钾溶液（pH3.0）稀释至刻度，摇匀，作为阿昔洛韦对照品溶液。用十八烷基硅烷键合硅胶为填充剂；以0.01mol/L磷酸二氢钾溶液（用磷酸调节pH值至3.0）-甲醇（85∶15）为流动相；检测波长为251nm，柱温35℃。取对照溶液20μl注入液相色谱仪，调节检测灵敏度，使伐昔洛韦峰的峰高约为满量程的25%。再分别精密量取对照溶液、阿昔洛韦对照品溶液与供试品溶液各20μl，分别注入液相色谱仪，记录色谱图至伐昔洛韦峰保留时间的6倍。供试品溶液色谱图中如有杂质峰，含阿昔洛韦的量按外标法以峰面积计算不得大于1.5%；其他各杂质峰面积的和不得大于对照溶液主峰面积（0.5%）。

（4）内标法加校正因子测定杂质的含量　该法适用于有杂质对照品时的杂质检查。检查方法：精密称（量）取对照品和内标物质，分别配成溶液，精密量取各适量，混合配成校正因子测定用的对照溶液。取一定量注入仪器，记录色谱图。测定对照品和供试品中杂质和内标物的峰面积，按内标法计算杂质的含量。

（5）峰面积归一化法，用于粗略考察供试品中的杂质　按各品种项下的规定，配制供试品溶液，取一定量注入仪器，记录色谱图。测量各峰的面积和色谱图上除溶剂峰以外的总色谱峰面积，计算各峰面积占总峰面积的百分率。本法通常只适用于供试品中结构相似、相对含量较高且限度范围较宽的杂质含量的粗略考查，如异构体相对含量的检查。

例如，枸橼酸氯米芬中有关物质的检查：取本品，加流动相溶解并稀释制成每1ml中约含0.1mg的溶液，作为供试品溶液。照高效液相色谱法测定，用硅胶为填充剂，以正己烷-三氯甲烷-三乙胺（80∶20∶1）为流动相（三乙胺用量可适当改变；必要时，三氯甲烷可用水分次洗涤，经无水硫酸钠干燥，临用新鲜蒸馏），检测波长为302nm，理论板数按顺式异构体峰计算不低于3000，顺、反式异构体峰的分离度应大于1.3。取供试品溶液20μl注入液相色谱仪，记录色谱图，出峰顺序依次为顺式异构体（*E*）与反式异构体（*Z*）。按峰面积归一化法计算，供试品含反式异构体应为30%～50%。

用于杂质检查时，峰面积归一化法在杂质结构与主成分结构相差较大时可能会有较大的定量误差。除另有规定外，一般不宜用于微量杂质的检查。

3. 气相色谱法

气相色谱法主要用于药物中挥发性杂质及有机溶剂残留量的检查。检查方法与高效液相色谱法相同。如樟脑（天然）中有关物质的检查，采用不加校正因子的主成分自身对照法进行检查。具体方法如下：

取本品约2.5g，精密称定，置25ml量瓶中，加正庚烷溶解并稀释至刻度，摇匀，作为供试品溶液；精密量取1ml，置100ml量瓶中，用正庚烷稀释至刻度，摇匀，作为对照溶液；另取3,7-二甲基-1,6-辛二烯-3-醇与乙酸龙脑酯各适量，加正庚烷溶解并稀释制成每1ml中各约含0.5mg的混合溶液，作为系统适用性试验溶液。照气相色谱法试验，以聚乙二醇20M（或极性相近）为固定液；起始温度为50℃，维持10min，以每分钟2℃的速率升温至100℃，再以每分钟10℃的速率升温至200℃，维持10min；进样口温度为220℃；检测器温度为250℃；取系统适用性试验溶液1μl，注入气相色谱仪，3,7-二甲基-1,6-辛二烯-3-醇峰与乙酸龙脑酯峰的分离度应大于2.0。精密量取供试品溶液和对照溶液各1μl，分别注入气相色谱仪。供试品溶液如有杂质峰，单个杂质峰面积不得大于对照溶液主峰面积的2

倍（2.0%），各杂质峰面积的和不得大于对照溶液主峰面积的4倍（4.0%）。

课堂思考

1. 什么是特殊杂质？特殊杂质的检查方法有哪些？试举例说明。
2. 用薄层色谱法检查特殊杂质的方法有哪些？各有哪些优缺点？

知识积累

1. 基本概念

（1）杂质：指药物中存在的无治疗作用或影响药物的稳定性和疗效，甚至对人体健康有害的物质。

（2）杂质限量：药品中所含杂质的最大允许量，通常用百分之几或百万分之几表示。

（3）一般杂质：是指在自然界中分布较广泛，在多种药物的生产和贮藏过程中容易引入的杂质。

（4）特殊杂质：指在特定药物的生产和贮藏过程中引入的杂质，是由于药物的性质、生产方法和工艺条件的不同，有可能引入的杂质。

（5）重金属：系指在规定实验条件下，能与硫代乙酰胺试液或硫化钠试液作用显色的金属杂质。

（6）无色：系指供试品溶液的颜色相同于水或所用溶剂。

（7）几乎无色：系指供试品溶液的颜色不深于相应色调0.5号标准比色液。

（8）澄清：系指供试品溶液的澄清度与所用溶剂相同，或不超过0.5号浊度标准液的浊度。

（9）几乎澄清：系指供试品溶液的浊度介于0.5号到1号浊度标准液的浊度之间。

2. 一般杂质检查法小结

项　目	检查对象	检查方法	检　查　原　理
氯化物检查法	Cl^-	目视比浊法	$Cl^- + Ag^+ \rightarrow AgCl$(白色混浊)
硫酸盐检查法	SO_4^{2-}	目视比色法	$SO_4^{2-} + BaCl_2 \xrightarrow{HCl} BaSO_4$（白色混浊）
铁盐检查法	铁盐	硫氰酸盐法	$Fe^{3+} + 6SCN^- \xrightarrow{H^+} [Fe(SCN)_6]^{3-}$
重金属检查法	重金属	硫代乙酰胺法 炽灼残渣法 硫化钠法	$CH_3CSNH_2 + H_2O \longrightarrow CH_3CONH_2 + H_2S$ $Pb^{2+} + H_2S \longrightarrow PbS\downarrow + 2H$　供试品炽灼破坏后，按第一法检查 $Pb^{2+} + Na_2S \xrightarrow{NaOH} PbS$(黄色到棕黑色)
砷盐检查法	砷盐	古蔡氏法 Ag-DDC法	古蔡氏法：金属锌与酸作用生成新生态的氢，与药物中的微量砷盐反应生成具有挥发性的砷化氢，遇到溴化汞试纸，产生黄色至棕色的砷斑，与一定量的标准砷溶液在同一条件下所生成的标准砷斑比较，来判断药物中砷盐的含量

续表

项　目	检查对象	检查方法	检　查　原　理
溶液澄清度检查法	不溶性杂质	目视比浊法	用规定级号的浊度标准液与供试品溶液比较，以判定供试品溶液的澄清度或其混浊程度
溶液颜色检查法	有色杂质	目视比色法 分光光度法 色差计法	目视比色法：用规定级号的标准比色液与供试品溶液比较，以判定供试品溶液的颜色
干燥失重测定法	水分、结晶水及其他挥发性物质	烘箱干燥法 恒温减压干燥法 干燥剂干燥法	药品在规定条件下，经干燥后减失重量。减失的重量主要包括水分、结晶水及其他挥发性物质，如乙醇等
水分测定法	水分	费休法 甲苯法	费休法：根据碘和二氧化硫在吡啶和甲醇溶液中能与水起定量反应
易炭化物检查法	有机杂质	易炭化物检查法	待检杂质遇硫酸易炭化或易氧化而呈色，与规定的标准比色液比较，以控制易炭化物限量
炽灼残渣检查法	不含金属的有机药物中的无机杂质	炽灼残渣检查法	在试验条件下，有机药物破坏分解变为挥发性物质逸出，非挥发性无机杂质（多为金属的氧化物或盐类）成为硫酸盐，称为炽灼残渣

思考与训练

习题

PPT 课件

第六章　药物制剂的检查

第一节　制剂的主要检查项目

药物制剂除了对杂质进行检查外，还需检查是否符合剂型方面的有关要求。制剂的检查目的是保证药物制剂的稳定性、均一性和有效性。制剂的检查分常规检查和特殊检查。常规检查是以各种剂型的通性为指标，对药物制剂的质量进行控制和评价。剂型的通性是指其所有品种均应具有的基本属性。例如，片剂的重量差异、崩解时限等；注射剂的装量、装量差异、可见异物、不溶性微粒、无菌、细菌内毒素或热原等。

《中国药典》通则中每一种剂型下，都规定有其对应的检查项目，该类制剂均需符合这些检查项目的规定，这些检查项目称为制剂的常规检查项目。除了常规检查项目外，对某些制剂还需做一些特殊的检查，如对小剂量的片剂、胶囊剂等，需做含量均匀度检查；对水溶性较差的药物片剂，需做溶出度测定。

《中国药典》规定的常用制剂的定义与分类见表 6-1。

表 6-1　常用部分剂型的定义与分类

项目		内容
片剂	定义	系指原料药物或与适宜的辅料制成的圆形或异形的片状固体制剂
	分类	口服普通片（也包括糖衣片、薄膜衣片）为主
		含片　系指含于口腔中缓慢溶化产生局部或全身作用的片剂
		舌下片　系指置于舌下能迅速溶化，药物经舌下黏膜吸收发挥全身作用的片剂
		口腔贴片　系指粘贴于口腔，经黏膜吸收后起局部或全身作用的片剂
		咀嚼片　系指于口腔中咀嚼后吞服的片剂
		分散片　系指在水中能迅速崩解并均匀分散的片剂
		可溶片　系指临用前能溶解于水的非包衣片或薄膜包衣片剂
		泡腾片　系指含有碳酸氢钠和有机酸，遇水可产生气体而呈泡腾状的片剂
		阴道片与阴道泡腾片　系指置于阴道内应用的片剂
		缓释片　系指在规定的释放介质中缓慢地非恒速释放药物的片剂
		控释片　系指在规定的释放介质中缓慢地恒速释放药物的片剂
		肠溶片　系指用肠溶性包衣材料进行包衣的片剂
注射剂	定义	系指原料药物或与适宜的辅料制成的供注入体内的无菌制剂
	分类	注射液　系指原料药物或与适宜的辅料制成的供注入体内的无菌液体制剂，包括溶液型、乳状液型或混悬型等注射液。可用于皮下注射、皮内注射、肌内注射、静脉注射、静脉滴注、鞘内注射、椎管内注射等。其中，供静脉滴注用的大容量注射液（除另有规定外，一般不小于 100ml，生物制品一般不小于 50ml）也可称为输液。中药注射剂一般不宜制成混悬型注射液
		注射液无菌粉末　系指原料药物或与适宜的辅料制成的供临用前用无菌溶液配制成注射液的无菌粉末或无菌块状物，一般采用无菌分装或冷冻干燥法制得
		注射用浓溶液　系指原料药物与适宜的辅料制成的供临用前稀释后静脉滴注用的无菌浓溶液

续表

项目		内容
胶囊剂	定义	系指原料药物或与适宜辅料充填于空心胶囊或密封于软质囊材中制成的固体制剂。主要供口服用
	分类	硬胶囊（通称为胶囊）　系指采用适宜的制剂技术，将原料药物或加适宜辅料制成的均匀粉末、颗粒、小片、小丸、半固体或液体等，充填于空心胶囊中的胶囊剂
		软胶囊　系指将一定量的液体原料药物直接包封，或将固体原料药物溶解或分散在适宜的辅料中制备成溶液、混悬液、乳状液或半固体，密封于软质囊材中的胶囊剂
		缓释胶囊　系指在规定的释放介质中缓慢地非恒速释放药物的胶囊剂
		控释胶囊　系指在规定的释放介质中缓慢地恒速释放药物的胶囊剂
		肠溶胶囊　系指用肠溶材料包衣的颗粒或小丸充填于胶囊而制成的胶囊剂
栓剂	定义	系指原料药物与适宜基质制成供腔道给药的固体制剂
	分类	直肠栓　为鱼雷形、圆锥形或圆柱形
		阴道栓　为鸭嘴形、球形或卵形等
		尿道栓　一般为棒状
丸剂	定义	系指原料药物与适宜的辅料制成的球形或类球形固体制剂
	分类	滴丸　系指原料药物与适宜的基质加热熔融混匀，滴入不相混溶、互不作用的冷凝介质中制成的球形或类球形制剂
		糖丸　系指以适宜大小的糖粒或基丸为核心，用糖粉和其他辅料的混合物作为撒粉材料，选用适宜的黏合剂或润湿剂制丸，并将原料药物以适宜的方法分次包裹在糖丸中而制成的制剂
贴剂		系指原料药物与适宜的材料制成的供粘贴在皮肤上的可产生全身性或局部作用的一种薄片状制剂。贴剂有背衬层、药物贮库、粘贴层及临用前需除去的保护层。贴剂可用于完整皮肤表面，也可用于有疾患或不完整的皮肤表面。其中用于完整皮肤表面能将药物输送透过皮肤进入血液循环系统起全身作用的贴剂称为透皮贴剂

一、崩解时限检查法

1. 简述

崩解时限检查法系用于检查口服固体制剂在规定条件下的崩解情况。本法适用于片剂（包括口服普通片、薄膜衣片、糖衣片、肠溶衣片、结肠定位肠溶片、含片、舌下片、可溶片及泡腾片）、胶囊剂（包括硬胶囊剂、软胶囊剂及肠溶胶囊剂），以及滴丸剂的溶散时限检查。

除另有规定外，凡规定检查溶出度、释放度或分散均匀性的制剂，不再进行崩解时限检查。

片剂口服后，需经崩散、溶解，才能被机体吸收而达到治疗目的；胶囊剂的崩解是药物溶出及被人体吸收的前提，而囊壳常因所用囊材的质量、久贮或与药物接触等原因，影响溶胀或崩解；滴丸剂中不含有崩解剂，故在水中不是崩解而是逐渐溶散，且基质的种类与滴丸剂的溶解性能有密切关系。总之，崩解时限在一定程度上可以间接反映药品的生物利用度。为控制药品质量，保证疗效，各国药典都把“崩解时限”作为片剂等剂型的常规检查项目之一。

崩解系指口服固体制剂在规定条件下全部崩解溶散或成碎粒，除不溶性包衣材料或破碎的胶囊壳外，应全部通过筛网。如有少量不能通过筛网，但已软化或轻质上漂且无硬心者，可作符合规定论。《中国药典》所规定的允许该制剂崩解的最长时间为它的崩解时限。

检查原理系将供试品放入崩解仪内，人工模拟胃肠道蠕动，检查供试品在规定溶剂、规定时限内能否崩解或溶散并全部通过筛网。

2. 仪器装置

《中国药典》采用升降式崩解仪。升降式崩解仪的主要结构为一能升降的金属支架与下端镶有筛网的吊篮，并附有挡板。见图 6-1、图 6-2 和图 6-3。

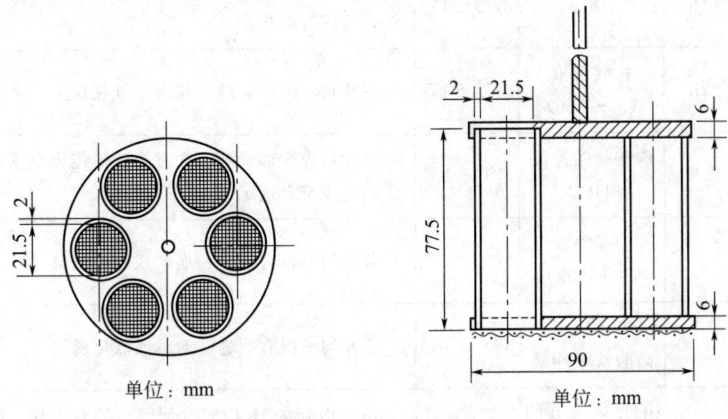

图 6-1　吊篮装置图

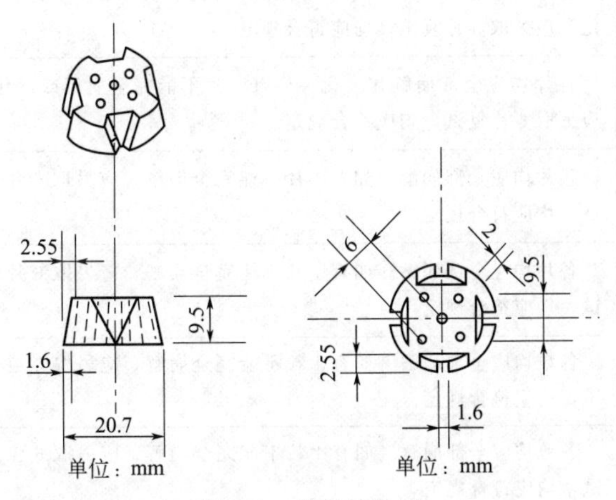

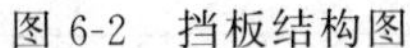

图 6-2　挡板结构图

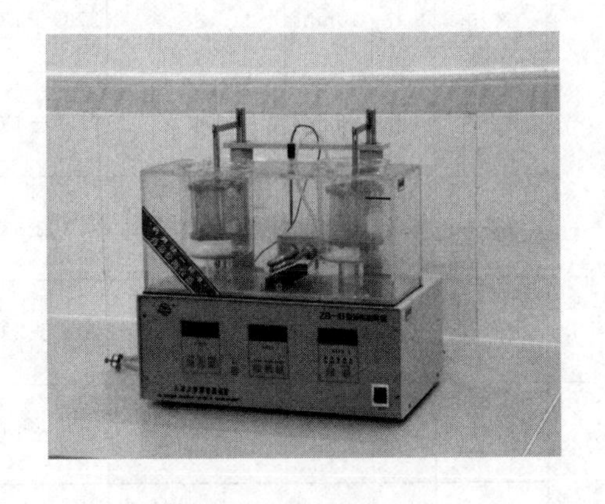

图 6-3　升降式崩解仪

升降的金属支架上下移动的距离为 55mm±2mm，往返频率为每分钟 30～32 次。

滴丸剂的检查，按片剂的装置，但不锈钢丝网的筛孔内径应为 0.425mm。

3. 操作方法

将吊篮通过上端的不锈钢轴悬挂于金属支架上，浸入 1000ml 烧杯中，并调节吊篮位置使其下降时筛网距烧杯底部 25mm，烧杯中盛有温度为（37±1）℃的水（或规定的溶液），调节液面高度使吊篮上升时筛网在液面下 15mm 处。除另有规定外，取供试品 6 片（粒），分别置上述吊篮的玻璃管中，立即启动崩解仪进行检查，均应符合规定。

各剂型的崩解时限检查见表 6-2。

表 6-2　各剂型的崩解时限检查

	制剂类型	检查片数	检查时限	溶剂	溶剂温度	结果判断
片剂	普通片	6片	15min	水	37℃±1℃	各片均应全部崩解。如有1片不能完全崩解，应另取6片复试，均应符合规定
	薄膜衣片	6片	30min	水或盐酸溶液（9→1000）	37℃±1℃	各片均应全部崩解。如有1片不能完全崩解，应另取6片复试，均应符合规定
	糖衣片	6片	1h	水	37℃±1℃	各片均应全部崩解。如有1片不能完全崩解，应另取6片复试，均应符合规定
	肠溶衣片	6片	2h	盐酸溶液（9→1000）	37℃±1℃	各片均不得有裂缝、崩解或软化现象
			1h	磷酸盐缓冲液（pH6.8）	37℃±1℃	各片均应全部崩解。如有1片不能完全崩解，应另取6片复试，均应符合规定
	结肠定位肠溶片	6片		盐酸溶液（9→1000）	37℃±1℃	各片均不得有裂缝、崩解或软化现象
				pH6.8以下的磷酸盐缓冲液	37℃±1℃	各片均不得有裂缝、崩解或软化现象
			1h	pH7.5～8.0的磷酸盐缓冲液	37℃±1℃	各片均应在1h内完全崩解。如有1片不能完全崩解，应另取6片复试，均应符合规定
	含片	6片	10min	水	37℃±1℃	各片均不应在10min内全部崩解并溶化。如有1片不符合规定，应另取6片复试，均应符合规定
	舌下片	6片	5min	水	37℃±1℃	各片均应全部崩解并溶化。如有1片不能完全崩解或溶化，应另取6片复试，均应符合规定
	可溶片	6片	3min	水	20℃±5℃	各片均应全部崩解。如有1片不能完全崩解，应另取6片复试，均应符合规定
	泡腾片	6片	5min	水	20℃±5℃	各片均应全部崩解。如有1片不能完全崩解，应另取6片复试，均应符合规定
胶囊剂	硬胶囊剂	6粒	30min	水	37℃±1℃	各粒均应全部崩解。如有1粒不能完全崩解，应另取6粒复试，均应符合规定
	软胶囊剂	6粒	1h	水或改人工胃液	37℃±1℃	各粒均应全部崩解。如有1粒不能完全崩解，应另取6粒复试，均应符合规定
	肠溶胶囊剂	6粒	2h	盐酸溶液（9→1000）	37℃±1℃	先在盐酸溶液（9→1000）中，每粒的囊壳均不得有裂缝或崩解现象；后在人工肠液中，应全部崩解，如有1粒不能完全崩解，应另取6粒复试，均应符合规定
			1h	人工肠液	37℃±1℃	
	结肠肠溶胶囊	6粒	2h	盐酸溶液（9→1000）	37℃±1℃	先在盐酸溶液（9→1000）中不加挡板检查，每粒的囊壳均不得有裂缝或崩解现象；其次在磷酸盐缓冲液（pH6.8）中不加挡板检查，每粒的囊壳均不得有裂缝或崩解现象；最后加入挡板，改在磷酸盐缓冲液（pH7.8）中检查，应全部崩解。如有1粒不能完全崩解，应另取6粒复试，均应符合规定
			3h	磷酸盐缓冲液（pH6.8）	37℃±1℃	
			1h	磷酸盐缓冲液（pH7.8）	37℃±1℃	

续表

制剂类型		检查片数	检查时限	溶剂	溶剂温度	结果判断
滴丸剂	滴丸剂	6粒	30min	水	37℃±1℃	均应全部溶散。如有1粒不能全部溶散，应另取6粒复试，均应符合规定
	包衣滴丸	6粒	1h	水	37℃±1℃	

4. 注意事项

① 检验用水均为纯化水。

② 在测试过程中，烧杯内的水温（或介质温度）应始终保持在（37±1)℃。

③ 测试时如需加入挡板，应使挡板V形槽呈正方向。

④ 每测试一次后，应清洗吊篮的玻璃内壁及筛网、挡板等，并重新更换水或规定的介质。

⑤ 测试结束后，应将水浴槽中的水放出。

5. 结果记录和处理

测试时记录应包括仪器型号、制剂类型及测试条件（如包衣、肠溶或薄膜衣、硬或软胶囊、介质等），崩解或溶散时间及现象，肠溶衣片（胶囊）则应记录在盐酸溶液中有无裂缝、崩解或软化现象等。初试不符合规定者，应记录不符合规定的片（粒）数及现象、复试结果等。

① 供试品6片（粒），每片（粒）均能在规定的时限内全部崩解（溶散），判为符合规定。如有少量不能通过筛网，但已软化或轻质上浮且无硬心者，可判为符合规定。

② 初试结果，到规定时限后如有1片（粒）不能完全崩解（溶散），应另取6片（粒）复试，各片在规定时限内均能全部崩解（溶散）。仍判为符合规定。

③ 初试结果中如有2片（粒）或2片（粒）以上不能完全崩解（溶散），或在复试结果中有1片（粒）或1片（粒）以上不能完全崩解（溶散），即判为不符合规定。

④ 肠溶衣片（胶囊）在盐酸溶液（9→1000）中检查时，如发现裂缝、崩解或软化，即判为不符合规定。

肠溶衣片（胶囊）初试结果中，在磷酸盐缓冲液（pH 6.8）或人工肠液介质中如有2片（粒）或2片（粒）以上不能完全崩解，即判为不符合规定，如仅有1片（粒）不能完全崩解，应另取6片（粒）复试，均应符合规定。

【实例6-1】　盐酸氯丙嗪片的崩解时限检查

取盐酸氯丙嗪片6片，照崩解时限检查法，依法检查。

仪器：六管崩解仪（编号：C0013）　　制剂类型：化药糖衣片

介质名称：水　　介质温度：(37±1)℃

是否加挡板：□是　　☑否

规定时限：1h

检查结果：51min内全部崩解并通过筛网。

结论：符合规定。

课堂思考

1. 符合哪些原则的药物应测定崩解时限？举例说明。

2. 如何判断供试品是否崩解？

二、融变时限检查法

1. 简述

融变时限检查法系用于栓剂、阴道片等固体制剂在规定条件下的融化、软化或溶散情况。

栓剂或阴道片放入腔道后，在适宜温度下应能融化、软化或溶散，与分泌液混合逐渐释放药物，才能产生局部或全身作用。为控制产品质量，保证疗效，药典规定检查本项目。

2. 栓剂检查法

（1）仪器装置　由透明的套筒与金属架组成，见图 6-4。

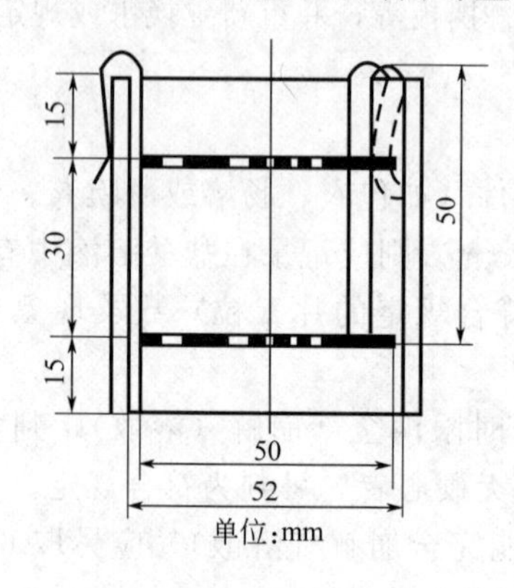

图 6-4　栓剂检查金属架

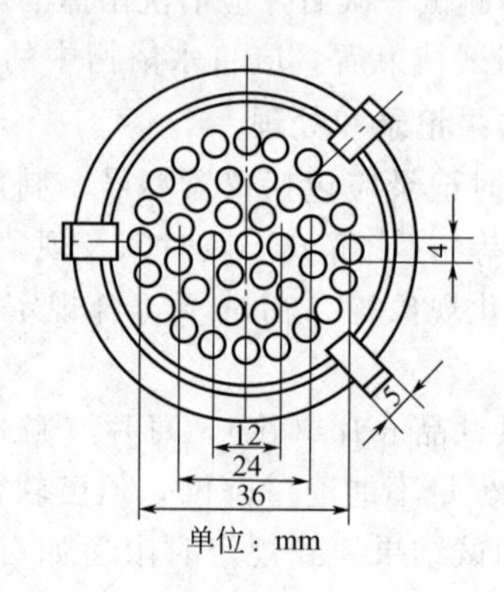

图 6-5　金属圆板

① 透明套筒　为玻璃或适宜的塑料材料制成，高为 60mm，内径为 52mm，及适当的壁厚。

② 金属架　由两片不锈钢的金属圆板及 3 个金属挂钩焊接而成。每个圆板直径为 50mm，具 39 个孔径为 4mm 的圆孔（图 6-5）；两板相距 30mm，通过 3 个等距的挂钩焊接在一起。

（2）操作方法　将金属架（专用网篮）装入透明套筒（有机玻璃支撑筒）内，并用挂钩固定。除另有规定外，将上述装置垂直浸入盛有不少于 4L 的（37±0.5）℃水的烧杯中，其上端位置应在水面下 90mm 处，烧杯中装有一转动器（翻转架），每隔 10min 在溶液中翻转该装置一次。

取供试品 3 粒，在室温放置 1h 后，分别放在 3 个上述金属架的下层圆板上，按上述方法检查，除另有规定外，结果应符合规定。融变时限检查法的结果判定见表 6-3。

（3）结果判定　除另有规定外，按表 6-3 判断结果。

表 6-3　融变时限检查法的结果判定

栓剂类型	融变时限/min	要求
脂肪性基质栓剂	30	全部融化、软化或触压时无硬心
水溶性基质栓剂	60	全部溶解

初试结果，如有 1 粒（片）供试品不符合表 6-3 的要求时，应另取 3 粒供试品复试，如复试的 3 粒（片）均能符合表 6-3 的要求，仍判为符合规定。

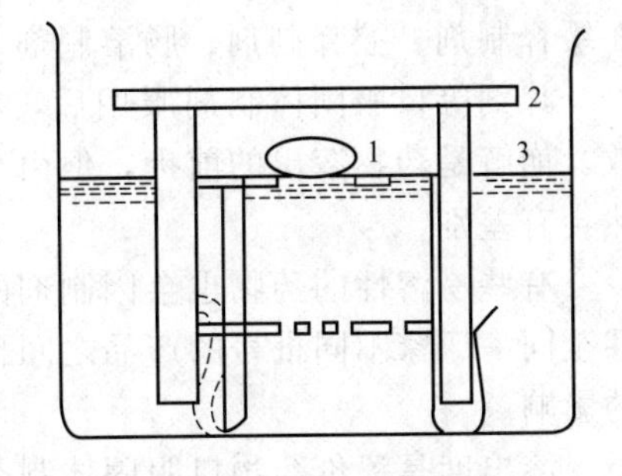

图 6-6　阴道片检查仪器装置
1—阴道片；2—玻璃片；3—水面

如初试结果中有 2 粒（片）或 3 粒（片）供试品不符合表 6-3 的要求时，或在复试结果中，仍有 1 粒（片）或 1 粒（片）以上不符合表 6-3 要求，均判为不符合规定。

3. 阴道片检查法

（1）仪器装置　同上述栓剂的检查装置，但应将金属架挂钩的钩端向下，倒置于容器内，见图 6-6。

（2）检查方法　调节水液面至上层金属圆盘的孔恰为均匀的一层水覆盖。取供试品 3 片，分别置于上面的金属圆盘上，装置上盖一玻璃板，以保证空气潮湿。

（3）结果判定　除另有规定外，阴道片 3 片，均应在 30min 内全部融化或崩解成碎粒并通过金属圆板的圆孔或仅残留少量无固体硬心的软性团块。如有 1 片不合格，应另取 3 片复试，均应符合规定。

如初试结果中有 2 粒或片粒不符合要求，或在复试结果中，仍有 1 片或 1 片以上不符合要求时，均判为不符合规定。

4. 注意事项

① 在测试过程中，烧杯内的水温应保持在（37±0.5）℃。

② 测试栓剂时，在放入供试品后，金属架上的挂钩必须紧密固定在透明套筒的上端，应注意防止挂钩松动和脱落。

③ 测试阴道片时，覆盖在上层金属圆板的水层应恰当，以使供试品的片面仅能与水层相接触，而不能全部浸没在水层中。

④ 每测试一次后，应清洗金属架及透明套筒，并重新更换介质（水）。

5. 结果记录和处理

记录仪器型号、融变时间和现象。初试不符合规定者，应记录不符合规定的粒（片）数、现象和复试结果等。

【实例 6-2】　克霉唑栓融变时限检查

取克霉唑栓 3 粒，照融变时限检查法，依法检查。

仪器：融变时限检查仪

介质名称：水　　　　　　介质温度：（37±0.5）℃

规定时限：30min

检查结果：19min 全部融化并通过开孔金属圆盘。

结果判断：符合规定。

课堂思考

1. 符合哪些原则的药物应测定融变时限？举例说明。
2. 融变时限检查操作中应注意哪些问题？

三、溶出度与释放度测定法

（一）简述

溶出度系指药物从片剂、胶囊剂或颗粒剂等固体制剂在规定条件下溶出的速率和程度。

在缓释制剂、控释制剂、肠溶制剂及透皮贴剂等制剂中也称释放度。

片剂等口服固体制剂服用后，在胃肠道要经过崩解、溶解，才能被机体所吸收产生药效，崩解是药物溶出的前提，但由于受辅料、工艺条件的影响，崩解以后药物溶出的速度仍然会有差别。

有些易溶性的药物也会因制剂的处方和生产工艺的不同而导致药物的溶出有很大差异，甚至同一厂家不同批号的产品之间也存在着这种差异，这将对其疗效和生物利用度产生不良的影响。

溶出度是评价药物口服固体制剂质量的一个指标，是一种模拟口服固体制剂在胃肠道中崩解和溶出的体外简易试验方法。

释放度是模拟体内消化道条件，用规定的仪器，在规定的温度、介质、搅拌速率等条件下，对以上制剂进行药物释放速率试验，用以监测产品的生产工艺，以达到控制产品质量的目的。

凡检查溶出度与释放度的制剂，不再进行崩解时限的检查。

《中国药典》收载有五种测定方法，第一法（篮法）、第二法（桨法）、第三法（小杯法）、第四法（桨碟法）和第五法（转筒法）。

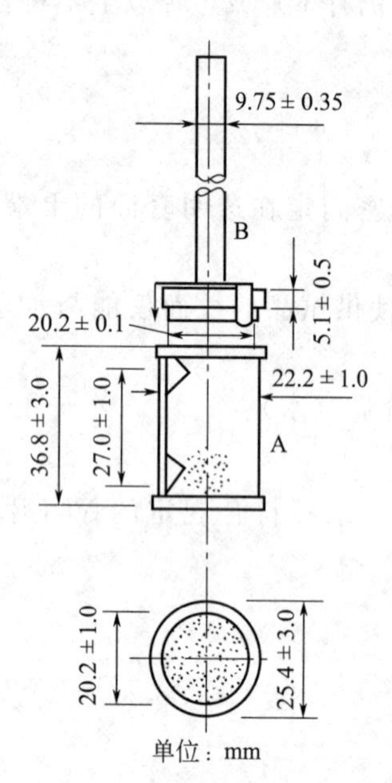

图 6-7　转篮的形状尺寸
A—篮体；B—篮轴

（二）仪器装置

1. 第一法（篮法）

（1）转篮　分篮体与篮轴两部分，均由不锈钢或其他惰性材料制成，其形状尺寸见图 6-7。篮体 A 由方孔筛网（丝径为 0.28mm±0.03mm，网孔为 0.40mm±0.04mm）制成，呈圆柱形，转篮内径为 20.2mm±1.0mm，上下两端都有封边。篮轴 B 的直径为 9.75mm±0.35mm，轴的末端连一圆盘，作为转篮的盖；盖上有一通气孔（孔径为 2.0mm±0.5mm）；盖边为两层，上层直径与转篮外径相同，下层直径与转篮内径相同；盖上的 3 个弹簧片与中心呈 120°角。

（2）溶出杯　一般是由硬质玻璃或其他惰性材料制成的、底部为半球形的 1000ml 杯状容器，内径为 102mm±4mm（圆柱部分内径最大值和内径最小值之差不得大于 0.5mm），高为 185mm±25mm；溶出杯配有适宜的盖子，盖上有适当的孔，中心孔为篮轴的位置，其他孔供取样或测量温度用。溶出杯置恒温水浴或其他适当的加热装置中。

（3）篮轴与电动机相连，由速度调节装置控制电动机的转速，使篮轴的转速在各品种项下规定转速的±4%范围之内。运转时整套装置应保持平稳，均不能产生明显的晃动或振动（包括装置所处的环境）。转篮旋转时，篮轴与溶出杯的垂直轴在任意一点的偏离均不得大于 2mm，转篮下缘的摆动幅度不得偏离轴心 1.0mm。

（4）仪器一般配有 6 套以上测定装置。

2. 第二法（桨法）

桨法除将转篮换成搅拌桨外，其他装置和要求与第一法相同。搅拌桨的下端及桨叶部分可涂适当的惰性材料（如聚四氟乙烯），其形状尺寸见图 6-8。桨杆对称度（即桨轴左侧距桨叶左边缘的距离与桨轴右侧距桨叶右边缘的距离之差）不得超过 0.5mm，桨轴和桨叶垂直度为 90°±0.2°；桨杆旋转时，桨轴与溶出杯的垂直轴在任意一点的偏差均不得大于 2mm；搅拌桨旋转时 A、B 两点的摆动幅度不得超过 0.5mm。

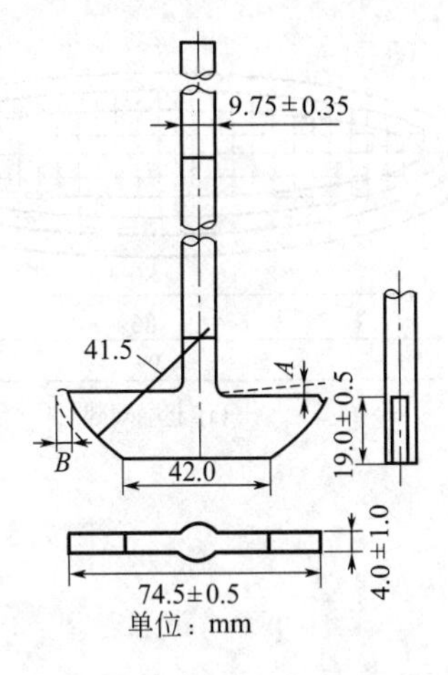

图 6-8　搅拌桨的形状尺寸

3. **第三法（小杯法）**

（1）溶出杯　一般是由硬质玻璃或其他惰性材料制成的、底部为半球形的 250ml 杯状容器，其形状尺寸见图 6-9（a）。内径为 62mm±3mm（圆柱部分内径最大值和内径最小值之差不得大于 0.5mm），高为 126mm ± 6mm，其他要求同第一法（2）。

（2）搅拌桨　形状尺寸见图 6-9（b）。桨杆上部直径为 9.75mm±0.35mm，桨杆下部直径为 6.0mm±0.2mm；桨杆对称度（即桨轴左侧距桨叶左边缘的距离与桨轴右侧距桨叶右边缘的距离之差）不得超过 0.5mm，桨轴和桨叶垂直度为 90°±0.2°；桨杆旋转时，桨轴与溶出杯的垂直轴在任一点的偏差均不得大于 2mm；搅拌桨旋转时，A、B 两点的摆动幅度不得超过 0.5mm。

（3）桨杆与电动机相连，转速应在各品种项下规定转速的±4%范围之内。其他要求同第二法。

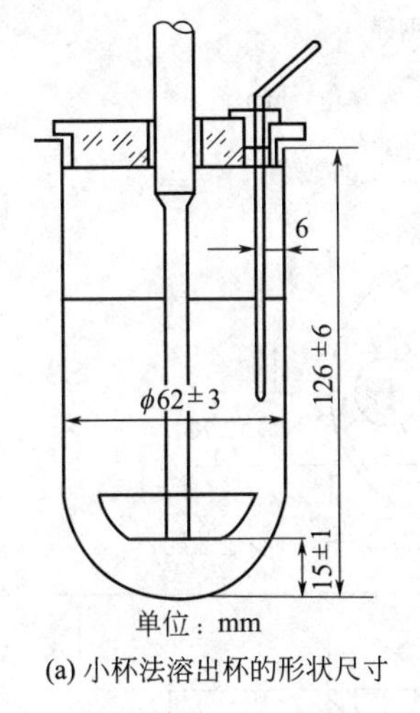

(a) 小杯法溶出杯的形状尺寸

单位：mm

(b) 小杯法搅拌桨的形状尺寸

图 6-9　小杯法仪器装置

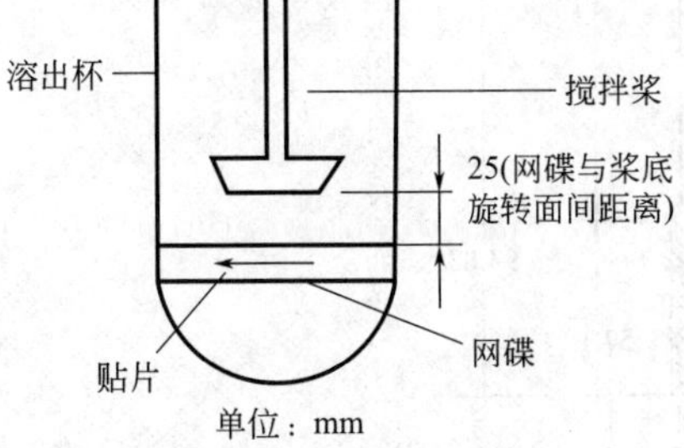

单位：mm

图 6-10　桨碟法方法 1 装置

4. **第四法（桨碟法）**

方法 1　搅拌桨、溶出杯按第二法，溶出杯中放入用于放置贴片的不锈钢网碟（图 6-10），网碟装置见图 6-11。

方法 2　除将方法 1 的网碟换成图 6-12 所示的网碟外，其他装置和要求与方法 1 相同。

5. **第五法（转筒法）**

溶出杯按第二法，但搅拌桨另用不锈钢转筒装置替代。组成搅拌装置的杆和转筒均由不锈钢制成，其规格尺寸见图 6-13。

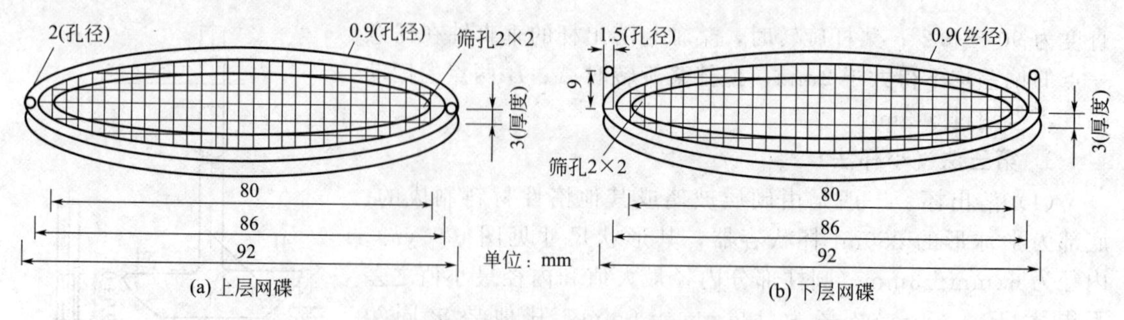

图 6-11 桨碟法方法 1 的网碟装置

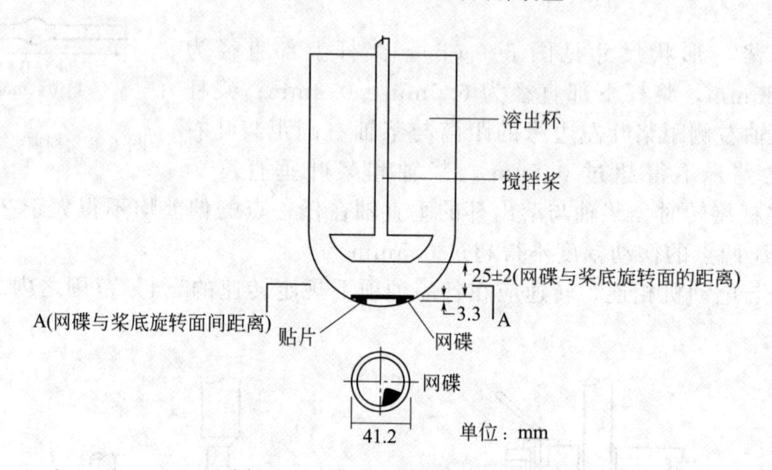

图 6-12 桨碟法方法 2 的装置

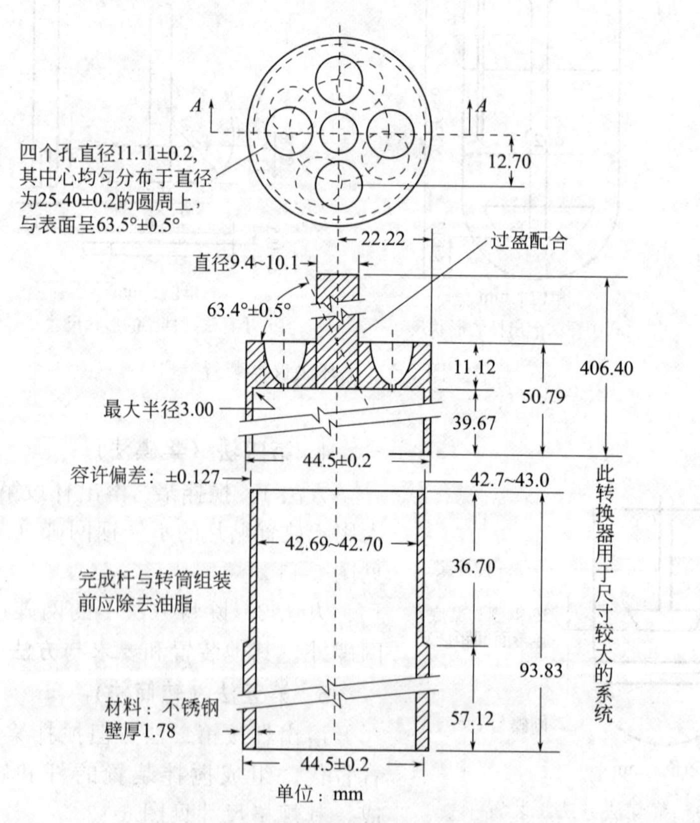

图 6-13 转筒法搅拌装置的规格尺寸

(三) 测定法

以第一法（篮法）和第二法（浆法）的普通制剂为例说明。

1. 普通制剂

(1) 仪器调试　测定前，应对仪器装置进行必要的调试，使转篮或桨叶底部距溶出杯的内底部 25mm±2mm。

(2) 溶出介质　分别量取溶出介质至各溶出杯内，实际量取的体积与规定体积的偏差应在±1% 范围之内，待溶出介质温度恒定在 37℃±0.5℃。

(3) 溶出　取供试品 6 片（粒、袋），如为第一法，分别投入 6 个干燥的转篮内，将转篮降入溶出杯中；如为第二法，分别投入 6 个溶出杯内（当品种项下规定需要使用沉降篮时，可将胶囊剂先装入规定的沉降篮内；品种项下未规定使用沉降篮时，如胶囊剂浮于液面，可用一小段耐腐蚀的细金属丝轻绕于胶囊外壳。沉降篮的形状尺寸如图 6-14 所示）。注意避免供试品表面产生气泡，立即按各品种项下规定的转速启动仪器，计时。

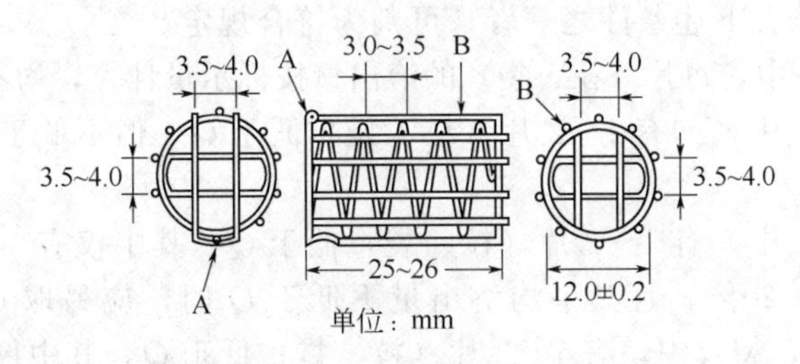

图 6-14　沉降篮结构

A—耐酸金属卡；B—耐酸金属支架

(4) 取样　至规定的取样时间（实际取样时间与规定时间的差异不得过±2%），吸取溶出液适量（取样位置应在转篮或桨叶顶端至液面的中点，距溶出杯内壁 10mm 处；需多次取样时，所量取溶出介质的体积之和应在溶出介质的 1%之内，如超过总体积的 1%时，应及时补充相同体积的、温度为 37℃±0.5℃的溶出介质，或在计算时加以校正）。

(5) 过滤　立即用适当的微孔滤膜滤过，自取样至滤过应在 30s 内完成。

(6) 测定　取澄清滤液，照该品种项下规定的方法测定，计算每片（粒、袋）的溶出量。

(7) 分析方法及计算　分析方法包括紫外-可见分光光度法、荧光分析法或高效液相色谱法等。紫外-可见分光光度法或荧光分析法应记录测定波长与吸光度或荧光强度，用对照品时，应记录称取量与稀释倍数；高效液相色谱法应记录色谱条件与峰面积、对照品的称取量与稀释倍数。

其中紫外-可见分光光度法最为常用。五种测定法中，当采用原位光纤实时测定时，辅料的干扰应可以忽略，或可以通过设定参比波长等方法消除；原位光纤实时测定主要适用于溶出曲线和缓释制剂溶出度的测定。

溶出量以相当于标示量的百分数表示，计算每个溶出量，必要时计算其平均值。

$$溶出量(\%)=\frac{溶出质量}{标示量}\times 100\%$$

① 采用吸收系数（$E_{1cm}^{1\%}$）时的计算：

$$溶出量(\%)=\frac{A\times 1\%\times D\times V}{E_{1cm}^{1\%}\times L\times 标示量}\times 100\%$$

式中，A 为吸光度；D 为稀释倍数；V 为溶出介质的体积，ml。

② 采用对照品时的计算：

$$溶出量(\%)=\frac{ADVW_r}{A_rD_rV_rW}\times100\%$$

式中，A 为供试品的吸光度或峰面积；A_r 为对照品的吸光度或峰面积；D 为供试品的稀释倍数；D_r 为对照品的稀释倍数；V 为供试品溶出介质的体积，ml；V_r 为对照品的溶解体积，ml；W 为供试品的标示量，mg；W_r 为对照品的取样量，mg。

③ 自身对照法的计算：

$$溶出量(\%)=\frac{ADVW_r}{A_rD_rV_rW}\times100\%$$

式中，A 为供试品的吸光度或峰面积；A_r 为自身对照溶液的吸光度或峰面积；D 为供试品的稀释倍数；D_r 为自身对照溶液的稀释倍数；V 为供试品溶出介质的体积，ml；V_r 为自身对照溶液的体积，ml；W 为供试品的平均片重或平均装量，g；W_r 为自身对照的取用量（即约相当于平均片重或平均装量的供试品的量）g。

(8) 结果判断　符合下述条件之一者，可判为符合规定。

① 6 片（粒、袋）中，每片（粒、袋）的溶出量按标示量计算，均不低于规定限度（Q）。

② 6 片（粒、袋）中，如有 1～2 片（粒、袋）低于 Q，但不低于 $Q-10\%$，且其平均溶出量不低于 Q。

③ 6 片（粒、袋）中，有 1～2 片（粒、袋）低于 Q，其中仅有 1 片（粒、袋）低于 $Q-10\%$，但不低于 $Q-20\%$，且其平均溶出量不低于 Q 时，应另取 6 片（粒、袋）复试；初、复试的 12 片（粒、袋）中，有 1～3 片（粒、袋）低于 Q，其中仅有 1 片（粒、袋）低于 $Q-10\%$，但不低于 $Q-20\%$，且其平均溶出量不低于 Q。

以上结果判断中所示的“10%”“20%”是指相对于标示量的百分率（%）。

2. 缓释制剂或控释制剂

缓释制剂或控释制剂的测定照普通制剂方法操作，但至少采用 3 个取样时间点，在规定取样时间点，吸取溶液适量，及时补充相同体积的、温度为 37℃±0.5℃的溶出介质，滤过，自取样至滤过应在 30s 内完成。照各品种项下规定的方法测定，计算每片（粒）的溶出量。

除另有规定外，符合下述条件之一者，可判为符合规定。

① 6 片（粒）中，每片（粒）在每个时间点测得的溶出量按标示量计算，均未超出规定范围。

② 6 片（粒）中，在每个时间点测得的溶出量，如有 1～2 片（粒）超出规定范围，但未超出规定范围的 10% ，且在每个时间点测得的平均溶出量未超出规定范围。

③ 6 片（粒）中，在每个时间点测得的溶出量，如有 1～2 片（粒）超出规定范围，其中仅有 1 片（粒）超出规定范围的 10%，但未超出规定范围的 20%，且其平均溶出量未超出规定范围，应另取 6 片（粒）复试；初、复试的 12 片（粒）中，在每个时间点测得的溶出量，如有 1～3 片（粒）超出规定范围，其中仅有 1 片（粒）超出规定范围的 10%，但未超出规定范围的 20%，且其平均溶出量未超出规定范围。

以上结果判断中所示超出规定范围的“10%”“20%”是指相对于标示量的百分率（%）。其中超出规定范围 10%是指：每个时间点测得的溶出量不低于低限的−10%，或不超过高限的+10%；每个时间点测得的溶出量应包括最终时间测得的溶出量。

3. 肠溶制剂

(1) 方法 1

① 酸中溶出量。除另有规定外，分别量取 0.1mol/L 盐酸溶液 750ml 至各溶出杯内，

实际量取的体积与规定体积的偏差应在±1%范围之内，待溶出介质温度恒定在37℃±0.5℃。取供试品6片（粒）分别投入转篮或溶出杯中（当品种项下规定需要使用沉降篮时，可将胶囊剂先装入规定的沉降篮内；品种项下未规定使用沉降篮时，如胶囊剂浮于液面，可用一小段耐腐蚀的细金属丝轻绕于胶囊外壳），注意避免供试品表面产生气泡，立即按各品种项下规定的转速启动仪器，2h后在规定的取样点吸取溶出液适量，滤过，自取样至滤过应在30s内完成。按各品种项下规定的方法测定，计算每片（粒）的酸中溶出量。

其他操作同第一法和第二法项下普通制剂。

② 缓冲液中溶出量。上述酸液中加入温度为37℃±0.5℃的0.2mol/L磷酸钠溶液250ml（必要时用2mol/L盐酸溶液或2mol/L氢氧化钠溶液调节pH值至6.8），继续运转45min，或按各品种项下规定的时间，在规定取样点吸取溶出液适量，滤过，自取样至滤过应在30s内完成。按各品种项下规定的方法测定，计算每片（粒）的缓冲液中溶出量。

（2）方法2

① 酸中溶出量。除另有规定外，量取0.1mol/L盐酸溶液900ml，注入每个溶出杯中，照方法1中酸中溶出量项下进行测定。

② 缓冲液中溶出量。弃去上述各溶出杯中酸液，立即加入温度为37℃±0.5℃的磷酸盐缓冲液（取0.1mol/L盐酸溶液和0.2mol/L磷酸钠溶液，按3∶1混合均匀，必要时用2mol/L盐酸溶液或2mol/L氢氧化钠溶液调节pH值至6.8）900ml，或将每片（粒）转移入另一盛有温度为37℃±0.5℃的磷酸盐缓冲液（pH6.8）900ml的溶出杯中，照方法1缓冲液中溶出量项下进行测定。

（3）除另有规定外，符合下述条件之一者，可判为符合规定。

① 酸中溶出量

A.6片（粒）中，每片（粒）的溶出量均不大于标示量的10%。

B.6片（粒）中，有1～2片（粒）大于10%，但其平均溶出量不大于10%。

② 缓冲液中溶出量

A.6片（粒）中，每片（粒）溶出量按标示量计算均不低于规定限度（Q）；除另有规定外，Q应为标示量的70%。

B.6片（粒）中仅有1～2片（粒）低于Q，但不低于Q－10%，且其平均溶出量不低于Q。

C.6片（粒）中如有1～2片（粒）低于Q，其中仅有1片（粒）低于Q－10%，但不低于Q－20%，且其平均溶出量不低于Q时，应另取6片（粒）复试；初、复试的12片（粒）中有1～3片（粒）低于Q，其中仅有1片（粒）低于Q－10%，但不低于Q－20%，且其平均溶出量不低于Q。

以上结果判断中所示的“10%”“20%”是指相对于标示量的百分率（%）。

4. 透皮贴剂

除另有规定外，同缓释制剂或控释制剂。

（四）其他测定法

1. 第三法

普通制剂　测定前，应对仪器装置进行必要的调试，使桨叶底部距溶出杯的内底部15mm±2mm。分别量取溶出介质至各溶出杯内，介质的体积150～250ml，实际量取的体积与规定体积的偏差应在±1%范围之内（当品种项下规定需要使用沉降装置时，可将胶囊剂先装入规定的沉降装置内；品种项下未规定使用沉降装置时，如胶囊剂浮于液面，可用一小段耐腐蚀的细金属丝轻绕于胶囊外壳）。以下操作同第二法。取样位置应在桨叶顶端至液面的中点，距溶出杯内壁6mm处。

缓释制剂或控释制剂　照第三法普通制剂方法操作，其余要求同第一法和第二法项下缓释制剂或控释制剂。

2. **第四法**

透皮贴剂　分别量取溶出介质置各溶出杯内，实际量取的体积与规定体积的偏差应在±1%范围之内，待溶出介质预温至32℃±0.5℃；将透皮贴剂固定于两层碟片之间（方法1）或网碟上（方法2），溶出面朝上，尽可能地使其保持平整。再将网碟水平放置于溶出杯下部，并使网碟与桨底旋转面平行，两者相距25mm±2mm，按品种正文规定的转速启动装置。在规定取样时间点，吸取溶出液适量，及时补充相同体积的、温度为32℃±0.5℃的溶出介质。

其他操作同第一法和第二法项下的缓释制剂或控释制剂。

3. **第五法**

透皮贴剂　分别量取溶出介质至各溶出杯内，实际量取的体积与规定体积的偏差应在±1%范围之内，待溶出介质预温至32℃±0.5℃；除另有规定外，按下述进行准备，除去贴剂的保护套，将有黏性的一面置于一片铜纺上，铜纺的边比贴剂的边至少大1cm。将贴剂的铜纺覆盖面朝下放置于干净的表面，涂布适宜的胶黏剂于多余的铜纺边。如需要，可将胶黏剂涂布于贴剂背面。干燥1min，仔细将贴剂涂胶黏剂的面安装于转筒外部，使贴剂的长轴通过转筒的圆心。挤压铜纺面除去引入的气泡。将转筒安装在仪器中，试验过程中保持转筒底部距溶出杯内底部25mm±2mm，立即按品种正文规定的转速启动仪器。在规定取样时间点，吸取溶出液适量，及时补充相同体积的、温度为32℃±0.5℃的溶出介质。同法测定其他透皮贴剂。

其他操作同第一法和第二法项下的缓释制剂或控释制剂。

(五) 注意事项

(1) 溶出度仪的适用性及性能确认试验　除仪器的各项机械性能应符合上述规定外，还应用溶出度标准片对仪器进行性能确认试验，按照标准片的说明书操作，试验结果应符合标准片的规定。在达到该品种规定的溶出时间时，应在仪器开动的情况下取样。

(2) 溶出介质　应使用各品种项下规定的溶出介质，除另有规定外，室温下体积为900ml，并应新鲜配制和经脱气处理；如果溶出介质为缓冲液，当需要调节pH值时，一般调节pH值至规定pH值±0.05之内。

(3) 取样时间　应按照品种正文中规定的取样时间取样，自取样至过滤的时间应在30s内。

(4) 除另有规定外，颗粒剂或干混悬剂的投样应在溶出介质表面分散投样，避免集中投样。

(5) 如胶囊壳对分析有干扰，应取不少于6粒胶囊，除尽内容物后，置一个溶出杯内，按该品种项下规定的分析方法测定空胶囊的平均值，做必要的校正。如校正值大于标示量的25%，试验无效；如校正值不大于标示量的2%，可忽略不计。

(6) 应记录试验内容，包括测定方法、溶出介质及加入量、转速、温度、取样时间、取样体积及滤材、分析方法等。

【实例6-3】　磷酸川芎嗪胶囊

取本品（规格为50mg），照溶出度与释放度测定法（《中国药典》2020年版通则0931

第一法)，以水900ml为溶出介质，转速为每分钟100转，依法操作，经20min时，取溶液10ml滤过，精密量取续滤液3ml置10ml量瓶中，用水稀释至刻度，摇匀。照紫外-可见分光光度法，在295nm的波长处测定吸光度，按 $C_8H_{12}N_2 \cdot H_3PO_4 \cdot H_2O$ 的吸收系数（$E_{1cm}^{1\%}$）为326计算每粒的溶出量。限度为标示量的70%，应符合规定。

照溶出度与释放度测定法（第一法)，依法测定。

溶出仪：JRS-8G（C0530）　　　　转速：100r/min

介质名称及用量：水900ml　　　　介质温度：37℃

取样时间：45min

紫外-可见分光光度计：岛津UV-2450（C0630）

测得六粒的吸光度：0.423、0.418、0.413、0.415、0.431、0.428

结果计算：

$$溶出量(\%)=\frac{A\times1\%\times D\times V}{E_{1cm}^{1\%}\times L\times 标示量}\times100\%=\frac{0.423\times1\%\times\frac{10}{3}\times900}{326\times1\times50\times10^{-3}}\times100\%=77.9\%$$

式中，A 为供试品溶液的吸光度；$E_{1cm}^{1\%}$ 为供试品溶液的百分吸收系数；L 为吸收池的厚度，cm；D 为供试品溶液的稀释倍数；V 为供试品溶液的体积，ml。

同法算出其余五粒的溶出量：76.9%、76.0%、76.4%、79.3%、78.8%

平均溶出量：78%

结论：符合规定（限度为标示量的70%)。

课堂思考

哪些制剂需要检查溶出度？为什么？

【实例6-4】 盐酸维拉帕米缓释片的释放度检查

取本品（规格为120mg)，照溶出度与释放度测定法（通则0931第二法）测定，以水1000ml为溶出介质，转速为每分钟50转，依法操作，在2h、6h和12h分别取溶液10ml，滤过，并及时补充相同温度、相同体积的释放介质，分别精密量取续滤液各5ml，各加水定量稀释成每1ml中约含20μg的溶液，照紫外-可见分光光度法，在229nm波长处分别测定吸光度。按 $C_{27}H_{38}N_2O_4 \cdot HCl$ 的吸收系数（$E_{1cm}^{1\%}$）为313计算出每片在不同时间的释放量。本品每片在2h、6h和12h的释放量应分别相应为标示量的20%～45%、45%～70%与70%以上，均应符合规定。

照释放度测定法（第一法）依法测定。

溶出仪：JRS-8G（C0530）　　　　转速：50r/min

介质名称及用量：水1000ml　　　　介质温度：37℃

取样时间：2h、6h和12h

紫外-可见分光光度计：岛津UV-2450（C0630）

供试品溶液：依法操作，在2h、6h和12h分别取溶液10ml，滤过，并及时补充相同温度、相同体积的释放介质，分别精密量取续滤液各5ml，各加水定量稀释成每1ml中约含20μg的溶液，照紫外-可见分光光度法，在229nm波长处分别测定吸光度。按 $C_{27}H_{38}N_2O_4 \cdot$ HCl的吸收系数（$E_{1cm}^{1\%}$）为313计算出每片在不同时间的释放量。

2h对应的各续滤液5ml分别置10ml的量瓶中并加水至刻度，对应吸光度分别为

0.530、0.541、0.590、0.530、0.590、0.540。

6h 对应的各续滤液 5ml 分别置 25ml 的量瓶中并加水至刻度，对应吸光度分别为 0.409、0.388、0.400、0.430、0.410、0.362。

12h 对应的各续滤液 5ml 分别置 25ml 的量瓶中并加水至刻度，对应吸光度分别为 0.552、0.560、0.581、0.592、0.553、0.542。

结果计算：

（1）2h 的释放量为：

$$释放量(\%)=\frac{A\times1\%\times D\times V}{E_{1cm}^{1\%}\times L\times 标示量}\times100\%=\frac{0.530\times1\%\times\frac{10}{5}\times1000}{313\times1\times120\times10^{-3}}\times100\%=28.2\%$$

同法算出其余五片的释放量分别为 28.8%、31.4%、28.2%、31.4%、28.8%，六片的释放量均在 20%～45%范围内，符合规定。

（2）6h 的释放量为：

$$释放量(\%)=\frac{A\times1\%\times D\times V}{E_{1cm}^{1\%}\times L\times 标示量}\times100\%=\frac{0.409\times1\%\times\frac{25}{5}\times1000}{313\times1\times120\times10^{-3}}\times100\%=54.4\%$$

同法算出其余五片的释放量分别为 51.6%、53.2%、57.2%、54.6%、48.2%，六片的释放量均在 45%～70%范围内，符合规定。

（3）12h 的释放量为：

$$释放量(\%)=\frac{A\times1\%\times D\times V}{E_{1cm}^{1\%}\times L\times 标示量}\times100\%=\frac{0.552\times1\%\times\frac{25}{5}\times1000}{313\times1\times120\times10^{-3}}\times100\%=73.5\%$$

同法算出其余五片的释放量分别为 74.5%、77.3%、78.8%、73.6%、72.2%，六片的释放量均大于 70%，符合规定。

结论：本品的释放度符合规定。

课堂思考

1. 哪些制剂须检查释放度？
2. 释放度和溶出度测定法有何异同点？

四、重量差异检查法

1. 简述

由于药品本身的性质，以及工艺、设备和管理方面的因素，药品的重量（装量）在一定限度内允许存在偏差。但若超限，则难以保证临床用药的准确剂量，剂量过小，不能达到预期的疗效；剂量过大，可能会引起严重的不良反应，甚至中毒事故。因此，进行重（装）量差异检查，对于保证临床用药的安全性和有效性是十分必要的。

《中国药典》规定片剂、栓剂、丸剂、膜剂等剂型需进行重量差异检查，凡规定检查含量均匀度的制剂，可不进行“重量差异”检查。

2. 仪器

分析天平：感量 0.1mg（适用于平均片重 0.30g 以下的片剂）或感量 1mg（适用于平均片重 0.30g 或 0.30g 以上的片剂）。

3. **操作方法**

取空称量瓶，精密称定重量；再取供试品 20 片，置此称量瓶中，精密称定。两次称量值之差即为 20 片供试品的总重量，除以 20，得平均片重（$\overline{m}$）。

从已称定总重量的 20 片供试品中，依次用镊子取出 1 片，分别精密称定重量，得各片重量。每片重量与平均片重比较（凡无含量测定的片剂，每片重量应与标示片重比较），按表 6-4 中的规定，超出重量差异限度的不得多于 2 片，并不得有 1 片超出限度 1 倍。

表 6-4 片剂重量差异限度表

平均重量	重量差异限度
0.30g 以下	±7.5%
0.30g 及 0.30g 以上	±5%

4. **注意事项**

① 在称量前后，均应仔细查对药片数。称量过程中，应避免用手直接接触供试品。已取出的药片，不得再放回供试品原包装容器内。

② 遇有检出超出重量差异限度的药片，宜另器保存，供必要时的复核用。

③ 糖衣片应在包衣前检查片心的重量差异，符合规定后方可包衣。包衣后不再检查重量差异。薄膜衣片在包衣后也应检查重量差异。

5. **记录与计算**

① 记录每次称量数据。

② 求出平均片重（$\overline{m}$），保留三位有效数字。

③ 按表 6-4 规定的重量差异限度，求出允许片重范围（$\overline{m}\pm\overline{m}\times$重量差异限度）。

④ 遇有超出允许片重范围并处于边缘者，应再与平均片重相比较，计算出该片重量差异的百分率，再根据表 6-4 规定的重量差异限度作为判定的依据（避免在计算允许装量范围时受数值修约的影响）。

6. **结果判定**

① 每片重量均未超出允许片重范围（$\overline{m}\pm\overline{m}\times$重量差异限度）；或与平均片重相比较（凡无含量测定的片剂，每片重量应与标示片重相比较），均未超出表 6-4 中的重量差异限度；或超出重量差异限度的药片不多于 2 片，且均未超出限度 1 倍；均判为符合规定。

② 每片重量与平均片重相比较，超出重量差异限度的药片多于 2 片；或超出重量差异限度的药片虽不多于 2 片，但其中 1 片超出限度的 1 倍；均判为不符合规定。

【实例 6-5】 维生素 C 片的重量差异检查

取维生素 C 片 20 片，检查重量差异。

称量　称量瓶重＋20 片重　39.845g

　　　称量瓶重　36.832g

　　　20 片重　3.013g

　　　$\overline{m}$　0.1507g

20 片的重量：0.150g、0.151g、0.149g、0.149g、0.150g、0.144g、0.153g、0.151g、0.154g、0.157g、0.149g、0.155g、0.152g、0.155g、0.150g、0.156g、0.153g、0.153g、0.156g、0.157g。

允许片重范围：0.139～0.162g。

结论：符合规定。

课堂思考

请问哪些剂型需要检查重量差异？有什么意义？

五、装量差异检查法

1. 简述

由于药品本身的性质，以及工艺、设备和管理方面的因素，药品的装量在一定限度内允许存在偏差。但若超限，则难以保证临床用药的准确剂量，剂量过小，不能达到预期的疗效；剂量过大，可能会引起严重的不良反应，甚至中毒事故。因此，进行装量差异检查，对于保证临床用药的安全性和有效性是十分必要的。

《中国药典》规定注射剂（注射用无菌粉末）、胶囊剂、颗粒剂等剂型需进行装量差异检查。

凡规定检查含量均匀度的制剂，可不进行“装量差异”检查。

本检查法以注射剂（注射用无菌粉末）为例。

2. 仪器

分析天平［感量 0.1mg（适用于平均装量为 0.15g 及其以下的粉针剂）或感量 1mg（适用于平均装量在 0.15g 以上的粉针剂）］。

3. 操作方法

（1）取供试品 5 瓶（支），除去瓶签（若为纸标签，用水润湿后除去纸屑；若为直接在玻璃上印字标签，用适当有机溶剂擦除字迹），容器外壁用乙醇擦净，置干燥器内放置 1～2h，待干燥后，除去铝盖，分别编号，依次放于固定位置。

（2）轻扣橡皮塞或安瓿颈，使其上附着的粉末全部落下，开启容器（注意避免玻璃屑等异物落入容器中），分别迅速精密称定每瓶（支）的重量，倾出内容物，容器用水、乙醇洗净，依次放回原固定位置，在适当的条件下干燥后，再分别精密称定每一容器的重量，即可求出每 1 瓶（支）的装量和平均装量。

4. 注意事项

（1）开启安瓿装粉针时，应避免玻璃屑落入或溅失；开启橡皮塞铝盖间玻璃瓶装粉时，应先稍稍打开橡皮内塞使瓶内外的气压平衡，再盖紧后称重。

（2）用水、乙醇洗涤倾去内容物后的容器时，慎勿将瓶外编号的字迹擦掉，以免影响称量结果，并将空容器与原橡皮塞或安瓿颈部配对，放于原固定位置。

（3）空容器的干燥，一般可用 60～70℃加热 1～2h，也可在干燥器内干燥较长时间。

（4）称量空容器时，应注意瓶身与瓶塞（或折断的瓶颈部分）的配对。

5. 记录与计算

（1）记录每次称量的数据。

（2）根据每瓶（支）的重量与其空瓶重之差，求算每瓶（支）内容物的重量。

（3）每瓶（支）内容物重量之和除以 5（复试时除以 10），即得平均装量（$\overline{m}$），保留三位有效数字。

（4）按表 6-5 规定装量差异限度，求出允许装量范围（$\overline{m} \pm \overline{m}$×装量差异限度）。

（5）遇有超出允许装量范围并处于边缘者，应再与平均装量相比较，计算出装量差异的百分率，再根据表 6-5 规定的装量差异限度，作为判定的依据（避免计算允许装量范围时受数值修约的影响）。

表 6-5　注射用无菌粉末装量差异限度表

平均装量或标示装量	装量差异限度
0.05g 及 0.05g 以下	±15%
0.05g 以上至 0.15g	±10%
0.15g 以上至 0.50g	±7%
0.50g 以上	±5%

6. 结果判定

（1）每 1 瓶（支）中的装量均未超出允许装量范围（$\overline{m} \pm \overline{m} \times$装量差异限度）；或其装量差异均未超过表 6-5 规定者；均判为符合规定。

（2）初试结果如仅有 1 瓶（支）的装量差异超过装量差异限度时，应另取 10 瓶（支）复试。

复试结果每 1 瓶（支）的装量差异与装量差异限度相比较，均未超过者，可判为符合规定；若仍有 1 瓶（支）或 1 瓶（支）以上超出时，则判为不符合规定。

课堂思考

请问哪些剂型需要进行装量差异检查？有什么意义？

六、含量均匀度检查法

1. 简述

在生产过程中，某些小剂量的剂型由于工艺或设备的原因，可引起含量均匀度的差异。本检查法的目的在于控制每片（个）含量的均一性，以保证用药剂量的准确。

含量均匀度系指小剂量或单剂量的固体制剂、半固体制剂和非均相液体制剂的每片（个）含量符合标示量的程度。它不仅要求单剂活性成分含量分布均匀，而且要准确地集中分布在标示量的附近，对保证用药的安全和有效有重要意义，比重（装）量差异检查能更好地控制单剂含量的准确均匀。

各种固体制剂、半固体制剂和非均相液体制剂的含量测定，测定的是多个单剂的平均含量，而不是单剂含量，故药典规定含量均匀度检查法和含量测定要互相配合，同时进行，以便全面控制以上制剂的质量，确保用药的安全和有效。

除另有规定外，片剂、硬胶囊剂、颗粒剂或散剂等，每一个单剂标示量小于 25mg 或主药含量小于每一个单剂重量 25%者；药物间或药物与辅料间采用混粉工艺制成的注射用无菌粉末；内充非均相溶液的软胶囊；单剂量包装的口服混悬液、透皮贴剂和栓剂等品种项下规定含量均匀度应符合要求的制剂，均应检查含量均匀度。复方制剂仅检查符合上述条件的组分，多种维生素或微量元素一般不检查含量均匀度。

凡检查含量均匀度的制剂，一般不再检查重（装）量差异；当全部主成分均进行含量均匀度检查时，复方制剂一般亦不再检查重（装）量差异。

2. 操作方法

供试品　初试10片（个），复试20片（个）。

除另有规定外，取供试品10片（个），照各品种项下规定的方法，分别测定每片（个）的响应值（如吸光度或峰面积等）或含量。

3. 注意事项

① 供试品的主药必须溶解完全，必要时可用乳钵研磨或超声处理，促使溶解，并定量转移至量瓶中。

② 测定时溶液必须澄清，如过滤不清，可离心后，取澄清液测定。

③ 用紫外-可见分光光度法测定含量均匀度时，所用溶剂需一次配够，当用量较大时，即使是同批号的溶剂，也应混合均匀后使用。

4. 结果记录与处理

① 应记录所用检测方法，所用仪器型号（或编号），以及每片（个）测得的响应值等数据。

② 根据测得的响应值，分别计算出每片（个）以标示量为100的相对含量X_i，求其均值X_i和标准差S $\left(S=\sqrt{\frac{\sum_{i=1}^{n}(X_i-\overline{X})^2}{n-1}}\right)$以及标示量与均值之差的绝对值$A$（$A=|100-\overline{X}|$）。

5. 结果判断

① 如$A+2.2S\leqslant L$，则供试品的含量均匀度符合规定。

② 若$A+S>L$，则不符合规定。

③ 若$A+2.2S>L$，且$A+S\leqslant L$，则应另取供试品20个复试。

根据初、复试结果，计算30个的均值$\overline{X}$、标准差S和标示量与均值之差的绝对值A。再按下述公式计算并判定。

（1）当$A\leqslant 0.25L$时，若$A^2+S^2\leqslant 0.25L^2$，则供试品的含量均匀度符合规定；若$A^2+S^2>0.25L^2$，则不符合规定。

（2）当$A>0.25L$时，若$A+1.7S\leqslant L$，则供试品的含量均匀度符合规定；若$A+1.7S>L$，则不符合规定。

上述公式中，L为规定值。除另有规定外，$L=15.0$；单剂量包装的口服混悬液，内充非均相溶液的软胶囊，胶囊型或泡囊型的粉雾剂，单剂量包装的眼用、耳用、鼻用混悬剂、固体或半固体制剂，$L=20.0$；透皮贴剂、栓剂，$L=25.0$。

如该品种项下规定含量均匀度的限度为±20%或其他数值时，$L=20.0$或其他相应的数值。

当各品种正文项下含量限度规定的上、下限的平均值（T）大于100.0（%）时，若$\overline{X}<100.0$，则$A=100-\overline{X}$；若$100.0\leqslant\overline{X}\leqslant T$，则$A=0$；若$\overline{X}>T$，则$A=\overline{X}-T$。同上法计算，判定结果，即得。当$T<100.0$（%）时，应在各品种正文中规定$A$的计算方法。

当含量测定与含量均匀度检查所用检测方法不同时，而且含量均匀度未能从响应值求出每一个单剂含量情况下，可取供试品10个，照该品种含量均匀度项下规定的方法，分别测定，得仪器测得的响应值Y_i（可为吸光度、峰面积等），求其均值$\overline{Y}$。另由含量测定法测得以标示量为100的含量X_A，由X_A除以响应值的均值$\overline{Y}$，得比例系数K($K=X_A/\overline{Y}$)。将上述诸响应值Y_i与K相乘，求得每一个单剂以标示量为100的相对含量（%）x_i($x_i=KY_i$)，同上法求$\overline{X}$、S及A，计算并判定结果，即得。如需复试，应另取供试品20个，按上述方法测定，计算 30 个单剂的均值 $\overline{Y}$、比例系数 K、相对含量（%）X_i、标准差 S 和 A，判定结果，即得。

【实例 6-6】 艾司唑仑片的含量均匀度检查

取本品（规格为 1mg）10 片，分别置 100ml 量瓶中，加盐酸溶液（9→1000）适量，充分振摇，使艾司唑仑溶解，加盐酸溶液（9→1000）稀释至刻度，摇匀，滤过，取续滤液作为供试品溶液，在 268nm 波长处测定吸光度，按 $C_{16}H_{11}ClN_4$ 的吸收系数（$E_{1cm}^{1\%}$）为 352 计算，应符合规定。

照含量均匀度检查法，依法测定。

仪器：紫外-可见分光光度计 2400。

10 片的吸光度：0.355、0.349、0.356、0.352、0.355、0.354、0.350、0.349、0.352、0.356。

结果计算：

$$X=\frac{A\times 1\%\times D\times V}{E_{1cm}^{1\%}\times L\times 标示量}\times 100=\frac{0.355\times 1\%\times 1\times 100}{352\times 1\times 1\times 10^{-3}}\times 100=100.8$$

同法算出其余 9 片的相对含量：99.1、101.1、100.0、100.8、100.6、99.4、99.1、100.0、101.1。

$$\overline{X}=\frac{100.8+99.1+101.1+100.0+100.8+100.6+99.4+99.1+100.0+101.1}{10}=100.2$$

$$S=\sqrt{\frac{\sum(X-\overline{X})^2}{n-1}}=\sqrt{\frac{(100.8-100.2)^2+\cdots+(101.1-100.2)^2}{9}}$$

$$=\sqrt{\frac{0.6^2+(-1.1)^2+0.9^2+(-0.2)^2+0.6^2+0.4^2+(-0.8)^2+(-1.1)^2+(-0.2)^2+0.9^2}{9}}$$

$$=\sqrt{\frac{0.36+1.21+0.81+0.04+0.36+0.16+0.64+1.21+0.04+0.81}{9}}$$

$$=0.79$$

$$A=|100-100.2|=0.2$$

$$A+2.2S=0.2+2.2\times 0.79=1.9<15.0$$

结论：符合规定。

课堂思考

1. 符合哪些原则的药物应检查含量均匀度？
2. 含量均匀度和重（装）量差异检查有什么异同点？

七、最低装量检查法

1. 简述

本法适用于固体、半固体或液体制剂。凡放射性药品及制剂通则中规定检查重（装）量差异的剂型不再进行最低装量检查。

2. 操作方法

（1）重量法（适用于标示装量以重量计者）　除另有规定外，取供试品 5 个（50g 以上者3个），除去外盖和标签，容器外壁用适宜的方法清洁并干燥后，分别精密称定重量，除去内容物，容器内壁用适宜的溶剂洗净并干燥，再分别精密称定空容器的重量，求出每个容器内容物的装量与平均装量。

（2）容量法（适用于标示装量以容量计的制剂） 除另有规定外，取供试品5个（50ml以上者3个），开启时注意避免损失，将内容物转移至预经标化的干燥量入式量筒中（量具的大小应使待测体积至少占其额定体积的40%）。黏稠液体倾出后，除另有规定外，将容器倒置15min，尽量倾净。2ml及以下者用预经标化的干燥量入式注射器抽尽。读出每个容器内容物的装量，并求其平均装量，均应符合有关规定。如有1个容器装量不符合规定，则另取5个（50ml以上者3个）复试，应全部符合规定。

3. 记录与计算

① 记录室温、标示装量、仪器及其规格、每个容器内容物读数（ml），或每个供试品重量及其自身空容器重量，并求算每个容器装量。

② 每个容器装量之和除以5（或3），求得平均装量。

③ 按表6-6，求出每个容器允许的最低装量，以及黏稠液体允许的最低平均装量（保留三位有效数字）。

④ 如遇平均装量处于标示装量边缘者，计算出平均装量为标示量的百分率，再取三位有效数字。

表6-6 最低装量限度表

标示装量	注射液及注射用浓溶液		口服及外用固体、半固体、液体；黏稠液体	
	平均装量	每个容器装量	平均装量	每个容器装量
20g（ml）以下	—	—	不少于标示装量	不少于标示装量的93%
20g（ml）至50g（ml）	—	—	不少于标示装量	不少于标示装量的95%
50g（ml）以上	不少于标示装量	不少于标示装量的97%	不少于标示装量	不少于标示装量的97%

4. 注意事项

① 开启瓶盖时，应注意避免损失。

② 称量中，应注意每个供试品编号顺序和容器的对号。

③ 所用注射器或量筒必须洁净、干燥并经定期检定；其最大刻度值应与供试品的标示装量一致，或使待测体积至少占其额定体积的40%。

5. 结果与判定

① 每个容器的装量不少于允许最低装量百分率，且平均装量百分率不少于标示装量百分率，判为符合规定。

② 如仅有一个容器的装量不符合规定，则另取5个［50g（ml）以上者3个］复试，复试结果全部符合规定，仍可判为符合规定。

③ 初试结果的平均装量百分率少于标示装量百分率，或有一个以上容器的装量百分率不符合规定，或在复试中仍不能全部符合规定，均判为不符合规定。

【实例6-7】 布洛芬糖浆的最低装量检查

供试品：布洛芬糖浆（10ml：0.2mg）5个。

仪器及其规格：干燥并预经标化的10ml量筒。

标准规定：每个不得少于9.3ml，平均装量不得少于10ml。

检查结果：9.90ml、10.80ml、9.98ml、9.80ml、10.10ml，平均装量为10.12ml。

结论：符合规定。

课堂思考

哪些剂型应检查最低装量，有何意义？

八、可见异物检查法

1. **简述**

可见异物是指存在于注射剂、眼用液体制剂和无菌原料药中，在规定条件下目视可以观测到的任何不溶性物质，其粒径或长度通常大于 50μm。

注射剂、眼用液体制剂应在符合《药品生产质量管理规范》（GMP）的条件下生产，产品在出厂前应采用适宜的方法逐一检查并同时剔除不合格产品。临用前，也在自然光下目视检查（避免阳光直射），如有可见异物，不得使用。

《中国药典》四部收载的可见异物检查法有灯检法和光散射法。一般常用灯检法，也可采用光散射法。灯检法不适用的品种，如用有色透明容器包装或液体色泽较深（一般深于各标准比色液 7 号）的品种可选用光散射法。混悬型、乳状液型注射液和滴眼液不能使用光散射法。

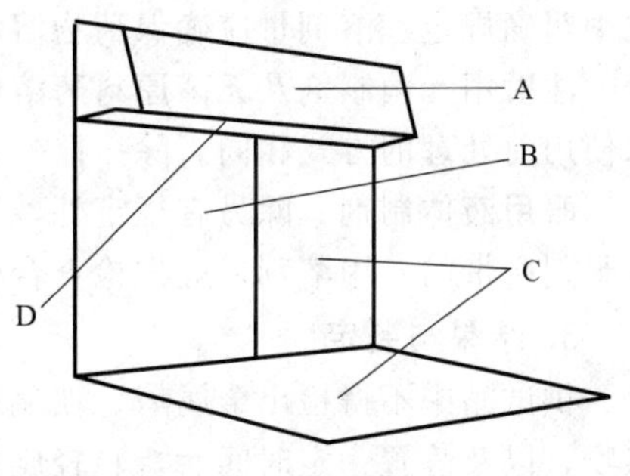

图 6-15　灯检法检查装置

A 为带有遮光板的日光灯光源，光照度可在 1000～4500lx 范围内调节；B 为不反光的黑色背景；C 为不反光的白色背景和底部（供检查有色异物）；D 为反光的白色背景（指遮光板内侧）

本节仅介绍灯检法。

2. **操作方法**

（1）环境、装置与人员

① 环境。实验室检测时，应避免引入可见异物。当制备注射用无菌粉末和无菌原料药供试品溶液时；或供试品的容器不适于检查（如透明度不够、不规则形状容器等），需转移至适宜容器中时，均应在 B 级的洁净环境（如层流净化台）中进行。

灯检法应在暗室中进行。

② 检查装置。见图 6-15。

③ 检查人员条件。远距离和近距离视力测验，均应为 4.9 或 4.9 以上（矫正后视力应为 5.0 或 5.0 以上）；应无色盲。

（2）检查法　按各类供试品的要求，取规定量供试品，除去容器标签，擦净容器外壁，必要时将药液转移至洁净透明的适宜容器内，将供试品置遮光板边缘处，在明视距离（指供试品至人眼的清晰观测距离，通常为 25cm），手持容器颈部，轻轻旋转和翻转容器（但应避免产生气泡），使药液中可能存在的可见异物悬浮，分别在黑色和白色背景下目视检查，重复观察，总检查时限为 20s。供试品装量每支（瓶）在 10ml 及 10ml 以下的，每次检查可手持 2 支（瓶）。50ml 或 50ml 以上大容量注射液按“直、横、倒”三步法旋转检视。供试品溶液中有大量气泡产生影响观察时，需静置足够时间至气泡消失后检查。

用无色透明容器包装的无色供试品溶液，检查时被观察供试品所处的光照度应为 1000～1500lx；用透明塑料容器包装、棕色透明容器包装的供试品或有色供试品溶液，光照度应为 2000～3000lx；混悬型供试品或乳状液，光照度应增加至约 4000lx。

注射液　除另有规定外，取供试品20支（瓶），按上述方法检查。

注射用无菌粉末　除另有规定外，取供试品5支（瓶），用适宜的溶剂和适当的方法使药粉全部溶解后，按上述方法检查。配带有专用溶剂的注射用无菌制剂，应先将专用溶剂按注射液要求检查并符合注射液的规定后，再用其溶解注射用无菌制剂。如经真空处理的供试品，必要时应用适当的方法破其真空，以便于药物溶解。低温冷藏的品种，应先将其放至室温，再进行溶解和检查。

无菌原料药　除另有规定外，按抽样要求称取各品种制剂项下的最大规格量5份，分别置洁净透明的适宜容器内，采用适宜的溶剂及适当的方法使药物全部溶解后，按上述方法检查。

注射用无菌制剂及无菌原料药所选用的适宜溶剂应无可见异物。如为水溶性药物，一般使用不溶性微粒检查用水（通则0903）进行溶解制备；如使用其他溶剂，则应在各品种正文中明确规定。溶剂量应确保药物溶解完全并便于观察。

注射用无菌制剂及无菌原料药溶解所用的适当方法，应与其制剂使用说明书中注明的临床使用前处理的方式相同。除振摇外，如需其他辅助条件，则应在各品种正文中明确规定。

眼用液体制剂　除另有规定外，取供试品20支（瓶），按上述方法检查。临用前配制的滴眼剂所带的专用溶剂，应先检查合格后，再用其溶解滴眼用制剂。

3. 结果与判定

供试品中不得检出金属屑、玻璃屑、长度超过2mm的纤维、最大粒径超过2mm的块状物，以及静置一定时间后，轻轻旋转时肉眼可见的烟雾状微粒沉积物、无法计数的微粒群或摇不散的沉淀，或是在规定时间内较难计数的蛋白质絮状物等明显可见异物。

供试品中如检出点状物、2mm以下的短纤维和块状物等微细可见异物，生化药品或生物制品若检出半透明的、小于约1mm的细小蛋白质絮状物或蛋白质颗粒等微细可见异物，除另有规定外，应分别符合有关规定。

生物制品注射液、滴眼剂结果判定，见表6-7；非生物制品注射液、滴眼剂结果判定见表6-8。

表6-7　生物制品注射液、滴眼剂结果判定

<table>
<tr><th rowspan="2">类别</th><th colspan="2">细微可见异物限度</th></tr>
<tr><th>初试20支（瓶）</th><th>初、复试40支（瓶）</th></tr>
<tr><td>注射液</td><td rowspan="2">装量50 ml及以下，每支（瓶）中微细可见异物不得超过3个
装量50ml以上，每支（瓶）中微细可见异物不得超过5个
如仅有1支（瓶）超出，符合规定
如检出2支（瓶）超出，复试
如检出3支（瓶）及以上超出，不符合规定</td><td>2支（瓶）以上超出，不符合规定</td></tr>
<tr><td>滴眼剂</td><td>3支（瓶）以上超出，不符合规定</td></tr>
</table>

表6-8　非生物制品注射液、滴眼剂结果判定

<table>
<tr><th colspan="2" rowspan="2">类别</th><th colspan="2">细微可见异物限度</th></tr>
<tr><th>初试20支（瓶）</th><th>初、复试40支（瓶）</th></tr>
<tr><td rowspan="2">注射液</td><td>静脉用</td><td>如1支（瓶）检出，复试
如2支（瓶）或以上检出，不符合规定</td><td>超出1支（瓶）检出，不符合规定</td></tr>
<tr><td>非静脉用</td><td>如1～2支（瓶）检出，复试
如2支（瓶）以上检出，不符合规定</td><td>超出2支（瓶）检出，不符合规定</td></tr>
</table>

续表

类别	细微可见异物限度	
	初试 20 支（瓶）	初、复试 40 支（瓶）
滴眼剂	如 1 支（瓶）检出，符合规定 如 2～3 支（瓶）检出，复试 如 3 支（瓶）以上检出，不符合规定	超出 3 支（瓶）检出，不符合规定

既可静脉用也可非静脉用的注射液，以及脑池内、硬膜外、椎管内用的注射液应执行静脉用注射液的标准，混悬液与乳状液仅对明显可见异物进行检查。

注射用无菌制剂 5 支（瓶）检查的供试品中如检出微细可见异物，每支（瓶）中检出微细可见异物的数量应符合规定；如有 1 支（瓶）超出限度规定，另取 10 支（瓶）同法复试，均应不超出限度规定。结果判定见表 6-9。

表 6-9 注射用无菌制剂结果判定

类别		每支（瓶）中微细可见异物限度
生物制品	复溶体积 50ml 及以下	≤3 个
	复溶体积 50ml 以上	≤5 个
非生物制品	冻干	≤3 个
	非冻干	≤5 个

无菌原料药 5 份检查的供试品中如检出微细可见异物，每份供试品中检出微细可见异物的数量应符合相应注射用无菌制剂的规定；如有 1 份超出限度规定，另取 10 份同法复试，均应不超出限度规定。

【实例 6-8】 盐酸氯丙嗪注射液的可见异物检查

取盐酸氯丙嗪注射液 20 支，照可见异物检查，依法检查。

方法：灯检法。

检查结果：没有检出可见异物。

结论：符合规定。

课堂思考

可见异物包括哪些？

第二节 制剂通则

为了预防、治疗、诊断疾病或有目的地调节人体的生理功能，为了便于药物的使用、贮藏和运输，原料药必须经过一定的工艺制成药物制剂。目前，几乎所有的药物都制成各种剂型供应给消费者。

制剂必须进行质量控制，药品质量控制的依据是药品质量标准。《中国药典》对各个制剂的质量控制通过“制剂通则”来实现。按《中国药典》中“制剂通则”常规检查项的方法和要求逐项进行检查，遵守“制剂通则”的各项规定是保证生产合格药品的前提条件，只有各检验项全部符合《中国药典》的规定要求，该制剂才能出厂。

一、常用剂型的检查项目

1. 片剂

片剂需要检查的项目见表 6-10。

表 6-10　片剂的检查项目

类别＼检查项目	重量差异	脆碎度	崩解时限	溶出度（释放度、融变时限）	微生物限度	其他
普通片 薄膜衣片	√ 包衣后检查		30min	凡检查溶出度（释放度、融变时限）的，不再检查崩解时限	√	残留溶剂
普通片 糖衣片	√ 包衣前检查		1h			
含片	√	√	10min		√	
舌下片	√	√	5min		√	
口腔贴片	√	√		溶出度或释放度	√	
咀嚼片	√	√			√	硬度
分散片	√	√		溶出度	√	分散均匀性
可溶片	√	√	3min		√	外用可溶片
泡腾片	√	√	5min		√	
阴道片	√	√		融变时限	√	
阴道泡腾片	√	√			√	发泡量、微生物限度
缓释片	√	√		释放度	√	
控释片	√	√		释放度	√	
肠溶片（结肠定位肠溶片）	√			释放度	√	
口崩片	√	√	√		√	

2. 注射剂

注射剂需要检查的项目和要求见表 6-11。

表 6-11　注射剂的检查项目

检查项目＼类别	注射液	注射用无菌粉末	注射用浓溶液
装量	√		√
装量差异		√	
渗透压摩尔浓度	静脉输液及椎管注射用注射液√		
可见异物	√	√	√
不溶性微粒	静脉注射、静脉滴注、鞘内注射、椎管内注射的溶液型注射液	√	√
无菌	√	√	√
细菌内毒素或热原	静脉用注射液		

二、各种剂型的检查项目

各种剂型需要检查的项目见表 6-12。

表 6-12 各种剂型的检查项目

<table>
<tr><th colspan="2">剂型</th><th>检查项目</th></tr>
<tr><td colspan="2">片剂</td><td>重量差异、崩解时限、发泡量、微生物限度</td></tr>
<tr><td colspan="2">注射剂</td><td>装量、装量差异、渗透压摩尔浓度、可见异物、不溶性微粒、无菌、细菌内毒素或热原</td></tr>
<tr><td colspan="2">胶囊剂</td><td>装量差异、崩解时限、微生物限度</td></tr>
<tr><td colspan="2">颗粒剂</td><td>粒度、干燥失重、溶化性、可溶颗粒、装量差异、装量、微生物限度</td></tr>
<tr><td colspan="2">眼用制剂</td><td>可见异物、粒度、沉降体积比、金属性异物、重量差异、装量、渗透压摩尔浓度、微生物限度、无菌</td></tr>
<tr><td colspan="2">鼻用制剂</td><td>沉降体积比、递送剂量均一性、装量差异、装量、无菌、微生物限度</td></tr>
<tr><td colspan="2">栓剂</td><td>重量差异、融变时限、微生物限度</td></tr>
<tr><td colspan="2">丸剂</td><td>水分、重量差异、装量差异、装量、溶散时限、微生物限度</td></tr>
<tr><td colspan="2">软膏剂、乳膏剂</td><td>粒度、装量、无菌、微生物限度</td></tr>
<tr><td colspan="2">糊剂</td><td>装量、微生物限度</td></tr>
<tr><td rowspan="4">吸入制剂</td><td>吸入气雾剂</td><td>递送剂量均一性、每瓶总揿次、微细粒子剂量、微生物限度</td></tr>
<tr><td>吸入粉雾剂</td><td>递送剂量均一性、微细粒子剂量、多剂量吸入粉雾剂总吸次、微生物限度</td></tr>
<tr><td>供雾化器用的液体制剂</td><td>递送速率和递送总量、微细粒子剂量、无菌</td></tr>
<tr><td>可转变成蒸气的制剂</td><td>微生物限度</td></tr>
<tr><td colspan="2">喷雾剂</td><td>每瓶总喷次、每喷喷量、每喷主药含量、递送剂量均一性、微细粒子剂量、装量差异、装量、无菌、微生物限度
吸入喷雾剂除符合喷雾剂项下要求外，还应符合吸入制剂相关项下要求；鼻用喷雾剂除符合喷雾剂项下要求外，还应符合鼻用制剂相关项下要求</td></tr>
<tr><td colspan="2">气雾剂</td><td>每瓶总揿次、递送剂量均一性、每揿主药含量、喷射速率、喷出总量、每揿喷量、粒度、装量、无菌、微生物限度
吸入气雾剂除符合气雾剂项下要求外，还应符合吸入制剂相关项下要求；鼻用气雾剂除符合气雾剂项下要求外，还应符合鼻用制剂相关项下要求</td></tr>
<tr><td colspan="2">凝胶剂</td><td>pH 值、粒度、装量、无菌、微生物限度</td></tr>
<tr><td colspan="2">散剂</td><td>粒度、外观均匀度、干燥失重、装量差异、装量、无菌、微生物限度</td></tr>
<tr><td colspan="2">糖浆剂</td><td>相对密度、pH 值、装量、微生物限度</td></tr>
<tr><td colspan="2">搽剂</td><td>抑菌效力、装量、微生物限度</td></tr>
<tr><td colspan="2">涂剂</td><td>抑菌效力、装量、无菌、微生物限度</td></tr>
<tr><td colspan="2">涂膜剂</td><td>抑菌效力、装量、无菌、微生物限度</td></tr>
<tr><td colspan="2">酊剂</td><td>乙醇量、甲醇量、装量、微生物限度</td></tr>
<tr><td colspan="2">贴剂</td><td>含量均匀度、释放度、微生物限度</td></tr>
<tr><td colspan="2">贴膏剂</td><td>含膏量、耐热性、赋形性、黏附力、含量均匀度、微生物限度</td></tr>
<tr><td colspan="2">口服溶液剂、口服混悬剂、口服乳剂</td><td>重量差异、装量、干燥失重、沉降体积比、微生物限度</td></tr>
</table>

续表

剂型	检查项目
植入剂	装量差异、无菌
膜剂	重量差异、微生物限度
耳用制剂	沉降体积比、重（装）量差异、装量、无菌、微生物限度
洗剂	装量、微生物限度
冲洗剂	装量、无菌、细菌内毒素或热原
灌肠剂	装量、微生物限度

思考与训练

习题

PPT 课件

模块四　药物含量测定技术

学习目标

1. 了解荧光分析法的原理与方法。

2. 熟悉碘量法、配位滴定法的原理与操作。

3. 掌握原料药和制剂的容量分析含量计算方法；掌握酸碱滴定法、非水滴定法、亚硝酸钠滴定法、紫外-可见分光光度法、高效液相色谱法、气相色谱法的基本原理、操作及其在药物含量测定中的应用。

思政与职业素养目标

1. 培养检验过程中遇到问题积极探索和钻研的精神。

2. 在检验方法学研究中培养创新精神。

课程思政资源

药物的含量测定是指用适当的化学、仪器分析方法或生物测定方法对药物中的有效成分或指标性成分进行定量分析，以确定药物的含量是否符合质量标准的规定。含量测定是判断药物优劣、评价药物质量和保证药物疗效的重要手段。

含量测定是在鉴别无误、检查项合格的基础上进行。药物含量测定的方法主要采用化学和仪器分析法。化学分析法历史悠久，一般又分为重量分析法和容量分析法两大类，其中容量分析法（滴定分析法）的准确度和精密度都较高，仪器设备简单、易于操作，不需要使用化学对照品，成本低，速度较快，在药物检验中应用普遍。但该法对于供试品中微量组分的定量分析往往不够灵敏，专属性也不够高，亦不能适应快速分析的要求，不过仍广泛用于药物特别是原料药的含量测定。随着科学技术的发展以及现代社会对药物质量要求的不断提高，传统检测方法的局限性日渐凸显，仪器分析法在药物检验中的使用频率、应用范围和运用深度得到不断提高。仪器分析法具有灵敏、快速、准确、专属性高等特点，故发展迅速，应用日趋广泛。

第七章　容量分析法

第一节　概　述

一、容量分析法的特点

将一种已知准确浓度的试剂溶液（《中国药典》中称滴定液）准确地滴加到待测物质的溶液中，根据所消耗的溶液体积和浓度，计算待测物质的含量，这种化学分析法叫做滴定分析法。滴定分析法中经常涉及溶液的配制和溶液体积的准确量取，所以这种滴定分析方法又叫做容量分析法。准确量取液体体积的玻璃仪器叫容量仪器，主要有移液管（刻度吸管）、容量瓶、滴定管等。

当加入滴定液中物质的量与被测物质的量按化学计量定量反应完成时，反应达到了计量点。在滴定过程中，指示剂发生颜色变化的转变点称为滴定终点。滴定终点与计量点不一定恰恰符合，由此所造成分析的误差叫做终点误差。

容量分析法通常用于测定高含量或中含量组分，即被测组分的含量在1%以上。容量分析法结果比较准确，一般情况下相对误差可达0.2%以下。容量分析法还具有仪器简单、操作简便、快速等优点，是药物检验中的一种常用的含量测定方法。

本章主要讲授酸碱滴定法、非水溶液滴定法、络合滴定法、亚硝酸钠法、碘量法等。

二、容量分析法的含量计算

（一）基本概念

1. 滴定度（T）

滴定度系指每1ml某摩尔浓度的滴定液相当于被测药物的质量，它是根据滴定液中的溶质与被测物质之间的反应式求得的。药典中一般都直接给出滴定度，在含量测定项下以“每1ml×××滴定液（Xmol/L）相当于Ymg的某药物”表示，“Y”即为滴定度。

例如：用银量法测定苯巴比妥的含量测定，规定“每1ml硝酸银滴定液（0.1mol/L）相当于23.22mg的$C_{12}H_{12}N_2O_3$”。再如：用直接中和法测定水杨酸的含量测定，规定“每1ml的氢氧化钠滴定液（0.1mol/L）相当于13.81mg的$C_7H_6O_3$”。

2. 校正因子（F）

滴定液的实际配制浓度与规定浓度的比值称为校正因子，常用“F”表示。在药典中给出的滴定度都是滴定液的规定浓度，而在实际工作中，所配制的滴定液的浓度不可能恰好与滴定液的规定浓度一致，而且也没有必要。此时就不能直接应用药典上给出的滴定度（T）计算，但只要乘以滴定液的浓度校正因子（F）即可换算成实际的滴定度（T'）。

$$F=\frac{\text{实际浓度}}{\text{规定浓度}}$$

$$T'=FT$$

（二）含量计算

原料药的含量（%），除另有注明外，均按重量计。常用直接滴定法和剩余滴定法，其计算方法如下。

1. 直接滴定法

（1）原料药　原料药的含量（%），除另有规定外，均按重量计。

$$\text{含量}(\%)=\frac{\text{测得量(g)}}{\text{供试品量(g)}}\times 100\%$$

① 不需做空白试验时：

$$\text{含量}(\%)=\frac{T'V}{W}\times 100\%=\frac{FTV}{W}\times 100\%$$

式中，W为供试品取样量；V为消耗滴定液的体积。

② 需做空白试验校正时：

$$\text{含量}(\%)=\frac{FT(V-V_0)}{W}\times 100\%$$

式中，W为供试品取样量；V为供试品消耗滴定液的体积；V_0为空白消耗滴定液的体积。

（2）制剂　制剂的含量按标示百分含量表示，本书重点讨论片剂和注射剂的含量测定，其他剂型可以参照这两种剂型的含量计算。

$$\text{标示量}(\%)=\frac{\text{实测量}}{\text{标示量}}\times 100\%$$

① 片剂

$$\text{标示量}(\%)=\frac{\text{每片实测含量}}{\text{标示量}}\times 100\%=\frac{\frac{\text{测得量}}{\text{供试品量}}\times\text{平均片重}}{\text{标示量}}\times 100\%=\frac{\frac{FTV}{W}\overline{W}}{\text{标示量}}\times 100\%$$

式中，W为供试品片粉的取样量；$\overline{W}$为平均片重；其他各符号意义同原料药。

片剂的含量计算公式因所用方法不同而有区别。

② 注射剂

$$\text{标示量}(\%)=\frac{C_{\text{实测}}}{C_{\text{标示}}}\times 100\%=\frac{FTV}{V_S C_{\text{标示}}}\times 100\%$$

式中，V_S为供试品的取样体积，ml；V为供试品消耗滴定液的体积，ml；$C_{\text{标示}}$为注射剂的标示量，g/ml或mg/ml；其他各符号意义同原料药。

注射剂的含量计算公式因所用方法不同而有区别。

2. 剩余滴定法（回滴定法）

以原料药的含量计算为例。

（1）不做空白试验时

$$含量(\%)=\frac{(F_A V_A - F_B V_B)\times T}{W}\times 100\%$$

式中，V_A 为先加入的定量过量的滴定液 A 的体积；V_B 为滴定液 B 消耗的体积；F_A 为滴定液 A 的浓度校正因子；F_B 为滴定液 B 的浓度校正因子；其他各符号意义同原料药。

从上式可以看出，不做空白试验时，剩余滴定法需要用到两种准确标定的滴定液，操作上较为麻烦。如做空白试验，则第一种滴定液无须准确标定，只要标定第二种滴定液即可。

（2）做空白试验时　“空白试验”系指在不加供试品或以等量的溶剂替代供试液的情况下，按同法操作所得的结果。

$$含量(\%)=\frac{FT(V_0 - V)}{W}\times 100\%$$

式中，V_0 为空白消耗滴定液的体积；V 为供试品消耗滴定液的体积；其他各符号意义同原料药。

注：上述原料药含量计算公式中的供试品取用量均不扣除干燥失重或水分。当原料药规定含量按干燥品或无水物计算时，则上述含量计算公式中的供试品取用量应扣除干燥失重或水分。如：

$$含量(\%)=\frac{FTV}{W\times(1-水分或干燥失重百分数)}\times 100\%$$

三、滴定液的管理

滴定液系指在容量分析中用于滴定被测物质含量的标准溶液，具有准确的浓度（取 4 位有效数字）。滴定液的浓度以“mol/L”表示，滴定液的制备应按现行版《中国药典》规定进行配制和标定。

1. 配制

① 采用间接法配制的滴定液浓度应为名义值的 0.95～1.05，如超出范围应加入适量的溶质或溶剂予以调整。

② 采用直接法配制滴定液时，其溶质应采用“基准试剂”，并按规定条件干燥至恒重后称取，取用量应为精密称定（精确至 4～5 位有效数字），并在 1000ml 量瓶中配制。配制过程应有核对人，并在记录中签名以示负责。

③ 配制浓度等于或低于 0.02mol/L 的滴定液时，除另有规定外，应于临用前精密量取浓度等于或大于 0.1mol/L 的滴定液适量，加新沸过的冷水或规定的溶剂定量稀释制成。

2. 标定

标定系指根据规定的方法，用基准物质或已标定的滴定液准确测定滴定液浓度（mol/L）的操作过程。

① 工作中所用分析天平及其砝码、滴定管、量瓶和移液管等，均应经过检定合格；其校正值与原标示值之比的绝对值大于 0.05%时，应采用校正值予以补偿。

② 标定滴定液宜在室温（10～30℃）下进行，并应在记录中注明标定温度。

③ 标定工作应由初标者（一般为配制者）和复标者在相同条件下各做平行试验 3 份；各项原始数据经校正后，根据计算公式分别进行计算；3 份平行试验结果的相对平均偏差，

除另有规定外，不得大于0.1%；初标平均值和复标平均值的相对偏差也不得大于0.1%；标定结果按初、复标的平均值计算，取4位有效数字。

3. 贮藏及使用

① 滴定液在配制后应按药典规定的［贮藏］条件贮存，一般宜采用质量较好的具玻璃塞的玻璃瓶。

② 应在滴定液贮瓶外的醒目处贴上标签，写明滴定液名称及其标示浓度；并在标签下方加贴如下内容的表格，根据记录填写。

配制或标定日期	室　温	浓度或校正因子（F）	配制者	标定者	复标者

③ 滴定液经标定所得的浓度或其“F”值，除另有规定外，可在3个月内应用；过期应重新标定。当标定与使用时的室温相差未超过10℃时，除另有规定外，可不加温度补正值；但当温度相差超过10℃时，应加温度补正值，或按要求重新标定。

④ 取用滴定液时，应轻摇贮存容器使黏附于器壁上的液滴混合均匀，而后分取略多于需用量的滴定液置于洁净干燥的具塞玻璃瓶中，用以直接转移至滴定管内，或用移液管量取，避免因多次取用而反复开启贮液瓶引起浓度变化，取出后的滴定液不得倒回原瓶，以免造成污染。

⑤ 当滴定液出现混浊或其他异常情况时，该滴定液应立即弃去，不得再用。

课堂思考

1. 什么是滴定度？举例说明其应用。
2. 什么是空白试验？为什么需要做空白试验，试举例说明。

第二节　常用容量分析法

一、酸碱滴定法

以酸碱中和反应为基础的容量分析法称为酸碱中和法（亦称酸碱滴定法）。一般的酸、碱药物以及能够与酸、碱直接或间接起反应的，且化学反应能按摩尔比定量进行，反应速度足够迅速，而无副反应发生的药物，几乎都可以利用酸碱滴定法进行测定。因此，此法在《中国药典》中应用十分广泛。

（一）基本原理

以酸（碱）滴定液滴定被测物质，以指示剂或仪器指示终点，根据消耗滴定液的浓度和毫升数，可计算出被测药物的含量。

反应式：$H^+ + OH^- \rightleftharpoons H_2O$

（二）一般方法

1. 直接滴定法

本法是用滴定液直接滴定待测物质，根据滴定液的消耗量，计算供试品的含量。

碱滴定液可直接滴定强酸、弱酸（$cK_a \geqslant 10^{-8}$）、混合酸、多元酸及强酸弱碱盐（$K_b < 10^{-7}$）等；酸滴定液可直接滴定强碱、弱碱（$cK_b \geqslant 10^{-8}$）、强碱弱酸盐（$K_a < 10^{-7}$）等。

操作步骤　除另有规定外，精密称取供试品适量，置于250ml锥形瓶中，加入适当的溶剂（水或中性有机溶剂）适量使溶解，加指示液1～2滴，用酸（碱）滴定液滴定至规定的突变颜色为终点，如溶剂和指示液消耗滴定液，应做空白试验校正。

【实例7-1】　水杨酸的含量测定

方法：取本品约0.25g，精密称定，加中性乙醇（对酚酞指示液显中性）25ml溶解后，加酚酞指示液3滴，用氢氧化钠滴定液（0.1mol/L）滴定。每1ml氢氧化钠滴定液（0.1mol/L）相当于12.21mg的$C_7H_6O_2$。本品含$C_7H_6O_2$不得少于99.5%。

原理：水杨酸的电离常数为1.05×10^{-3}，大于10^{-7}，酸性较强，可用直接中和法测定含量。

天平型号：天平AL104（C0803）

滴定管：C-15　　　　校正值：+0.01ml

氢氧化钠滴定液：0.1045mol/L

	W/g	V/ml	含量/%	平均含量/%	相对平均偏差/%
(1)	0.2455	19.15	99.53	99.6	0.09
(2)	0.2503	19.56	99.71		

结果计算：

$$(1)\ 水杨酸(\%)=\frac{F\times T\times V}{W}\times100\%=\frac{\frac{0.1045}{0.1}\times12.21\times19.15\times10^{-3}}{0.2455}\times100\%=99.53\%$$

$$(2)\ 水杨酸(\%)=\frac{F\times T\times V}{W}\times100\%=\frac{\frac{0.1045}{0.1}\times12.21\times19.56\times10^{-3}}{0.2503}\times100\%=99.71\%$$

结论：本品含$C_7H_6O_2$为99.6%，符合规定（规定：不得少于99.5%）。

2. 间接滴定法

间接滴定法是用定量过量的滴定液和被测物反应完全后，再用另一种滴定液来滴定剩余的前一种滴定液。本法适用于难溶于水的酸性或碱性物质，化学反应较慢或是与滴定液作用时不易选择指示剂的物质。

操作步骤　除另有规定外，精密称取供试品适量，置于250ml锥形瓶中，加入适当的溶剂（水或中性有机溶剂）适量使其溶解，精密加入定量的酸（碱）滴定液，待反应完全后，加指示液1～2滴，再用碱（酸）滴定液滴定至规定的突变颜色即为终点。

【实例7-2】　阿司匹林片的含量测定

取本品10片（规格为0.3g），精密称定，研细，精密称取适量（约相当于阿司匹林0.3g）置锥形瓶中，加中性乙醇（对酚酞指示液显中性）20ml，振摇使阿司匹林溶解，加酚酞指示液3滴，滴加氢氧化钠液（0.1mol/L）至溶液显粉红色，再精密加氢氧化钠液（0.1mol/L）40ml，置水浴上加热15min并时时振摇，迅速放冷至室温，用硫酸滴定液（0.05mol/L）滴定，并将滴定结果用空白试验校正。每1ml氢氧化钠液（0.1mol/L）相当于18.02mg的$C_9H_8O_4$。本品含阿司匹林（$C_9H_8O_4$）应为标示量的95.0%～105.0%。

天平型号：天平 AL104（C0803）

硫酸滴定液：0.05021mol/L　　　　10 片总重：3.6024g

空白 1：38.55ml　　空白 2：38.55ml　　空白平均：38.55ml

	W/g	V/ml	含量/%	平均含量/%	相对平均偏差/%
(1)	0.3546	22.12	100.68	100.7	0.02
(2)	0.3728	21.27	100.72		

结果计算：

$$(1)\ 阿司匹林标示量(\%)=\frac{\dfrac{F\times T\times(V_0-V)}{W}\times\overline{W}}{标示量}\times 100\%$$

$$=\frac{\dfrac{\dfrac{0.05021}{0.05}\times 18.02\times(38.55-22.12)}{0.3546\times 10^3}\times\dfrac{3.6024}{10}}{0.3}\times 100\%$$

$$=100.68\%$$

$$(2)\ 阿司匹林标示量(\%)=\frac{\dfrac{\dfrac{0.05021}{0.05}\times 18.02\times(38.55-21.27)}{0.3728\times 10^3}\times\dfrac{3.6024}{10}}{0.3}\times 100\%$$

$$=100.72\%$$

结论：本品含阿司匹林（$C_9H_8O_4$）为标示量的 100.7%，符合规定［规定：本品含阿司匹林（$C_9H_8O_4$）应为标示量的 95.0%～105.0%］。

（三）指示剂

在化学计量点附近的 pH 值突变称为滴定突跃，突跃所在的 pH 范围称为滴定突跃范围。指示剂的选择是以滴定突跃范围为依据的。最理想的指示剂应该恰好在滴定反应的理论终点发生变色，这样才没有终点误差。实际上这样的指示剂几乎是没有的。因此，选择指示剂的原则是：凡是变色范围全部或一部分落在滴定突跃范围内的指示剂都可用来指示滴定的终点。如，强酸强碱的互相滴定理论终点在中性区域；强碱滴定弱酸理论终点在碱性区域；强酸滴定弱碱理论终点在酸性区域。

常用指示剂的 pH 变色范围：甲基红 4.4～6.2、中性红 6.8～8.0、酚酞 8.3～10.0、百里酚酞 8.0～9.6、石蕊 5.0～8.0、甲基橙 3.1～4.4。可根据各类滴定终点的突跃范围选择上述不同的指示剂或混合指示剂。弱酸弱碱相互滴定，由于双方酸性或碱性都较弱，几乎没有滴定突跃，也就不能采用指示剂来确定终点，所以此种类型不能用酸碱滴定法来进行滴定。

（四）注意事项

① 用浓盐酸配制各种不同浓度的盐酸滴定液时，应在通风橱内进行。

② 用浓硫酸配制各种不同浓度的硫酸滴定液时，严禁将纯化水倒入浓硫酸中，而应将浓硫酸慢慢倒入水中，边倒边搅拌。

③ 在中和滴定操作中，CO_2 的影响不可忽略，因为溶液中的 CO_2 与碱发生中和反应，增加碱的消耗量，从而影响滴定结果。所以用基准物碳酸钠标定硫酸或盐酸滴定液时，近终点时应加热 2min，以除去溶液中的 CO_2。

④ 氢氧化钠溶液侵蚀玻璃，最好贮存在塑料瓶中；如贮于玻璃瓶中，不能用玻璃塞，而应改为橡皮塞。

⑤ 因指示剂本身具酸碱性，所以要按规定量加入，否则影响指示剂的灵敏度。

⑥ 应同时做平行试验，相对平均偏差应在 0.2%以内。

课堂思考

1. 试述间接滴定法适用于哪些药物？
2. 化学计量点与终点有什么区别？

二、非水溶液滴定法

非水溶液滴定法是在非水溶剂中进行的、以质子传递反应为基础的滴定方法，主要用来测定难溶于水的有机物、在水中不能直接被滴定的弱酸或弱碱、在水中不能被分步滴定的强酸或强碱。非水溶剂不仅能增强有机化合物的溶解能力，而且能使一些酸碱性不显著的药物相对增大其酸碱强度，使那些不能在水中完全进行的反应能够顺利进行。也可以用于氧化还原滴定、络合滴定及沉淀滴定等。

非水溶液酸碱滴定法包含两类方法：一类是非水碱量法；另一类是非水酸量法。

非水碱量法是以冰醋酸（或其他溶剂）为溶剂、高氯酸为滴定液、结晶紫为指示剂测定弱碱性或弱碱盐类药物的滴定方法。凡具有碱性基团的药物，如胺类、氨基酸类、含氮杂环、有机碱及其盐类都可用此法测定。

非水酸量法是主要以乙二胺等为溶剂、甲醇钠为滴定液、麝香草酚蓝为指示剂测定弱酸性或弱酸盐类药物的滴定方法。凡具有酸性基团的药物，如苯甲酸、酚类、磺酰胺类可用此法测定。

《中国药典》收载有两种不同的测定方法：第一法——非水碱量法（高氯酸滴定法）；第二法——非水酸量法。在药物检验中主要用非水溶液滴定法测定有机碱及其氢卤酸盐、硫酸盐、磷酸盐或有机酸盐，以及有机酸的碱金属盐类药物的含量。本节重点介绍非水碱量法。

（一）基本原理

有机碱类药物大多利用碱性与酸成盐，以提高药物的水溶性。采用第一法测定时，多为对有机碱盐的滴定。其滴定过程，实际是高氯酸置换出与有机碱结合的较弱的酸的置换反应。

$$HClO_4 + BH^+ \cdot A^- \rightleftharpoons HA + BH^+ \cdot ClO_4^-$$

式中，$BH^+ \cdot A^-$ 表示有机碱盐类；HA 表示被置换出的弱酸。

（二）一般方法

除另有规定外，精密称取供试品适量［约消耗高氯酸滴定液（0.1mol/L）8ml］，加冰醋酸 10～30ml 使溶解，加各品种项下规定的指示液 1～2 滴，用高氯酸滴定液（0.1mol/L）滴定。终点颜色应以电位滴定时的突跃点为准，并将滴定的结果用空白试验校正。

电位滴定时用玻璃电极为指示电极，饱和甘汞电极（玻璃套管内装氯化钾的饱和无水甲醇溶液）或银-氯化银电极为参比电极，或复合电极。

（三）终点指示方法

非水溶液酸碱滴定的终点指示方法一般有指示剂法与电位法两种。《中国药典》收载的非水碱量法大多采用结晶紫指示剂指示终点，少数用电位法指示终点。

在以冰醋酸为溶剂，用高氯酸滴定液滴定碱性药物时，用结晶紫指示剂指示终点，结晶紫的酸式色为黄色，碱式色为紫色，中间变色较复杂。滴定不同强度碱性药物时，终点颜色也不同。滴定碱性较强的药物时，应该以蓝色为终点，如硫酸阿托品；碱性次之的应以蓝绿色或绿色为终点，如二盐酸奎宁；碱性较弱的应以黄绿色或黄色为终点，如咖啡因。

对于指示剂法的终点判定，最好以电位滴定法作对照，以确定终点的颜色，并做空白试验以减少终点误差。

（四）讨论

1. 适用范围

pK_b 在 8～10 之间，小于 8 可用水溶液滴定，大于 10 用冰醋酸作溶剂无明显突跃，一般不能滴定。绝大多数生物碱的 pK_b 在 8～10，若要滴定 pK_b 大于 10 的生物碱，需加入醋酐作溶剂。因此 pK_b 为 8～10，宜选用冰醋酸为溶剂；pK_b 为 10～12，选用冰醋酸与醋酐的混合溶剂；pK_b 大于 12，选用醋酐为溶剂。咖啡因 pK_b 为 14.5，BP、USP 和 Ch.P 均采用醋酐作溶剂进行非水滴定测含量。

2. 酸根的影响

不同 HA 在乙酸中的酸性情况如下：

$HClO_4 > HBr > HCl > H_2SO_4 > HSO_4^- > HNO_3 > H_3PO_4$ 及其他弱酸

（1）氢卤酸盐　供试品如为氢卤酸盐，如氢溴酸和盐酸为强酸，反应不能完全，不可直接滴定。可加入 5%醋酸汞冰醋酸溶液 3～5ml，形成难以解离的 HgX_2，以消除氢卤酸盐在冰醋酸中生成氢卤酸的干扰后，再进行滴定（因醋酸汞试液具有一定毒性，故在方法建立时，应尽量减少使用）。

$$Hg(AC)_2 + 2BH^+ \cdot X^- \longrightarrow HgX_2 + 2BH^+ \cdot AC^-$$

【实例 7-3】　盐酸布比卡因的含量测定

取本品约 0.2g，精密称定，加冰醋酸 20ml 与醋酐 20ml 溶解后，照电位滴定法，用高氯酸滴定液（0.1mol/L）滴定，并将滴定的结果用空白试验校正。每 1ml 高氯酸滴定液（0.1mol/L）相当于 32.49mg 的 $C_{18}H_{28}N_2O \cdot HCl$。

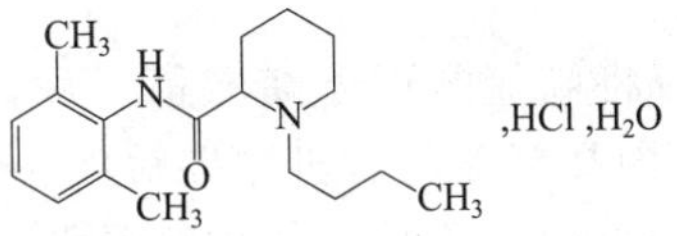

反应式：$C_{18}H_{28}N_2O \cdot HCl + HClO_4 \longrightarrow C_{18}H_{28}N_2O \cdot HClO_4 + HCl$

所以，1mol 的盐酸布比卡因与 1mol 的高氯酸反应，每 1ml 高氯酸滴定液（0.1mol/L）相当于 32.49mg 的 $C_{18}H_{28}N_2O \cdot HCl$ 。

（2）硫酸盐　硫酸一级电离是强酸，二级电离是弱酸，在冰醋酸中显示为一元酸，滴定至硫酸氢盐，因此，要注意滴定度的计算，一元生物碱的硫酸盐用高氯酸滴定时是 1∶1 反应（如硫酸阿托品）；若是二元生物碱时是 1∶3 反应（如硫酸奎宁），计算滴定度时要除以 3；也有研究者用氯化钡除去硫酸根，反应摩尔比为 1∶2。

【实例 7-4】　硫酸阿托品的含量测定

取本品约 0.5g，精密称定，加冰醋酸与醋酐各 10ml 溶解后，加结晶紫指示液 1～2 滴，用高氯酸滴定液（0.1mol/L）滴定至溶液显纯蓝色，并将滴定的结果用空白试验校正。每 1ml 高氯酸滴定液（0.1mol/L）相当于 67.68mg 的 $(C_{17}H_{23}NO_3)_2 \cdot H_2SO_4$。

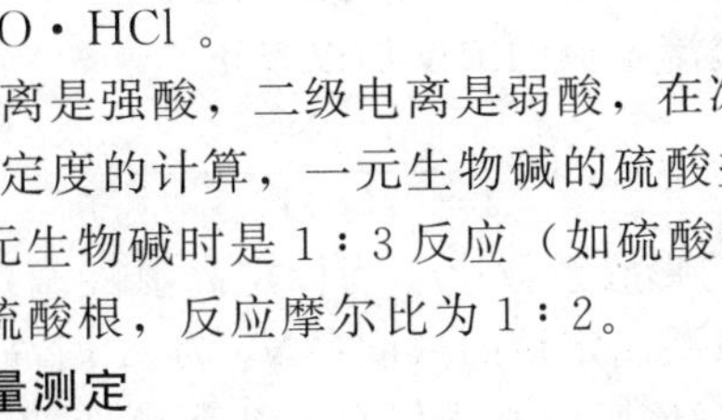

分析：反应式为

$$(C_{17}H_{23}NO_3)_2 \cdot H_2SO_4 + HClO_4 \longrightarrow C_{17}H_{23}NO_3H^+ \cdot ClO_4^- + C_{17}H_{23}NO_3H^+ \cdot HSO_4^-$$

硫酸盐在冰醋酸中仅滴定至硫酸氢盐，1mol 的硫酸阿托品与 1mol 的高氯酸反应。

【实例 7-5】 硫酸奎宁的含量测定

取本品约 0.2g，精密称定，加冰醋酸 10ml 溶解后，加醋酐 5ml 与结晶紫指示液 1～2 滴，用高氯酸滴定液（0.1mol/L）滴定至溶液显蓝绿色，并将滴定的结果用空白试验校正。每 1ml 高氯酸滴定液（0.1mol/L）相当于 24.90mg 的 $(C_{20}H_{24}N_2O_2)_2 \cdot H_2SO_4$。

分析：奎宁具有 1 个可与硫酸成盐的喹核碱，故硫酸奎宁为 2 分子喹核碱与 1 分子硫酸成盐。同时奎宁还具有 1 个碱性极弱的喹啉氮，不能与硫酸成盐，但在冰醋酸溶剂中，其碱性增强，可用高氯酸滴定。即在冰醋酸溶剂中，奎宁具有 4 个呈碱性的 N 原子，其中 1 个 N 原子与硫酸成盐，当用高氯酸滴定到终点时，每 1mol 硫酸奎宁要和 3mol 高氯酸才能反应完全。

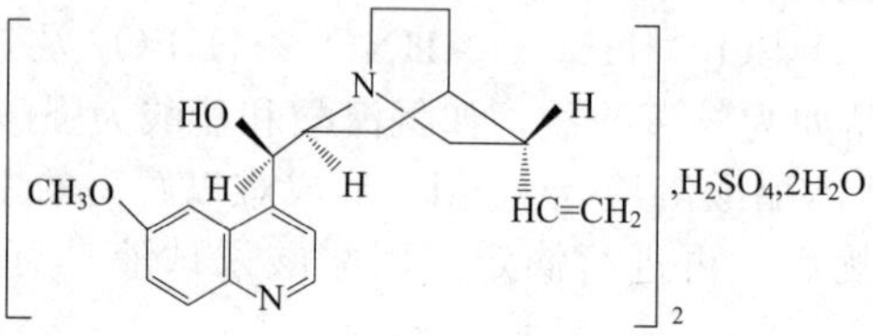

$[\ \ ]_2 ,H_2SO_4,2H_2O$

反应式：$(C_{20}H_{24}N_2O_2)_2 \cdot H_2SO_4 + 3HClO_4 \longrightarrow C_{20}H_{24}N_2O_2 \cdot 2H^+ 2ClO_4^- + C_{20}H_{24}N_2O_2 \cdot 2H^+ \cdot HSO_4^- \cdot ClO_4^-$

（3）磷酸盐　供试品如为磷酸盐，可以直接滴定。

（4）硝酸盐　供试品如为硝酸盐时，因硝酸可使指示剂褪色，终点极难观察，遇此情况应以电位滴定法指示终点为宜。

3. 滴定液

① 配制高氯酸滴定液时，应将高氯酸用冰醋酸稀释后，在搅拌下，缓缓滴加醋酐。量取高氯酸的量筒不得量取醋酐，因高氯酸与有机物接触极易引起爆炸。

② 配制高氯酸滴定液时，若用于易乙酰化的供试品测定，必须测定本液的含水量（费休法），再用水或醋酐调节至本液的含水量为 0.01%～0.2%。

③ 若滴定供试品与标定高氯酸滴定液时的温度差超过 10℃，则应重新标定；若未超过 10℃，则可根据下式将高氯酸滴定液的浓度加以校正。

$$N_1 = \frac{N_0}{1 + 0.0011(t_1 - t_0)}$$

式中，0.0011 为冰醋酸的膨胀系数；t_0 为标定高氯酸滴定液时的温度；t_1 为滴定供试品时的温度；N_0 为 t_0 时高氯酸滴定液的浓度；N_1 为 t_1 时高氯酸滴定液的浓度。

④ 高氯酸滴定液应贮于棕色瓶中避光保存，若颜色变黄，即说明高氯酸部分分解，不得使用。

（五）注意事项

① 所用的仪器用具均应干燥，试剂的含水量应在 0.2%以下。

② 在所有的滴定中，均需同时另做空白试验，以消除试剂引入的误差，尤其是在加醋酸汞试液的情况下。

③ 供试品一般宜用干燥样品，含水分较少的样品也可采用在最后计算中除去水分的方法。对含水量高的碱性样品，应干燥后测定，必要时亦可加适量醋酐脱水，但应注意试样的乙酰化。

④ 指示剂不宜多加，以1～2滴为宜。由于非水滴定法滴定终点的颜色变化复杂，对不同颜色的描述和感受也因人而异，因此终点判定以电位法为准，同时采用指示液以对照观察终点颜色的变化，待熟练掌握其颜色变化后，即可不必每次用电位法测定。

⑤ 滴定操作应在18℃以上室温进行，因冰醋酸流动较慢，滴定到终点后应稍待一会再读数。

【实例7-6】 尼可刹米的含量测定

取本品约0.15g，精密称定，加冰醋酸10ml与结晶紫指示液1滴，用高氯酸滴定液（0.1mol/L）滴定至溶液显蓝绿色，并将滴定的结果用空白试验校正。每1ml的高氯酸滴定液（0.1mol/L）相当于17.82mg的$C_{10}H_{14}N_2O$。本品含$C_{10}H_{14}N_2O$不得少于98.5%（g/g）。

天平型号：天平AL104（C0803）

滴定管：B-12　　　　校正值：－0.01ml

高氯酸滴定液：0.1003mol/L

空白1：0.03ml　　空白2：0.03ml　　空白平均：0.03ml

	W/g	V/ml	含量/%	平均含量/%	相对平均偏差/%
(1)	0.1514	8.50	99.99	100.0	0.005
(2)	0.1487	8.35	100.00		

结果计算：

$$(1)\ 尼可刹米(\%)=\frac{F\times T\times(V-V_0)}{W}\times100\%$$

$$=\frac{\frac{0.1003}{0.1}\times17.82\times(8.50-0.03)}{0.1514\times10^3}\times100\%=99.99\%$$

$$(2)\ 尼可刹米(\%)=\frac{\frac{0.1003}{0.1}\times17.82\times(8.35-0.03)}{0.1487\times10^3}\times100\%=100.00\%$$

结论：本品含$C_{10}H_{14}N_2O$为100.0%，符合规定［规定：不得少于98.5%（g/g）］。

课堂思考

1. 非水碱量法的化学结构基础是什么？
2. 非水碱量法常用的滴定剂、溶剂、指示剂是什么？
3. 非水碱量法为什么需做空白试验校正？空白试验如何操作？
4. 用非水碱量法测定有机碱盐的含量时，试述酸根对测定的影响及应如何处理。

三、亚硝酸钠法

以亚硝酸钠液为滴定液的容量分析法称为亚硝酸钠法（亦称重氮化法）。适用于芳香第一胺类药物，或者水解、还原后具有芳香第一胺结构的药物的测定。

（一）基本原理

芳香伯胺类药物，在盐酸存在下，能定量地与亚硝酸钠产生重氮化反应（氧化还原）。依此，用已知浓度的亚硝酸钠滴定液滴定（用永停法指示终点），根据消耗的亚硝酸钠滴定液的浓度和毫升数，可计算出药物的含量。

反应式：$ArNH_2+NaNO_2+2HCl\longrightarrow[Ar^-\ N\equiv N]\ Cl^-+NaCl+2H_2O$

或者药品水解、还原后具有芳伯氨基，也可以用此方法测定：

$$Ar\text{-}NHCOR + H_2O \xrightarrow[\triangle]{H^+} Ar\text{-}NH_2 + RCOOH$$

$$Ar\text{-}NO_2 + 3Zn + 6HCl \xrightarrow{H^+} Ar\text{-}NH_2 + 3ZnCl_2 + 2H_2O$$

(二) 一般方法

取供试品适量，精密称定，置100ml烧杯中，除另有规定外，可加水40ml与盐酸溶液(1→2) 15ml，而后置电磁搅拌器上，搅拌使溶解，再加溴化钾2g，插入铂-铂电极后，将滴定管的尖端插入液面下约2/3处，用亚硝酸钠滴定液迅速滴定，随滴随搅拌，至近终点时，将滴定管的尖端提出液面，用少量水淋洗尖端，洗液并入溶液中，继续缓缓滴定至终点。

(三) 反应条件

1. 酸的种类及浓度

① 重氮化反应的速度与酸的种类有关，在HBr中比在HCl中为快，在HNO_3或H_2SO_4中则较慢，但因HBr的价格较昂贵，故仍以HCl最为常用。此外，芳香伯胺类盐酸盐的溶解度也较大。

② 重氮化反应的速度与酸的浓度有关，一般常在1～2mol/L酸度下滴定，这是因为酸度高时反应速度快，容易进行完全，且可增加重氮盐的稳定性。如果酸度不足，则已生成的重氮盐能与尚未反应的芳伯胺偶合，生成重氮氨基化合物，使测定结果偏低。

$$[Ar\text{-}N{\equiv}N]Cl^- + ArNH_2 \longrightarrow Ar\text{-}N{=}N\text{-}NH\text{-}Ar + HCl$$

当然，酸的浓度也不可过高，否则将阻碍芳伯胺的游离，反而影响重氮化反应的速度。

③ 加入溴化钾作催化剂　重氮化反应属于分子反应，反应速度慢，加入适量溴化钾作催化剂，加快反应速度。溴化钾在酸性溶液中与亚硝酸作用生成溴化亚硝酰（NOBr），溶液中亚硝酰离子（NO^+）的浓度较高，从而加快反应速度。

$$HNO_2 + HBr \longrightarrow NOBr + H_2O \quad ①$$

若溶液中只有HCl，则生成NOCl：

$$HNO_2 + HCl \longrightarrow NOCl + H_2O \quad ②$$

由于①式的平衡常数大约是②式的300倍，即生成的亚硝酰离子（NO^+）的浓度大得多，从而加快反应速度。

2. 反应温度

重氮化反应的速度随温度的升高而加快，但生成的重氮盐也能随温度的升高而加速分解。

$$[Ar\text{-}N^+{\equiv}N]Cl^- + H_2O \longrightarrow Ar\text{-}OH + N_2\uparrow + HCl$$

另外，温度高时HNO_2易分解逸失，导致测定结果偏高。实践证明，温度在15℃以下，虽然反应速度稍慢，但测定结果却较准确。如果采用“快速滴定”法，则在30℃以下均能得到满意结果。经试验，可在室温下进行。

3. 滴定速度及方式

先快后慢。开始时，反应液中含有大量的被测物，反应速度较快。为了避免滴定过程中亚硝酸挥发和分解，滴定时将滴定管尖端插入液面下约2/3处，一次将大部分亚硝酸钠滴定液在搅拌条件下迅速加入，使其尽快反应。然后将滴定管尖端提出液面，用少量水淋洗尖端，再缓缓滴定。尤其是在近终点时，因尚未反应的芳伯氨基药物的浓度极稀，须在最后一滴加入后搅拌1～5min再确定终点是否真正到达。这样可以缩短滴定时间，也不影响结果。

（四）终点指示方法

指示终点的方法有电位滴定法、永停滴定法、指示剂法等。药品质量标准中多采用永停滴定法或外指示剂法指示终点。

1. **永停滴定法**

永停滴定法采用 2 支相同的铂电极，当在电极间加一低电压（例如 50mV）时，若电极在溶液中极化，则在未到滴定终点前，仅有很小或无电流通过；但当到达终点时，滴定液略有过剩，使电极去极化，溶液中即有电流通过，电流计指针突然偏转，不再回复（图 7-1）。

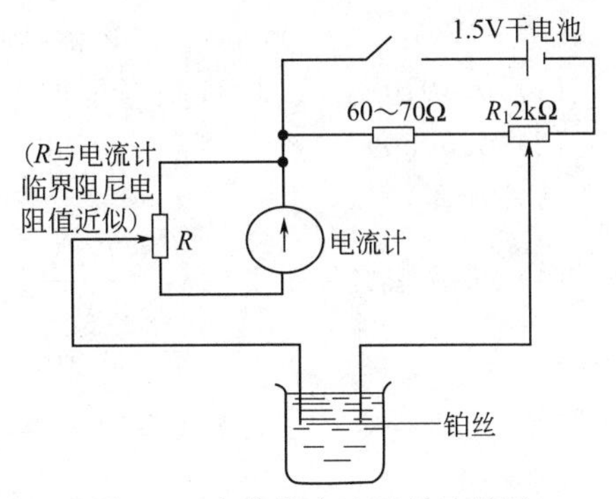

图 7-1　永停滴定法原理示意图

2. **电位法**

（1）滴定法　将盛有供试品溶液的烧杯置电磁搅拌器上，浸入电极，搅拌，并自滴定管中分次滴加滴定液；开始时可每次加入较多的量，搅拌，记录电位；至将近终点前，则应每次加入少量，搅拌，记录电位；至突跃点已过，仍应继续滴加几次滴定液，并记录电位。

（2）滴定终点的确定　用坐标纸以电位（E）为纵坐标，以滴定液体积（V）为横坐标，绘制 E-V 曲线，以此曲线的陡然上升或下降部分的中心为滴定终点。或以 $\Delta E/\Delta V$（即相邻两次的电位差和加入滴定液的体积差之比）为纵坐标，以滴定液体积（V）为横坐标，绘制 $(\Delta E/\Delta V)$-V 曲线，与 $\Delta E/\Delta V$ 的极大值对应的体积即为滴定终点。也可采用二阶导数确定终点。根据求得的 $\Delta E/\Delta V$ 值，计算相邻数值间的差值，即为 $\Delta^2 E/\Delta V^2$，绘制 $(\Delta^2 E/\Delta V^2)$-V 曲线，曲线为零时的体积即为滴定终点。

3. **外指示剂法**

常用淀粉-碘化钾糊剂、指示液或试纸，近终点时，可用滴管将淀粉碘化钾指示液滴在白瓷板上，用玻璃棒蘸取少许反应液，迅速在白瓷板上划过，如划痕立即显蓝色并在 30s 内不褪色，该反应即到终点。如不到终点需继续滴定后再次测试。

$$2NaNO_2 + 2KI + 4HCl \longrightarrow 2NO + I_2 + 2NaCl + 2H_2O$$

4. **内指示剂法**

内指示剂主要有带二苯胺结构的偶氮染料及醌胺类染料两大类。精密称取（或量取）供试品适量于烧杯中，加适量溶剂溶解后，加溴化钾适量，加入适量指示剂，用亚硝酸钠滴定液滴定，根据指示剂颜色变化确定终点。使用内指示剂虽操作方便，但突跃不够明显、变色不够敏锐，且各种芳胺类化合物的重氮化反应速度各不相同，因而尚缺乏普遍适用的内指示剂。

（五）注意事项

① 电极的清洁状态是滴定成功与否的关键，污染的电极在滴定时指示迟钝，终点时电流变化小，此时应重新处理电极。处理方法：可将电极插入 10ml 浓硝酸和 1 滴三氯化铁的溶液内，煮沸数分钟，或用洗液浸泡数分钟取出后用水洗干净。

② 滴定时是否已邻近终点，可由指针的回零速度得到启示，若回零速度越来越慢，就表示已接近终点。

③ 近终点时，芳伯胺浓度较稀，反应速度减慢，应缓缓滴定，并不断搅拌。

④ 催化剂、温度、搅拌速度对测定结果均有影响，测定时均应按照规定进行。

⑤ 亚硝酸钠滴定液应于具玻塞棕色玻璃瓶中避光保存。

【实例 7-7】　磺胺嘧啶的含量测定

取本品约 0.5g，精密称定，照永停滴定法，用亚硝酸钠滴定液（0.1mol/L）滴定。每 1ml 亚硝酸钠滴定液（0.1mol/L）相当于 25.03mg 的 $C_{10}H_{10}N_4O_2S$。按干燥品计算，本品含磺胺嘧啶（$C_{10}H_{10}N_4O_2S$）不得少于 99.0%。

天平型号：天平 AL104（C0803）

亚硝酸钠滴定液：0.1024mol/L　　　　干燥失重百分数：0.2%

	W/g	V/ml	含量/%	平均含量/%	相对平均偏差/%
(1)	0.4970	19.34	99.94	100.0	0.02
(2)	0.5050	19.66	99.98		

结果计算：

(1) $$\text{磺胺嘧啶标示量}(\%)=\frac{FTV}{W}\times100\%$$

$$=\frac{\frac{0.1024}{0.1}\times25.03\times10^{-3}\times19.34}{0.4970\times(1-0.2\%)}\times100\%=99.94\%$$

(2) $$\text{磺胺嘧啶标示量}(\%)=\frac{\frac{0.1024}{0.1}\times25.03\times10^{-3}\times19.66}{0.5050\times(1-0.2\%)}\times100\%=99.98\%$$

结论：本品含磺胺嘧啶为 100.0%，符合规定 [规定：按干燥品计算，本品含磺胺嘧啶（$C_{10}H_{10}N_4O_2S$）不得少于 99.0%]。

课堂思考

1. 亚硝酸钠滴定法为什么要加入溴化钾？
2. 试对电位法和指示剂法做一下比较分析。

四、碘量法

碘量法是利用碘分子或碘离子进行氧化还原滴定的容量分析法。在药物检验中，主要用于测定具有氧化性或还原性的药物的含量。

（一）基本原理

碘量法的反应实质，是碘分子在反应中得到电子，碘离子在反应中失去电子。

半反应式：

$$I_2+2e \rightleftharpoons 2I^-$$

$$2I^- -2e \rightleftharpoons I_2$$

（二）一般方法

$I_2/2I^-$ 电对的标准电极电位大小适中，即 I_2 是较弱的氧化剂，可测定较强的还原剂的含量，而 I^- 是一种中等强度的还原剂，能与许多氧化剂作用析出定量的碘，再用硫代硫酸钠滴定液滴定析出的碘，间接计算出氧化性物质的含量。因此碘量法又分为直接滴定法和间接滴定法（剩余滴定法、置换滴定法）。

1. 直接滴定法

凡标准电极电位低于 $E^0_{I^2/2I^-}$ 的电对，它的还原型便可用 I_2 滴定液直接滴定（突跃范围需够大），这种直接滴定的方法，叫做直接碘量法。凡能被碘直接氧化的药物，均可用直接滴定法。

2. 间接滴定法

（1）剩余滴定法　有些还原性物质可与过量 I_2 滴定液起反应，待反应完全后，用 $Na_2S_2O_3$ 滴定液滴定剩余的 I_2，这种方法叫做剩余滴定法。凡需在过量的碘液中和碘定量反应，剩余的碘用硫代硫酸钠回滴，都可用剩余滴定法。

（2）置换滴定法　凡标准电极电位高于 $E^0_{I_2/2I^-}$ 的电对，它的氧化型可将加入的 I^- 氧化成 I_2，再用 $Na_2S_2O_3$ 滴定液滴定生成的 I_2。这种方法，叫做置换滴定法。凡被测药物能直接或间接定量地将碘化钾氧化成碘，用硫代硫酸钠滴定液滴定生成的碘，均可间接测出其含量。

（三）指示剂

（1）I_2 自身指示剂　在 100ml 水中加 1 滴碘滴定液（0.1mol/L），即显能够辨别得出的黄色。

（2）淀粉指示剂　淀粉溶液遇 I_2 即显深蓝色，反应可逆且非常灵敏。

（四）注意事项

① 碘在水中很难溶解，加入碘化钾不但能增加其溶解度，而且能降低其挥发性。实践证明，碘滴定液中含有 2%～4%的碘化钾，即可达到助溶和稳定的目的。

② 碘滴定液应贮存于棕色具玻塞玻璃瓶中，在凉暗处避光保存。碘滴定液不可与软木塞、橡胶管或其他有机物接触，以防碘浓度改变。

③ 由于碘离子易被空气氧化，故凡是含有过量 I^- 和较高酸度的溶液在滴定碘前不可放置过久，且应密塞避光。

④ 间接碘量法时淀粉指示剂须在临近终点时加入，因为当溶液中有大量碘存在时，碘被淀粉表面牢固地吸附，不易与 $Na_2S_2O_3$ 立即作用，致使颜色变化迟钝，妨碍终点判断。

【实例 7-8】　维生素 C 注射液的含量测定

精密量取本品（规格 2ml∶0.5g）适量（约相当于维生素 C 0.2g），加水 15ml 与丙酮 2ml，摇匀，放置 5min，加稀乙酸 4ml 与淀粉指示液 1ml，用碘滴定液（0.05mol/L）滴定，至溶液显蓝色并持续 30s 不褪。每 1ml 碘滴定液（0.05mol/L）相当于 8.806mg 的 $C_6H_8O_6$。本品含维生素 C（$C_6H_8O_6$）应为标示量的 93.0%～107.0%。

碘滴定液：0.05053mol/L

	V_S/ml	V/ml	含量/%	平均含量/%	相对平均偏差/%
（1）	0.80	22.30	99.23	99.3	0.05
（2）	0.80	22.32	99.32		

结果计算：

（1）$$维生素C标示量(\%)=\frac{FTV}{V_S C_{标示}}\times 100\%$$

$$=\frac{\frac{0.05053}{0.05}\times 8.806\times 22.30\times 10^{-3}}{0.80\times\frac{0.5}{2}}\times 100\%=99.23\%$$

（2）$$维生素C标示量(\%)=\frac{\frac{0.05053}{0.05}\times 8.806\times 22.32\times 10^{-3}}{0.80\times\frac{0.5}{2}}\times 100\%=99.32\%$$

结论：本品含维生素C为标示量的99.3%，符合规定［规定：本品含维生素C($C_6H_8O_6$)应为标示量的93.0%～107.0%］。

五、络合滴定法

络合滴定法是以络合反应为基础的容量分析法，也称为配位滴定法。例如EDTA可直接或间接测定40多种金属离子的含量，也可间接测定一些阴离子的含量。在药物检验中，主要用于测定无机和有机金属盐类药物。

(一) 基本原理

乙二胺四乙酸二钠（EDTA）液能与许多金属离子定量反应，形成稳定的可溶性络合物，依此，可用已知浓度的EDTA滴定液直接或间接滴定某些药物，用适宜的金属指示剂指示终点。根据消耗的EDTA滴定液的浓度和毫升数，可计算出被测药物的含量。

(二) 一般方法

1. 直接滴定法

$$M^{n+} + H_2Y^{2-} \rightleftharpoons MY^{(n-4)} + 2H^+$$

与金属离子化合价无关，均以1∶1的关系络合。

2. 间接滴定法

利用阴离子与某种金属离子的沉淀反应，再用EDTA滴定液滴定剩余的金属离子，间接测出阴离子含量。适用于无合适的金属指示剂，被测金属离子与EDTA反应速度比较缓慢，在滴定时的pH溶液中生成沉淀或发生水解等情况下。间接滴定法常用来测定氢氧化铝、氢氧化铝片、氢氧化铝凝胶等。

$$M^{n+} + H_2Y^{2-}\text{（定量过量）} \longrightarrow MY^{(n-4)} + 2H^+$$

$$H_2Y^{2-}\text{（剩余）} + Zn^{2+} \longrightarrow ZnY^{2-} + 2H^+$$

(三) 指示剂

1. 铬黑T

铬黑T与二价金属离子形成的络合物都是红色或紫红色的。只有在pH7～11范围内使用，指示剂才有明显的颜色变化。根据实验，最适宜的酸度为pH9～10.5。铬黑T常用作测定Mg^{2+}、Zn^{2+}、Pb^{2+}、Mn^{2+}、Cd^{2+}、Hg^{2+}等离子的指示剂。

2. 钙试剂（铬蓝黑R、钙紫红素）

钙试剂与Ca^{2+}形成粉红色的络合物，常用作在pH12～13时滴定Ca^{2+}的指示剂，终点由粉红色变为纯蓝色，变色敏锐。

3. 钙黄绿素

该指示剂在酸中呈黄色，碱中呈淡红色，在pH＜11时有荧光，在pH＞12时不显荧光而呈棕色。常用作在pH＞12时测定Ca^{2+}的指示剂，终点时黄绿色荧光消失。

4. 二甲酚橙

在pH＞6时呈红紫色；pH＜6时呈柠檬黄色，与2～4价金属离子络合呈红色，因此常在酸性溶液中使用。例如，在pH1～3的溶液中用作测定Bi^{3+}的指示剂，在pH5～6的溶液中用作滴定Pb^{2+}、Zn^{2+}、Cd^{2+}、Hg^{2+}及稀土元素的指示剂，终点由红变黄，变色敏锐。

5. 邻苯二酚紫

邻苯二酚紫pH1.5～6时呈黄色，与两个金属离子形成的络合物都显蓝色。特别适用于在pH1.5～2时滴定Bi^{3+}，终点由蓝色经紫红变为黄色。

（四）掩蔽剂

有的指示剂与某些金属离子生成极稳定的络合物，其稳定性超过了MY的稳定性。例如铬黑T与Fe^{3+}、Al^{3+}、Cu^{2+}、Co^{2+}、Ni^{2+}生成的络合物非常稳定，用EDTA滴定这些离子时，即使过量较多的EDTA也不能把铬黑T从M-铬黑T的络合物中置换出来。因此，滴定这些离子不能用铬黑T作指示剂。即使在滴定Mg^{2+}时，如有少量Fe^{3+}杂质存在，在等当点时也不能变色，或终点变色不敏锐有拖长现象。这种现象称为封闭现象。

为了消除封闭现象可加入某种试剂，使封闭离子不能再与指示剂络合以消除干扰，这种试剂就称为掩蔽剂。这种作用就称为掩蔽作用。

在络合滴定中，常用的掩蔽剂如下：

NH_4F或NaF、NaCN或KCN、羟胺或抗坏血酸、三乙醇胺、酒石酸、乙酰丙酮等。

（五）注意事项

① 在络合滴定中不仅在滴定前要调节好溶液的酸度，在整个滴定过程都应控制在一定酸度范围内进行，因为在EDTA滴定过程中不断有H^+释放出来，使溶液的酸度升高。因此，在络合滴定中常需加入一定量的缓冲溶液以控制溶液的酸度。

② 酸度对金属离子也有影响，酸度太低，金属离子会水解生成氢氧化物沉淀，使金属离子浓度降低，同样也降低了络合能力。

③ 由于在加入的试剂中可能含有其他金属离子杂质，从而消耗一定量的滴定液。通常需将滴定的结果用空白试验校正。

【实例7-9】 枸橼酸钙的含量测定

取本品约0.2g，精密称定，加稀盐酸2ml与水10ml溶解后，用水稀释至100ml，加氢氧化钠试液15ml与钙紫红素指示剂0.1g，用乙二胺四乙酸二钠滴定液（0.05mol/L）滴定至蓝色。每1ml乙二胺四乙酸二钠滴定液（0.05mol/L）相当于8.307mg的$C_{12}H_{10}Ca_3O_{14}$。

天平型号：天平AL104（C0803）

乙二胺四乙酸二钠滴定液：0.05021mol/L

	W/g	V/ml	含量/%	平均含量/%	相对平均偏差/%
（1）	0.2035	24.38	99.94	99.9	0.02
（2）	0.1989	23.82	99.90		

结果计算：（1）枸橼酸钙(%) $=\dfrac{F\times T\times V}{W}\times 100\%$

$$=\frac{\dfrac{0.05021}{0.05}\times 8.307\times 10^{-3}\times 24.38}{0.2035}\times 100\%=99.94\%$$

（2）枸橼酸钙(%) $=\dfrac{\dfrac{0.05021}{0.05}\times 8.307\times 10^{-3}\times 23.82}{0.1989}\times 100\%=99.90\%$

结论：本品含枸橼酸钙为99.9%。

知识拓展

氧瓶燃烧法

本法系将分子中含有卤素或硫等元素的有机药物，在充满氧气的燃烧瓶中进行燃烧，待燃烧产物被吸入吸收液后，再采用适宜的分析方法来检查或测定卤素或硫等元素的含量。

仪器装置　燃烧瓶为500ml、1000ml或2000ml的磨口、硬质玻璃锥形瓶，瓶塞应严密、空心，底部熔封铂丝一根（直径为 1mm），铂丝下端做成网状或螺旋状，长度约为瓶身长度的 2/3，见图 7-2。

操作法　按各品种项下的规定，精密称取供试品（如为固体，应研细）适量，除另有规定外，置于无灰滤纸［图 7-3（a）］中心，按虚线折叠［图 7-3（b）］后，固定于铂丝下端的网内或螺旋处，使尾部露出。如为液体供试品，可在透明胶纸和滤纸做成的纸袋中称样，方法为将透明胶纸剪成规定的大小和形状［图 7-3（c）］，中部贴一约 16mm×6mm 的无灰滤纸条，并于其突出部分贴一 6mm×35mm 的无灰滤纸条［图 7-3（d）］，将胶纸对折，紧粘住底部及另一边，并使上口敞开［图 7-3（e）］；精密称定重量，用滴管将供试品从上口滴在无灰滤纸条上，立即捏紧粘住上口，精密称定重量，两次重量之差即为供试品重，将含有供试品的纸袋固定于铂丝下端的网内或螺旋处，使尾部露出。另在燃烧瓶内按各品种项下的规定加入吸收液，并将瓶口用水湿润，小心急速通入氧气约 1min（通气管应接近液面，使瓶内空气排尽），立即用表面皿覆盖瓶口，移置他处；点燃包有供试品的滤纸尾部，迅速放入燃烧瓶中，按紧瓶塞，用水少量封闭瓶口，待燃烧完毕（应无黑色碎片），充分振摇，使生成的烟雾被完全吸入吸收液中，放置 15min，用水少量冲洗瓶塞及铂丝，合并洗液及吸收液。同法另做空白试验。然后按各品种项下规定的方法进行检查或测定。

操作中，在燃烧时要有防爆措施。

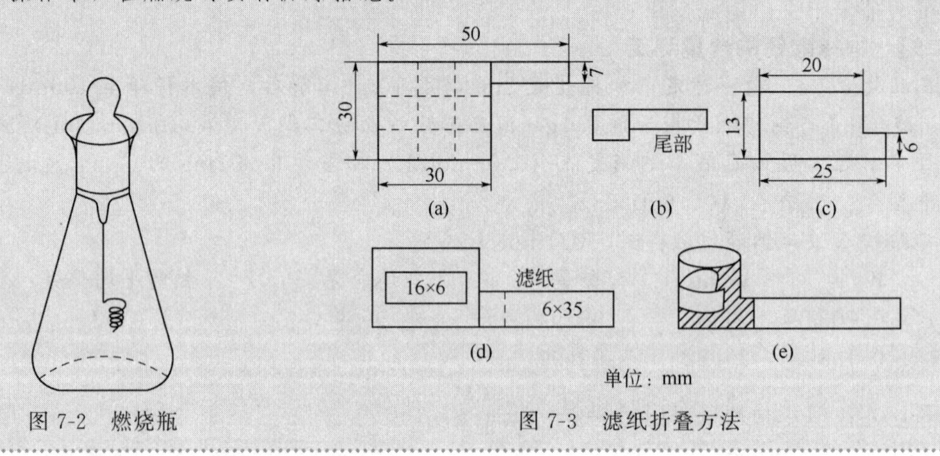

图 7-2　燃烧瓶　　图 7-3　滤纸折叠方法

知识积累

容量分析法在药物含量测定中的应用总结

方　法	基本原理	一般方法	终点指示方法
酸碱滴定法	$H^+ + OH^- \rightleftharpoons H_2O$	1. 直接滴定法 2. 间接滴定法	酸碱指示剂
非水碱量法	$HClO_4 + BH^+ \cdot A^- \rightleftharpoons HA + BH^+ \cdot ClO_4^-$	在冰醋酸溶剂中用高氯酸直接滴定	1. 指示剂法(结晶紫) 2. 电位法
亚硝酸钠法	$ArNH_2 + NaNO_2 + 2HCl \longrightarrow [ArN{\equiv}N]^+Cl^- + NaCl + 2H_2O$	在盐酸酸性条件下用亚硝酸钠滴定液滴定	1. 永停法(常用) 2. 电位法 3. 指示剂法

续表

方 法	基本原理	一般方法	终点指示方法
碘量法	$I_2+2e \rightleftharpoons 2I^-$ $2I^- -2e \rightleftharpoons I_2$	1. 直接滴定法 2. 间接滴定(剩余滴定法、置换滴定法)	1. I_2 自身指示剂 2. 淀粉指示剂
络合滴定法	$M^{n+}+H_2Y^{2-} \rightleftharpoons MY^{(n-4)}+2H^+$	1. 直接滴定法 2. 间接滴定法	1. 铬黑 T 2. 钙试剂 3. 钙黄绿素

思考与训练

习题

PPT 课件

第八章 仪器分析法

第一节 概 述

仪器分析法是指利用精密仪器对被测物质的某种物理性质或物理化学性质进行测定，并根据所产生的测试信号与被测物质的内在关系，对其进行定性定量分析的一类分析方法。目前常用的仪器分析方法包括光学分析法、电化学分析法和色谱分析法等。

仪器分析的特点主要表现在以下几个方面。

① 灵敏度高，样品用量少，适用于微量和痕量物质的分析。紫外分光光度法最小检出量可达 10^{-9}g，荧光分析法最小检出量可达 10^{-12}g，而最新发展起来的毛细管电泳法，其最小检出量可达 10^{-15}～10^{-20} mol/L 。

② 选择性强。如色谱分析，将样品分离后进行测定，抗干扰能力强，对于复杂样品和制剂的分析特别有利。

③ 大型精密仪器价格昂贵，使用技术比较复杂，普及比较困难。分析检测前，经常要用化学分离法对样品进行前处理，除去干扰性成分，特别是对复方制剂或中药制剂更需如此，以保证测试结果的准确性并维护仪器良好的工作状态。可见仪器分析法和化学分析法是相辅相成、互相配合的。

根据《中国药典》中含量测定方法的应用情况，本章主要讲述紫外-可见分光光度法、荧光分析法、高效液相色谱法及气相色谱法。

第二节 光谱分析法

一、紫外-可见分光光度法

(一) 基本原理

紫外-可见分光光度法是通过被测物质在紫外-可见光区的特定波长处或一定波长范围内的吸光度，对该物质进行定性和定量分析的方法。物质对紫外辐射的吸收是由于分子中原子的外层电子跃迁所产生，因此，紫外吸收主要决定于分子的电子结构，故紫外光谱又称电子光谱。有机化合物分子结构中如含有共轭体系、芳香环等发色基团，均可在紫外光区（190～400nm）或可见光区（400～800nm）产生吸收。通常使用紫外-可见分光光度计的工作范围为190～800nm。

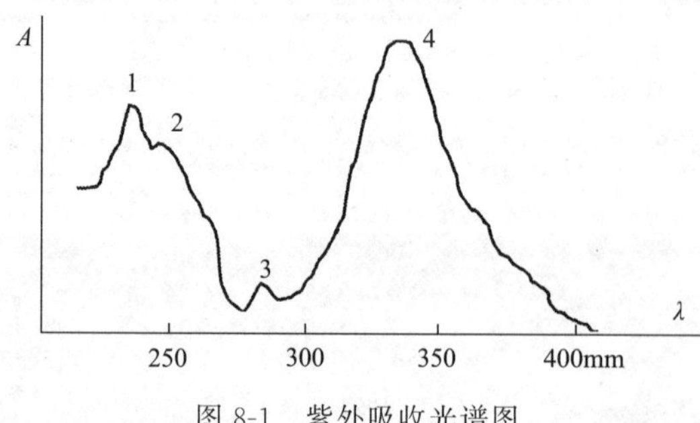

图 8-1 紫外吸收光谱图

在紫外-可见光区不同波长下测定物质的吸光度，以波长为横坐标，吸光度为纵坐标所绘制的曲线，称吸收曲线或吸收光谱，见图 8-1 所示。吸收曲线的峰称为吸收峰，它所对应的波长为最大吸收波长，用λ_{max}表示，由于其吸光度较大，灵敏度高，常常被选择为定量分析的波长。吸收曲线的谷所对应的波长为最小吸收波长，用λ_{min}表示。在吸收曲线上短波长端的只能呈现较强吸收但不形成峰形的部分，称末端吸收。在吸收曲线下降或上升处稍有停顿或增强而形成的峰称为肩峰，用λ_{sh}表示。某些物质的吸收光谱上可出现几个吸收峰，同一物质的吸收光谱有相同的λ_{max}、λ_{min}、λ_{sh}，而且同一物质相同浓度的吸收曲线应相互重合。

紫外-可见吸收光谱为物质对紫外-可见光区辐射的能量吸收光谱，符合光的吸收定律（朗伯-比尔定律），即在一定实验条件下，供试品溶液的吸光度与其浓度和液层的厚度成正比。光的吸收定律是紫外-可见分光光度法定量分析的依据，其数学表达式为：

$$A=\lg\frac{1}{T}=EcL$$

式中，A为吸光度；T为透光率；L为液层厚度；c为溶液浓度；E为吸收系数，即单位浓度、单位液层厚度时的吸光度。

吸收系数有两种表示方式：①摩尔吸收系数（ε），指在一定波长下，溶液浓度为1mol/L，液层厚度为1cm时的吸光度；②百分吸收系数（$E_{1cm}^{1\%}$），指在一定波长下，溶液浓度为1%（g/ml），液层厚度为1cm时的吸光度。

（二）仪器和仪器校正

1. 仪器组成

紫外-可见分光光度计的主要部件包括光源、单色器、吸收池、检测器、记录仪、显示系统和数据处理系统等。

2. 仪器校正和检定

为保证测量的精密度和准确度，所用仪器应按国家计量检定规程或现行版《中国药典》通则规定，定期进行校正检定。通常在实验室工作中，验收新仪器或仪器经使用一段时间后都要进行校正。日常使用中，对波长和吸光度准确度应根据需要随时检查。

（1）波长准确度　波长准确度以仪器显示的波长数值与单色光的实际波长值之间的误差来表示。由于环境因素对机械部分的影响，仪器的波长经常会略有变动，因此除定期对所用的仪器进行全面校正检定外，还应于测定前校止测定波长。紫外-可见分光光度计波长准确度允许误差，紫外区为±1.0nm，500nm附近±2.0nm。

① 汞灯检定。关闭仪器光源，将汞灯（用笔式汞灯最方便）直接对准进光狭缝，如为双光束仪器，用单光束能量测定方式，采用波长扫描方式，在200～800nm范围内单方向重复扫描3次，由仪器识别记录各峰值。

校正仪器波长的较强谱线为237.83nm、253.65nm、275.28nm、296.73nm、313.16nm、334.15nm、365.02nm、404.66nm、435.83nm、546.07nm与576.96nm。

② 氘灯检定。本法主要用于日常工作中波长准确度的核对。取单光束能量测定方式，测量条件同上述低压汞灯的方法。对486.02nm与656.10nm二单峰进行方向重复扫描3次。

③ 钬玻璃检定。将氧化钬玻璃放入样品光路，参比光路为空气，按测定吸收光谱图方法测定。校正自动记录仪器时，应考虑记录仪的时间常数，测定样品与校正时取同一扫描速度。

钬玻璃在279.4nm、287.5nm、333.7nm、360.9nm、418.5nm、460.0nm、484.5nm、536.2nm与637.5nm波长处有尖锐吸收峰，可用于波长校正。使用时应注意由于不同来源

的钬玻璃的微小差距。

④ 高氯酸钬溶液检定。近年来，常使用高氯酸钬溶液校正双光束仪器，以10%高氯酸溶液为溶剂，配制含氧化钬（Ho_2O_3）4%的溶液，该溶液的吸收峰波长为241.13nm、278.10nm、287.18nm、333.44nm、345.47nm、361.31nm、416.28nm、451.30nm、485.29nm、536.64nm和640.52nm。

(2) 吸光度准确度　被测定物质在一定波长处的吸光度与该物质的浓度之间呈线性关系。因此仪器吸光度的准确度是定量分析的重要条件。检查方法为：取在120℃干燥至恒重的基准重铬酸钾约60mg，精密称定，加0.005mol/L的硫酸溶液溶解并稀释至1000ml，即得。在规定的波长处测定吸光度，计算其吸收系数，并与规定的吸收系数比较，应符合表8-1中的规定。

表8-1　重铬酸钾硫酸溶液的吸收系数

波　长/nm	235(最小)	257(最大)	313(最小)	350(最大)
吸收系数($E_{1cm}^{1\%}$)的规定值	124.5	144.0	48.62	106.6
吸收系数($E_{1cm}^{1\%}$)的允许范围	123.0～126.0	142.8～146.2	47.0～50.3	105.5～108.5

3. 对溶剂的要求

含有杂原子的有机溶剂，通常均具有很强的末端吸收。因此，当作溶剂使用时，它们的使用范围均不能小于截止使用波长。如甲醇、乙醇的截止使用波长为205nm。另外，当溶剂不纯时，也可能增加干扰吸收。因此，测定供试品前，应先检查所用的溶剂在供试品所用的波长附近是否符合要求，即用1cm石英吸收池盛溶剂，以空气为空白（即空白光路中不置任何物质）测定其吸光度。溶剂和吸收池的吸光度，在220～240nm范围内不得超过0.40，在241～250nm范围内不得超过0.20，在251～300nm范围内不得超过0.10，在300nm以上时不得超过0.05。

(三) 测定方法

测定时，除另有规定外，应以配制供试品溶液的同批溶剂为空白对照，采用1cm的石英吸收池，在规定的吸收峰波长±2nm以内测试几个点的吸光度，或由仪器在规定波长附近自动扫描测定，以核对供试品的吸收峰波长位置是否正确，除另有规定外，吸收峰波长应在该品种项下规定的波长±2nm以内，否则应考虑该试样的真伪、纯度以及仪器波长的准确度，并以吸光度最大的波长作为测定波长。一般供试品溶液的吸光度读数，以在0.3～0.7之间的误差较小。仪器的狭缝波带宽度应小于供试品吸收带的半宽度的十分之一，否则测得的吸光度会偏低；狭缝宽度的选择，应以减小狭缝宽度时供试品的吸光度不再增加为准。由于吸收池和溶剂本身可能有空白吸收，因此测定供试品的吸光度后应减去空白读数，或者由仪器自动扣除后，再计算含量。

当溶液的pH值对测定结果有影响时，应将供试品溶液的pH值和对照品溶液的pH值调成一致。

利用紫外-可见分光光度法进行定量分析时，常用对照品比较法和吸收系数法。

1. 对照品比较法

按各品种项下的方法，分别配制供试品溶液和对照品溶液，对照品溶液中所含被测成分的量应为供试品溶液中被测成分标示量的100%±10%，所用溶剂也应完全一致，在规定的波长测定供试品溶液和对照品溶液的吸光度后，按下式计算供试品的百分含量：

$$含量(\%)=\frac{c_R\times\frac{A_X}{A_R}\times D\times V}{W}\times100\%$$

式中，c_R 为对照品溶液的浓度；A_X 为供试品溶液的吸光度；A_R 为对照品溶液的吸光度；D 为供试液的稀释倍数；V 为供试液的溶液体积；W 为供试品的取样量。

2. 吸收系数法

按各品种项下的方法配制供试品溶液，在规定的波长处测定其吸光度，再以该品种在规定条件下的吸收系数计算含量。用本法测定时，应注意仪器的校正和检定。

$$含量(\%)=\frac{\frac{A\times1\%}{E_{1cm}^{1\%}\times L}\times D\times V}{W}\times100\%$$

式中，A 为供试品溶液的吸光度；$E_{1cm}^{1\%}$ 为供试品溶液的百分吸收系数；L 为吸收池的厚度；D 为供试品的稀释倍数；V 为供试品溶液的体积；W 为供试品的取样量。

【实例 8-1】 贝诺酯的含量测定

取本品适量，精密称定，加无水乙醇定量配成 100ml 溶液，再稀释 100 倍，制成每 1ml 中约含 7.5μg 的溶液，在 240nm 波长处测定吸光度。另取经对照品适量，加无水乙醇定量配成 100ml 溶液，再稀释 50 倍后，同法测定吸光度，求贝诺酯的百分含量。按干燥品计算，本品含 $C_{17}H_{15}NO_5$ 不得少于 98.5%。

紫外-可见分光光度计：岛津 UV-2450（C0630）　　干燥失重：0.2%

天平型号：天平 AL104（C0803）

	$W_{对}$/g	A_R	$W_{样}$/g	A_X	含量/%	平均含量/%	相对平均偏差/%
(1)	0.03750	0.469	0.07721	0.482	100.03	100.0	0.01
(2)	0.03820	0.472	0.07700	0.475	100.05		

结果计算：

$$(1)\ 贝诺酯(\%)=\frac{c_R\times\frac{A_X}{A_R}\times D\times V}{W_{样}\ (1-干燥失重)}\times100\%=\frac{\frac{0.03750}{100\times50}\times\frac{0.482}{0.469}\times100\times100}{0.07721\ (1-0.2\%)}\times100\%$$

$$=100.03\%$$

$$(2)\ 贝诺酯(\%)=\frac{\frac{0.03820}{100\times50}\times\frac{0.475}{0.472}\times100\times100}{0.07700\times(1-0.2\%)}\times100\%=100.05\%$$

结论：本品含 $C_{17}H_{15}NO_5$ 为 100.0%，符合规定（规定：按干燥品计算，本品含 $C_{17}H_{15}NO_5$ 不得少于 98.5%）。

【实例 8-2】 氢化可的松的含量测定

取本品约 0.02g，精密称定，置 100ml 量瓶中，加无水乙醇约 75ml，振摇 1h 使氢化可的松溶解，加无水乙醇至刻度，摇匀，精密量取续滤液 5ml，置另一 100ml 量瓶中，加无水乙醇稀释至刻度，摇匀，照紫外-可见分光光度法（《中国药典》四部通则 0401），在 242nm 波长处测定吸光度，按 $C_{21}H_{30}O_5$ 的吸收系数（$E_{1cm}^{1\%}$）为 435 计算，即得。

紫外-可见分光光度计：岛津 UV-2450（C0630）　　天平型号：天平 AL104（C0803）

	W/g	A	含量/%	平均含量/%	相对平均偏差/%
(1)	0.02014	0.438	99.99	99.9	0.06
(2)	0.01998	0.434	99.87		

结果计算：

$$\text{(1) 氢化可的松(\%)} = \frac{\frac{A \times 1\%}{E_{1cm}^{1\%} \times L} \times D \times V}{W} \times 100\%$$

$$= \frac{0.438 \times \frac{1}{100} \times \frac{100}{5} \times 100}{435 \times 0.02014} \times 100\%$$

$$= 99.99\%$$

$$\text{(2) 氢化可的松(\%)} = \frac{0.434 \times \frac{1}{100} \times \frac{100}{5} \times 100}{435 \times 0.01998} \times 100\% = 99.87\%$$

结论：本品含 $C_{21}H_{30}O_5$ 为 99.9%。

(四) 制剂的含量计算

1. 对照品比较法

$$\text{片剂：标示量(\%)} = \frac{\frac{c_R \times \frac{A_X}{A_R} \times D \times V}{W} \times \overline{W}}{\text{标示量}} \times 100\%$$

$$\text{注射剂：标示量(\%)} = \frac{c_R \times \frac{A_X}{A_R} \times D}{c_{\text{标示}}} \times 100\%$$

式中，$\overline{W}$ 为片剂的平均片重；$c_{\text{标示}}$ 为注射剂的标示量，g/ml 或 mg/ml；其他各符号意义同原料药。

2. 吸收系数法

$$\text{片剂：标示量(\%)} = \frac{\frac{\frac{A \times 1\%}{E_{1cm}^{1\%} \times L} \times D \times V}{W} \times \overline{W}}{\text{标示量}} \times 100\%$$

$$\text{注射剂：标示量(\%)} = \frac{\frac{A \times 1\%}{E_{1cm}^{1\%} \times L} \times D}{c_{\text{标示}}} \times 100\%$$

式中，各符号意义同原料药。

【实例 8-3】 盐酸氯丙嗪片的含量测定

避光操作。取本品（标示量：25mg）10 片，除去包衣后，精密称定，研细，精密称取适量（约相当于盐酸氯丙嗪 10mg），置 100ml 量瓶中，加盐酸溶液（9→1000）70ml，振摇使盐酸氯丙嗪溶解，用同一溶剂稀释至刻度，摇匀，滤过，精密量取续滤液 5ml，置 100ml 量瓶中，加同一溶剂稀释至刻度，摇匀，照紫外-可见分光光度法（《中国药典》四部通则 0401），在 254nm 波长处测定吸光度，按 $C_{17}H_{19}ClN_2S \cdot HCl$ 的吸收系数（$E_{1cm}^{1\%}$）为 915 计算，即得。本品含盐酸氯丙嗪（$C_{17}H_{19}ClN_2S \cdot HCl$）应为标示量的 93.0%～107.0%。

紫外-可见分光光度计：岛津 UV-2450（C0630）　　天平型号：天平 AL104（C0803）

10 片总重：1.2107g

W/g	A	含量/%	平均含量/%	相对平均偏差/%
(1) 0.04848	0.460	100.44	100.5	0.02
(2) 0.04951	0.470	100.49		

结果计算：

$$\text{(1) 盐酸氯丙嗪标示量(\%)}=\frac{\dfrac{\dfrac{A\times 1\%}{E_{1cm}^{1\%}\times L}\times D\times V}{W}\times \overline{W}}{\text{标示量}}\times 100\%$$

$$=\frac{\dfrac{\dfrac{0.460\times 1\%}{915\times 1}\times \dfrac{100}{5}\times 100}{0.04848}\times \dfrac{1.2107}{10}}{25\times 10^{-3}}\times 100\%=100.44\%$$

$$\text{(2) 盐酸氯丙嗪标示量(\%)}=\frac{\dfrac{\dfrac{0.470\times 1\%}{915\times 1}\times \dfrac{100}{5}\times 100}{0.04951}\times \dfrac{1.2107}{10}}{25\times 10^{-3}}\times 100\%=100.49\%$$

结论：本品含盐酸氯丙嗪为标示量的100.5%，符合规定［规定：本品含盐酸氯丙嗪（$C_{17}H_{19}ClN_2S\cdot HCl$）应为标示量的93.0%～107.0%］。

（五）注意事项

① 对于紫外-可见分光光度法，所有溶液在进行检测时都需要是澄清的，否则会影响结果的准确性。所以一些混浊的或者溶解不完全的样品需要测定前过滤。

② 试验中所用的量瓶和移液管均应经检定校正、洗净后使用。

③ 使用的石英吸收池必须洁净。当吸收池中装入同一溶剂，在规定波长测定各吸收池的透光率，如透光率相差在0.3%以下者可配对使用，否则必须加以校正。

④ 取吸收池时，手指拿毛玻璃面的两侧。装样品溶液的体积以池体积的4/5为度，使用挥发性溶液时应加盖，透光面要用擦镜纸由上而下擦拭干净，检视应无残留溶剂，为防止溶剂挥发后溶质残留在池子的透光面，可先用蘸有空白溶剂的擦镜纸擦拭，然后再用干擦镜纸拭净。吸收池放入样品室时应注意每次放入方向相同。使用后用溶剂及水冲洗干净，晾干防尘保存，吸收池如污染不易洗净时可用硫酸发烟硝酸[1∶3(v/v)]混合液稍加浸泡后，洗净备用。如用铬酸钾清洁液清洗时，吸收池不宜在清洁液中长时间浸泡，否则清洁液中的铬酸钾结晶会损坏吸收池的光学表面，并应充分用水冲洗，以防铬酸钾吸附于吸收池表面。

⑤ 称量应符合药典规定要求。配制测定溶液时稀释转移次数应尽可能少，转移稀释时所取容积一般应不少于5ml。含量测定时供试品应称取2份，如为对照品比较法，对照品一般也应称取2份。吸收系数法也应称取供试品2份，平行操作，每份结果对平均值的偏差应在±0.5%以内。

课堂思考

1. 用紫外-可见分光光度法进行定量分析时，试比较对照品比较法和吸收系数法的优缺点。

2. 试述采用紫外-可见分光光度计测定药物含量时的操作步骤。

二、荧光分析法

某些物质（分子结构常常具有长共轭结构、刚性和共平面性）受紫外光或可见光照射激发后，它会在极短的时间内发射出较照射光波长为长的光，这种光称为荧光。由于物质受到光的照射时，吸收某种波长的光才会发射荧光，所以荧光属于光致发光。荧光分光光度法具有灵敏度高、选择性强、试样量少和方法简便等优点。

荧光光谱包括激发光谱和发射光谱，激发光谱是指不同激发波长的光引起物质发射某一波长荧光的相对频率，即发射波长不变，将激发波长进行扫描。发射光谱是指某一激发波长的光引起物质发射不同波长荧光的相对频率，即激发波长不变，将发射波长进行扫描。

（一）基本原理

荧光是指物质分子吸收光子能量而被激发，然后从激发态的最低振动能级返回到基态时所发射的光。分子在室温时基本上处于电子能级的基态，当吸收了紫外-可见光后，基态分子中的电子跃迁到激发态的各个能级，处于激发态的分子是不稳定的，通常通过辐射跃迁和无辐射跃迁等方式释放多余的能量而返回至基态，发射荧光是其中的一条途径。当激发光强度、波长、所用溶剂及温度等条件固定时，物质在较稀的一定浓度范围内，其发射光强度与溶液中该物质的浓度成正比关系，可以用作定量分析。

由于振动弛豫和内转换损失了部分能量，故荧光的波长总比激发光波长要长。

（二）仪器和仪器校正

1. 仪器

荧光分析法所用的仪器为荧光分光光度计或荧光计，它由激发光源、激发单色器、发射单色器、样品池、检测器与记录系统组成。

（1）光源　现在大多数仪器采用高压氙灯，它在紫外光区和可见光区都能给出连续辐射（220～700nm）。

（2）单色器　由光栅和狭缝组成，有两组，一组为激发单色器，光源的连续辐射经激发单色器得到单色光照射到样品池，供试品溶液经激发光照射后产生的荧光常以与激发光源呈90°的角度照射到发射单色器，发射单色器分光以后照到光电倍增管转换为电信号，送入记录系统进行记录。

（3）样品池　常用石英池，质地应较纯，不含荧光性杂质，固定受光面标志。

2. 仪器的性能检测

（1）波长准确度　可将发射单色器置零级位置，在灯室内安放笔型汞灯，并将漫反射板校正具放入样品室，选择分布均匀的5条谱线作为参考波长，记录其最大读数时的波长为测量值，与已知波长值进行比较，或用氙灯的450.1nm谱线检查，其波长准确度应符合于技术指标所规定。

（2）灵敏度（信噪比S/N）　采用水的拉曼谱线测定，激发波长可为350nm，激发和发射单色器狭缝为10nm，用二次蒸馏水，调节灵敏度使发射波长为397nm时，仪器示值在40%左右，发射波长退回到300nm，调仪器零位，扫描发射波长，记录300～430nm发射光谱曲线，发射光谱397nm附近的峰值即为S，然后在峰值处记录2min，记录噪声曲线最大的峰-峰值即为N。灵敏度应符合于其技术指标。

（三）测定方法

按各药品项下的规定，选定激发光波长和发射光波长，并配制对照品溶液和供试品溶液。

由于不易测定绝对荧光强度，故荧光分析法都是在一定条件下，用对照品溶液测定荧光强度与浓度的线性范围后，再在每次测定前，用一定浓度的对照品溶液校定仪器的灵敏度；然后在相同条件下，分别读取对照品溶液及其试剂空白的荧光读数与供试品溶液及其试剂空白的荧光读数，用下式计算供试品浓度：

$$c_x=\frac{R_x-R_{xb}}{R_r-R_{rb}}\times c_r$$

式中，c_x 为供试品溶液的浓度；c_r 为对照品溶液的浓度；R_x 为供试品溶液的荧光读数；R_{xb} 为供试品溶液试剂空白的荧光读数；R_r 为对照品溶液的荧光读数；R_{rb} 为对照品溶液试剂空白的荧光读数。

因荧光分析法中的浓度与读数的线性较窄，故 $(R_x-R_{xb})/(R_r-R_{rb})$ 应为 0.5～2.0；如有超过，应调节溶液浓度后再测。

【实例 8-4】 洋地黄毒苷片含量测定

取本品（标示量：0.1mg）20 片，精密称定，研细，精密称取适量（约相当于洋地黄毒苷 0.4mg），置 100ml 量瓶中，加甲醇-水（1∶1）约 60ml，振摇 1h，使洋地黄毒苷溶解，加甲醇-水（1∶1）稀释至刻度，摇匀，经滤膜（孔径不得大于 0.8μm）滤过，取续滤液作为供试品溶液；另取洋地黄毒苷对照品适量，精密称定，加甲醇-水（1∶1）溶解并定量稀释制成 1ml 中约含 4μg 的溶液，作为对照品溶液。按照药典方法进行处理后，照荧光分析法（《中国药典》四部通则 0405），在激发光波长 400nm 与发射光波长 565nm 处测定荧光强度，计算，即得。本品含洋地黄毒苷（$C_{41}H_{64}O_{13}$）应为标示量的 90.0%～110.0%。

仪器：荧光分光光度计　　天平型号：天平 AL104（C0803）

激发光波长：400nm　　发射光波长：565nm

R_{rb} 平均：0.8　　R_{xb} 平均：0.8　　20 片总重：0.8475g

	W/g	R_x	c_r/（μg/ml）	R_r	含量/%	平均含量/%	相对平均偏差/%
(1)	0.1647	40.7	4.012	41.9	100.21	100.2	0.01
(2)	0.1732	42.3	3.988	41.2	100.23		

结果计算：

$$(1)\ 洋地黄毒苷(\%)=\frac{\dfrac{\dfrac{R_x-R_{xb}}{R_r-R_{rb}}\times c_r\times V}{W}\times 平均片重}{标示量}\times100\%$$

$$=\frac{\dfrac{\dfrac{40.7-0.8}{41.9-0.8}\times4.012\times10^{-3}\times100}{0.1647\times10^{3}}\times\dfrac{0.8475\times10^{3}}{20}}{0.1}\times100\%$$

$$=100.21\%$$

$$(2)\ 洋地黄毒苷(\%)=\frac{\dfrac{\dfrac{42.3-0.8}{41.2-0.8}\times3.988\times10^{-3}\times100}{0.1732\times10^{3}}\times\dfrac{0.8475\times10^{3}}{20}}{0.1}\times100\%=100.23\%$$

结论：本品含洋地黄毒苷（$C_{41}H_{64}O_{13}$）为标示量的 100.2%，符合规定［规定：本品含洋地黄毒苷（$C_{41}H_{64}O_{13}$）应为标示量的 90.0%～110.0%］。

（四）注意事项

① 荧光分析法的灵敏度一般较紫外分光光度法或比色法为高，浓度太大的溶液会有

“自熄灭”作用，以及由于在液面附近溶液会吸收激发光，使发射光强度下降，导致发射光强度与浓度不成正比，故荧光分析法应在低浓度溶液中进行。

② 荧光分析法因灵敏度高，故干扰因素也多。溶剂不纯会带入较大误差，应先做空白检查，必要时，应用玻璃磨口蒸馏器蒸馏后再用。溶液中的悬浮物对光有散射作用，必要时，应用垂熔玻璃滤器滤过或用离心法除去。所用的玻璃仪器与测定池等也必须保持高度洁净。

③ 温度对荧光强度有较大的影响，测定时应控制温度一致。溶液中的溶氧有降低荧光作用，必要时可在测定前通入惰性气体除氧。测定时要注意溶液的 pH 值和试剂的纯度对荧光强度的影响。

④ 由于荧光测定的是发射光谱，所以检测器的方向与入射光垂直，测定荧光用的样品池须用低荧光强度的玻璃或石英材料制成，样品池的形状以方形为宜，且四面透光。

课堂思考

1. 荧光分光光度法的测定原理与紫外可见分光光度法有什么区别？
2. 荧光分光光度计与紫外-可见分光光度计有何不同？

第三节　色谱分析法

一、高效液相色谱法

高效液相色谱法是一种以高压液体为流动相的现代液相色谱法。其基本方法是用高压输液泵将具有不同极性的单一溶剂或不同比例的混合溶剂、缓冲液等流动相泵入装有固定相的色谱柱，经进样阀注入供试品，由流动相带入柱内，在柱内各成分被分离后，依次进入检测器，色谱信号由记录仪或积分仪记录，进行数据处理后，得到测定结果。

高效液相色谱是继气相色谱之后，于 20 世纪 70 年代初期在气相色谱和经典色谱的基础上发展起来的色谱法。它与经典液相色谱的主要区别是：流动相改为高压输送，采用高效固定相，具有在线检测器及仪器化等。气相色谱因仅能分析在操作温度下能汽化且不分解的物质而使应用受到限制。高效液相色谱法则具有高柱效、高选择性、分析速度快、灵敏度高、重复性好、应用范围广等优点。由于不受样品挥发性和热稳定性的限制，它非常适合分子量较大、难汽化、不易挥发或对热敏感的物质、离子型化合物及高聚物的分离分析，因而，高效液相色谱法已成为现代分析技术的重要手段之一，目前在药物含量测定中获得广泛应用。

（一）基本原理

液相色谱分离系统由固定相和流动相组成。液相色谱的固定相可以是吸附剂、化学键合固定相（或在惰性载体表面涂上一层液膜）、离子交换树脂或多孔性凝胶；流动相是各种溶剂。被分离混合物由流动相液体推动进入色谱柱，根据各组分在固定相及流动相中的吸附能力、分配系数、离子交换作用或分子尺寸大小的差异进行分离。

（二）高效液相色谱仪

高效液相色谱仪由高压输液泵、进样器、色谱柱、检测器、色谱数据处理系统组成

(图 8-2)。色谱柱的填充剂和流动相的组分应按各品种项下规定。常用的色谱填充剂有硅胶和化学键合硅胶，后者以十八烷基键合硅胶（ODS）最为常用。除另有规定外，柱温为室温。检测器最常用的为可变波长的紫外-可见光检测器。

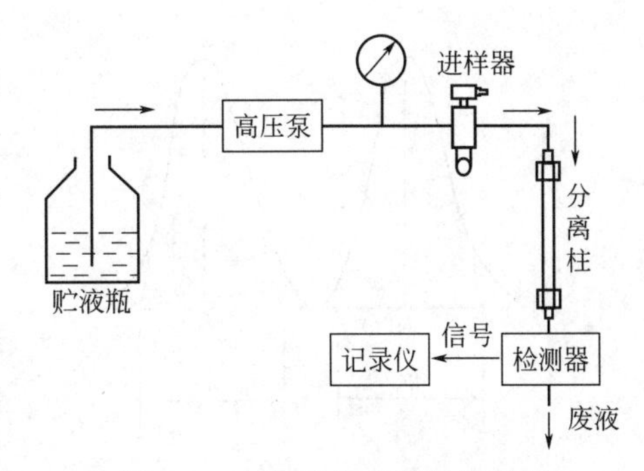

图 8-2　高效液相色谱仪示意图

分析前，选择适当的色谱柱和流动相，开泵，冲洗柱子，待柱子达到平衡而且基线平直后，用微量注射器把样品注入进样口，流动相把试样带入色谱柱进行分离，分离后的组分依次流入检测器的流通池，最后和洗脱液一起排入流出物收集器。当有样品组分流过流通池时，检测器把组分浓度转变成电信号，经过放大，用记录器记录下来就得到色谱图。色谱图是定性、定量和评价柱效高低的依据。

(三) 系统适用性试验

按各品种项下要求对色谱系统进行适用性试验，即用规定的对照品对色谱系统进行试验和调整，色谱柱的理论塔板数、分离度、重复性和拖尾因子应达到规定要求。如达不到要求，可对色谱分离条件做适当的调整。

1. 色谱柱的理论塔板数（*n*）

在规定的色谱条件下，注入供试品溶液或规定的内标物溶液，由峰面积计算理论塔板数，应不低于各品种项下规定的最小理论板数。

$$n=5.54\times\left(\frac{t_R}{W_{h/2}}\right)^2$$

式中，$W_{h/2}$ 为半峰宽（峰高一半处的峰宽）；t_R 为保留时间。

2. 分离度（*R*）

定量分析时，为了准确测量，要求待测峰与其他峰、内标峰或特定的杂质对照峰之间有较好的分离度。除另有规定外，定量分析时分离度应大于 1.5。

$$R=2\times\left(\frac{t_{R2}-t_{R1}}{W_1+W_2}\right)$$

式中，t_{R2} 为相邻两峰中后一峰的保留时间；t_{R1} 为相邻两峰中前一峰的保留时间；W_1，W_2 为相邻两峰各自的基底宽（见图 8-3）。

3. 重复性

取各品种项下的对照溶液，连续进样 5 次，除另有规定外，其峰面积测量值的相对标准偏差应不大于 2.0%。也可按各品种校正因子测定项下，配制相当于 80%、100% 和 120% 的对照品溶液，加入规定量的内标溶液，配成 3 种不同浓度的溶液，分别至少进样 2 次，计算平均校正因子，其相对标准偏差应不大于 2.0%。

4. 拖尾因子（*T*）

为保证分离效果和测量精度，应检查待测峰的拖尾因子是否符合各品种项下的规定。计算公式为：

$$T=\frac{W_{0.05h}}{2d_1}$$

式中，$W_{0.05h}$ 为 5% 峰高处的峰宽；d_1 为峰顶点至峰前沿之间的距离（图 8-4）。

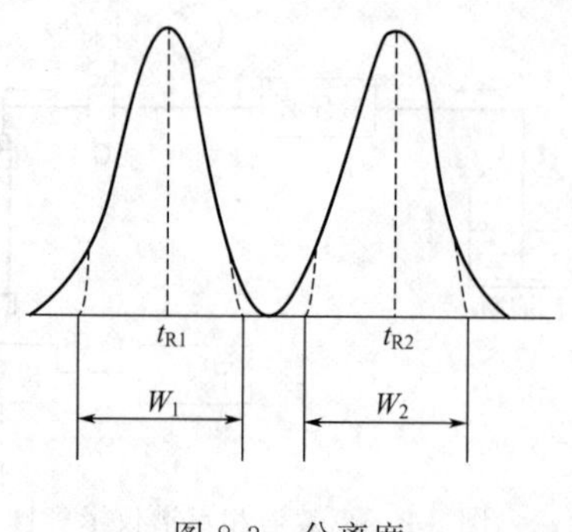

图 8-3　分离度

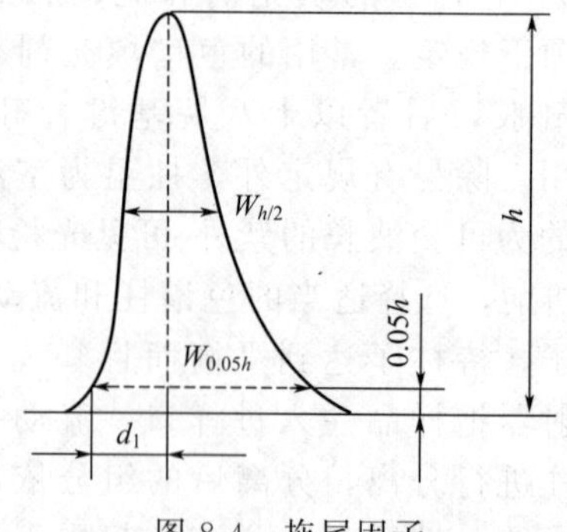

图 8-4　拖尾因子

除另有规定外，峰高法定量时 T 应在 0.95～1.05 之间。峰面积法测定时，T 值偏离过大，也会影响小峰的检测和定量的准确性。

（四）测定方法

1. 原料药

（1）内标法加校正因子　按各品种项下的规定，精密称（量）取对照品和内标物质，分别配成溶液，精密量取各溶液，配成校正因子测定用的对照溶液。取一定量注入仪器，记录色谱图。测量对照品和内标物质的峰面积和峰高，按下式计算校正因子：

$$校正因子(f)=\frac{A_S/c_S}{A_R/c_R}$$

式中，A_S 为内标溶液的峰面积或峰高；A_R 为对照品溶液的峰面积或峰高；c_S 为内标物质的浓度；c_R 为对照品溶液的浓度。

再取各品种项下含有内标物质的供试品溶液，注入仪器，记录色谱图，测量供试品中待测成分和内标物质的峰面积或峰高，按下式计算含量：

$$含量(\%)=\frac{f\dfrac{A_X}{A'_S}c'_S}{c_X}\times100\%$$

式中，A_X 为供试品溶液的峰面积或峰高；A'_S 为内标物质的峰面积或峰高；c'_S 为内标物质的浓度；c_X 为供试品的浓度。

当配制校正因子测定用的对照溶液和含有内标物质的供试品溶液使用同一份内标物质溶液时，则配制内标物质溶液不必精密称（量）取。

（2）外标法　按各品种项下的规定，精密称（量）取对照品和供试品，分别配成对照品溶液和供试品溶液，分别精密量取一定量，注入仪器，记录色谱图，测量对照品溶液和供试品溶液中待测成分的峰面积或峰高计算含量。

由于微量注射器不易精确控制进样量，当采用外标法测定供试品的含量时，以定量环或自动进样器进样为好。

【实例 8-5】　氢化可的松含量测定

精密称取本品 50.45mg，加甲醇溶解并定量稀释成 100ml 溶液；另取氢化可的松对照品 40.39mg，加甲醇溶解并定量稀释成 100ml 溶液；各取 10μl 注入液相色谱仪，记录色谱图，峰面积分别为 102.44 和 84.27。计算氢化可的松含量。

结果计算：

$$氢化可的松(\%)=\frac{c_R\times\frac{A_X}{A_R}}{c_X}\times100\%=\frac{\frac{40.39}{100}\times\frac{102.44}{84.27}}{\frac{50.45}{100}}\times100\%=97.32\%$$

结论：氢化可的松的百分含量为97.32%。

2. **制剂**

制剂的含量测定，在配制供试溶液前，样品需经预净化，以免对色谱系统产生污染或影响色谱分离。

【实例8-6】 哈西奈德软膏的含量测定

色谱条件与系统适用性试验　用十八烷基硅烷键合硅胶为填充剂；甲醇-水（70∶30）为流动相；检测波长为240nm。理论板数按哈西奈德峰计算应不低于2000，哈西奈德峰和内标物质峰的分离度应符合要求。

内标溶液的制备　取黄体酮，加流动相制成每1ml中含0.1508mg的溶液。

测定法　取哈西奈德对照品12.54mg，精密称定，置100ml量瓶中，加甲醇74ml使溶解，用水稀释至刻度，摇匀；精密量取该溶液10ml与内标溶液5ml，置50ml量瓶中，用流动相稀释至刻度，摇匀，取20μl注入液相色谱仪，记录色谱图，结果如下：

物　质	t_R/min	$W_{h/2}$/min	W/min	h/min
对照品	8.60	0.35	0.70	33.00
内标物	11.20	0.38	0.80	26.00

另取规格为10g∶10mg哈西奈德软膏1.2504g，置50ml量瓶中，加甲醇约30ml，置80℃水浴中加热2min，振摇使哈西奈德溶解，放冷至室温，精密加内标溶液5ml，用甲醇稀释至刻度，摇匀，置冰浴中冷却2h以上，取出后迅速滤过，放至室温，取续滤液20μl注入液相色谱仪，测定，哈西奈德与内标物的峰面积分别为12.05和10.46，请按哈西奈德峰计算理论板数、分离度及哈西奈德的标示百分含量。

结果计算：

$$n=5.54\times\left(\frac{t_R}{W_{h/2}}\right)^2=5.54\times\left(\frac{8.60}{0.35}\right)^2=3345$$

$$R=2\times\left(\frac{t_{R2}-t_{R1}}{W_1+W_2}\right)=\frac{2\times(11.20-8.60)}{0.80+0.70}=3.47$$

$$f=\frac{A_S/c_S}{A_R/c_R}=\frac{(26.00\times0.38)/\left(0.1508\times\frac{5}{50}\right)}{(33.00\times0.35)/\left(12.54\times\frac{1}{100}\times\frac{10}{50}\right)}=1.42$$

$$哈西奈德标示量(\%)=\frac{f\times\frac{A_X}{A'_S}\times c'_S}{c_X}\times\frac{平均装量}{标示量}\times100\%$$

$$=\frac{1.42\times\frac{12.05}{10.46}\times\frac{0.1508\times5}{50}\times10^{-3}}{\frac{1.2504(g)}{50}}\times\frac{10(g)}{10\times10^{-3}}\times100\%=98.64\%$$

结论：供试品中含哈西奈德为标示量的98.64%。

【实例 8-7】　三唑仑片的含量测定

取本品（规格为 0.25mg）50 片，精密称定，研细，精密称取适量（约相当于三唑仑 6mg），置 100ml 量瓶中，精密加 50%甲醇溶液 50ml，微温，振摇使三唑仑溶解，放冷，加 50%甲醇溶液稀释至刻度，滤过，精密量取续滤液 20μl 注入液相色谱仪，记录色谱图，另取三唑仑对照品适量，精密称定，加 50%甲醇溶液使溶解（必要时超声处理），并稀释制成每 1ml 中约含 0.12mg 的溶液，同法测定。按外标法以峰面积计算，即得。

实验数据　50 片总重：1.0474g；对照溶液浓度：0.1244mg/ml；对照品峰面积：89.14；供试品细粉取样量：0.5143g；供试品峰面积：45.71。

结果计算：

$$\text{三唑仑标示量}(\%)=\frac{c_R\times\frac{A_X}{A_R}\times\overline{W}}{c_X\times\text{标示量}}\times100\%$$

$$=\frac{0.1244\times10^{-3}\times\frac{45.71}{89.14}\times\frac{1.0474}{50}}{\frac{0.5143}{100}\times0.25\times10^{-3}}\times100\%=103.93\%$$

结论：本品含三唑仑为标示量的 103.93%。

（五）操作方法

1. 操作前准备

① 仪器各部件应能正常工作，管路为无死体积连接，流路中无堵塞或漏液，在设定的检测器灵敏度条件下，色谱基线噪声和基线漂移应能满足分析要求。

② 流动相的准备。用高纯度的试剂配制流动相，必要时照紫外分光光度法进行溶剂检查，应符合要求；水应为新鲜制备的高纯水，可用超纯水器制得或用重蒸馏水。凡规定 pH 值的流动相，应使用精密 pH 计进行调节。配制好的流动相应通过适宜的 0.45μm 滤膜滤过，用前脱气。应配制足量的流动相备用。

③ 供试溶液的配制。供试品用规定溶剂配制成供试溶液。定量测定时，对照品溶液和供试溶液均应分别配制 2 份。供试溶液在注入色谱仪前，一般应经适宜的 0.45μm 滤膜滤过。必要时，在配制供试溶液前，样品需经预净化，以免对色谱系统产生污染或影响色谱分离。

④ 检查上次使用记录和仪器状态。检查色谱柱是否适用于本次实验，色谱柱进出口位置是否与流动相的流向一致，原保存溶剂与现用流动相能否互溶，流动相的 pH 值与该色谱柱是否适用，仪器是否完好，仪器的各开关位置是否处于关断的位置。

2. 泵的操作

① 用流动相冲洗滤器，再把滤器浸入流动相中，启动泵。

② 打开泵的排放阀，用专用注射器从阀口抽出流动相约 20ml，设置高流速（如 9ml/min）或用冲洗键（PURGE）进行充泵排气，观察出口处流动相呈连续液流后，将流速逐步回零或停止冲洗，关闭排放阀。

③ 将流速调节至分析用流速，对色谱柱进行平衡，同时观察压力指示应稳定，用干燥滤纸片的边缘检查柱管各连接处应无渗漏。初始平衡时间一般约需 30min。如为梯度洗脱，应在程序器上设置梯度状态，用初始比例的流动相对色谱柱进行平衡。

3. 紫外可见检测器和色谱数据处理机的操作

① 开启检测器电源开关，选择光源（氘灯或钨灯），选定检测波长，待稳定后，测试参

比和样品光路的信号应符合要求，设置吸光度方式和检测响应时间（一般不大于1s），设置满刻度吸收值（适用于记录仪）。

② 开启色谱处理机，设定处理方法，初步设定衰减、纸速、记录时间、最小峰面积等参数，或设定记录仪的纸速和衰减。

③ 进行检测器回零操作，检查处理机的电平（LEVEL），应符合要求，或检查记录仪的笔应处在设定的起始位置，如有变动，可继续回零操作直至符合要求。

④ 记录基线，待稳定后，进行处理机斜率测试，符合要求方能进行操作。

4. 进样操作（六通阀式手动进样器）

① 把进样器手柄放在载样位置（LOAD）。

② 用供试溶液清洗配套的注射器，再抽取适量，如用定量环（LOOP）载样，则注射器抽取量应不少于定量环容积的5倍，用微量注射器定容进样时，进样量不得多于环容积的50%。在排除气泡后方能向进样器中注入供试溶液。

③ 把注射器的平头针直插至进样器的底部，注入供试溶液，除另有规定外，注射器不应取下。

④ 把手柄转至注样位置（INJECT），定量环内供试溶液即被流动相带入流路。

5. 色谱数据的收集和处理

① 注样的同时启动数据处理机，开始采集和处理色谱信息。

② 最后一峰出完后，应继续走一段基线，确认再无组分流出，方能结束记录。

③ 根据第一张预试的色谱图，适当调整衰减、纸速、记录时间等参数，使色谱峰信号在色谱图上有一定强度。定量测定中，一般峰顶不得超过记录满量程。

④ 含量测定的对照溶液和样品供试溶液每份至少注样2次，由全部注样结果（$n \geqslant 4$）求得平均值，其相对标准偏差（RSD）应不大于1.5%。

⑤ 色谱系统适用性试验应符合《中国药典》的要求，如按指定峰计算的理论板数（n）和拖尾因子（T），以及相邻峰之间的分离度（R），应符合规定。

6. 清洗和关机

① 分析完毕后，先关检测器和数据处理机，再用经滤过和脱气的适当溶剂清洗色谱系统，正相柱一般用正己烷，反相柱如使用过含盐流动相，则先用水，然后用甲醇-水冲洗，再用分析流速冲洗，各冲洗溶剂一般冲洗15～30min，特殊情况应延长冲洗时间。

② 冲洗完毕后，逐步降低流速至零，关泵，进样器也应用相应溶剂冲洗，可使用进样阀所附专用冲洗接头。

③ 关断电源，做好使用登记，内容包括日期、检品、色谱柱、流动相、柱压、使用小时数、仪器使用前后状态等。

（六）注意事项

① 色谱柱与进样器及其出口端与检测器之间为无死体积连接，以免试样扩散影响分离。

② 新柱或被污染柱用适当溶剂冲洗时，应将其出口端与检测器脱开，避免污染。

③ 使用的流动相应与仪器系统的原保存溶剂能互溶，如不互溶，则先取下上次的色谱柱，用异丙醇溶液过渡，进样器和检测器的流通池也注入异丙醇进行过渡，过渡完毕后，接上相应的色谱柱，换上本次使用的流动相。

④ 压力表无压力显示或压力波动时不能进行分析，应检查泵中气泡是否已排除，各连接处有无漏液，排除故障后方能进行操作。如压力升高，甚至自动停泵，应检查柱端有无污染堵塞，可小心卸开柱的进口端螺帽，挖出被污染填充剂后，补入同类填充剂，仔细安装

后，再进行操作。

⑤ 发现记录基线波动，出现毛刺等现象，首先应检查检测器流通池中是否有气泡或污染，如不是流通池引起，可等待氘灯稳定，同时检查仪器的接地是否良好，必要时，换上新的氘灯，仪器稳定后方能进行操作。

⑥ 进样前，色谱柱应用流动相充分冲洗平衡，如系统适用性不符合规定，或填充剂已损坏，则应更换新的同类色谱柱进行分析，由于同类填充剂的化学键合相的键合度及性能等存在一定差异，往往依法操作达不到预定的分离时，可更换另一牌号的色谱柱进行试验。

⑦ 以硅胶作载体的化学键合相填充剂的稳定性受流动相 pH 值的影响，使用时，应详细参阅该柱的说明书，在规定的 pH 值范围内选用流动相，一般的 pH 范围为 2.5～7.5。使用高 pH 值流动相时，可在泵与进样器之间连接一硅胶短柱，以饱和流动相，保护分析柱，并尽可能缩短在高 pH 值下的使用时间，用后立即冲洗。

⑧ 各色谱柱的使用应予登记，以方便选择和更新。

⑨ 色谱流路系统，从泵、进样器、色谱柱到检测器流通池，在分析完毕后，均应充分冲洗，特别是用过含盐流动相的，更应注意先用水，再用甲醇-水，充分冲洗。如发现泵漏液等较严重的情况，应请有经验的维修人员进行检查，维修。

课堂思考

1. 试谈谈内标法和外标法的区别？
2. 色谱系统适用性试验的意义是什么？

二、气相色谱法

气相色谱法是一种以气体为流动相，以液体或固体为固定相的色谱分析法，主要用于气体和易挥发物或可转化为易挥发物的液体和固体药物的测定。该法有以下特点。①高选择性，气相色谱法采用高选择性固定液，能够分离分析性质极为相近的物质，如氢的同位素、有机物的异构体。②高效，气相色谱法可在较短的时间内同时分离分析极其复杂的混合物，如用空心毛细管柱一次可以分析轻油中的 150 个组分。③高灵敏度，由于使用了高灵敏度的检测器，可以检测出 10^{-12}～10^{-11} g 的物质。④分析速度快，一般气相色谱分析一次仅需几分钟时间，最长也在几十分钟内完成。

1. 基本原理

色谱分离体系也包括两个相，其中的一相固定不动，称为固定相；另一相是携带试样混合物流过此固定相的气体或液体，称为流动相。当两相做相对运动时，反复多次地利用混合物中所有组分性质的差异使彼此得到分离。吸附色谱法利用吸附剂对不同组分的吸附性能的差异进行分离，分配色谱法利用不同组分在两相中的分配系数的差异进行分离。

2. 气相色谱仪

气相色谱仪主要由气路系统、进样系统、柱分离系统、检测系统和数据采集系统组成。图 8-5 是气相色谱仪的流程示意图。除另有规定外，载气为氮气；色谱柱为填充柱或毛细管柱；检测器为氢火焰离子化检测器，检测温度一般高于柱温，不低于 100℃；进样口温度应高于柱温 30～50℃；进样量一般不超过数微升。

3. 系统适用性试验

同高效液相色谱法项下规定。

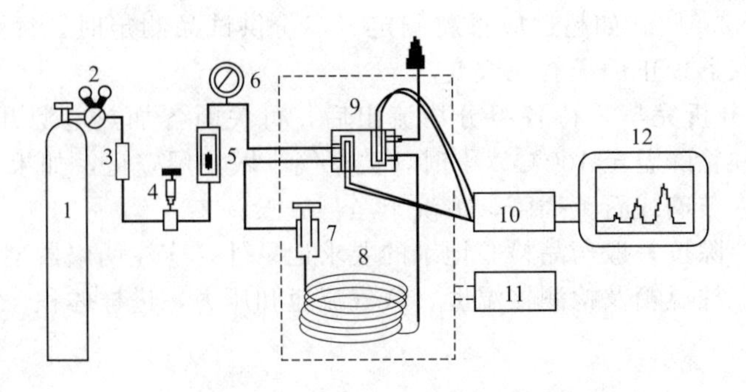

图 8-5 气相色谱仪流程示意图

1—载气高压钢瓶；2—减压阀；3—净化干燥管；4—针形阀；5—流量计；6—压力表；
7—汽化室；8—色谱柱；9—热导检测器；10—放大器；11—温度控制器；12—记录仪

4. **测定方法**

同高效液相色谱法项下规定。

5. **仪器操作方法**

(1) 仪器准备

① 检查仪器上电源开关，均处于“关”位置。

② 选好合适的色谱柱，柱两端应堵有盲堵。

③ 取下盲堵，分清入口端及出口端，套好石墨密封圈及固定螺母，小心装于仪器上，拧紧固定螺母，但勿过紧，以不漏气为度。若有换下色谱柱，应堵上盲堵保存。

④ 开启载气钢瓶上总阀，调节减压阀至规定压力。

⑤ 用表面活性剂溶液检查柱连接处是否漏气，如有漏气应检查柱两端的石墨密封圈或再略加紧固定螺母。

⑥ 如果仪器有恒压和恒流调节流量，换柱后可不再调节，若有疑点应用皂膜流量计检查和调节流量。

⑦ 打开各部分电路开关，打开色谱工作站，设定汽化室、柱箱和检测器温度等色谱参数。开始加热。

⑧ 待各部分温度恒定后，开启氢钢瓶总阀、空气压缩机总阀，同载气操作。

⑨ 按下点火按钮（FID 检测器），应有“扑”的点火声，用玻璃片置 FID 检测器气体出口处，检视玻璃片上应有水雾，表示已点着火，同时记录器应有响应。

⑩ 调节仪器的放大器灵敏度等，走基线，待基线稳定度达到可以接受范围内，即可进样分析。

(2) 样品的测定

① 仪器系统适用性试验。应符合药典或部颁标准各品种项下的要求。

② 供试品及对照品溶液的配制。精密称取供试品和对照品各 2 份，按各品种项下的规定方法，准确配制供试品溶液和对照品溶液，按规定用内标法或外标法测定。

③ 预试验。初次测定该品种时，可先经预试验以确定仪器参数，根据预试验情况，可适当调节柱温、载气流速、进样量、进样口和监测器温度等，使色谱峰的保留时间、分离度、峰面积或峰高的测量能符合要求。

④ 测定。正式测定时，对照品溶液和供试品溶液每份溶液应进样 2 次。数据结果要求如下：内标法测定时，对照品溶液 4 个数据的相对标准偏差（RSD）不得大于 1.5%，供试品溶液 4 个数据的相对标准偏差（RSD）不得大于 1.5%；外标法测定同内标法测定一样，

只是 RSD 不得大于 2.5%。如超过应重新测定。多份供试品测定时，每隔 5 批应再进对照品 2 次，核对一下仪器校正因子有无改变。

⑤ 结束工作。分析完毕，待各组分均流出后，可关断各加热电源开关，同时关氢气、空气，待检测器及柱箱降温至 100℃以下时，关载气。做使用登记，如果是做溶剂残留量试验，应取出汽化器内玻璃或石英插管，清洗干净再放入。

(3) 原始记录　除按一般药品检验记录的要求记录外，应注明仪器型号、色谱柱号、规格及批号；进样口，柱温箱及检测器温度，载气流速和压力，进样体积，进样方式，并附色谱图及打印结果。

6. 注意事项

① 干燥剂硅胶、分子筛以及活性炭在使用一段时间后，其净化效果降低，需要及时更换或烘干、再生后重新使用。

② 在使用稳流阀时，应使其针形阀处于"开"的状态，从大流量调至小流量。气体的进、出口不要反接，以免损坏流量控制器。

③ 用微量注射器手动进样时，注射速度要快，注射速度慢时会使样品的汽化过程变长，导致样品进入色谱柱的初始谱带变宽。正确的注射方法应当是：取样后，一手持注射器，(注意防止汽化室的高气压将针芯吹出)，另一只手保护针尖（防止插入隔垫时弯曲），先小心地将注射针头穿过隔垫，随即以最快的速度将注射器插到底，与此同时迅速将样品注射入汽化室（注意不要使针芯弯曲），然后快速拔出注射器。推注样品所用时间越短越好，注射器在汽化室中停留的时间不宜长，而最重要的是留针时间应严格控制前后一致。

④ 避免样品之间的相互干扰，取样之前先用样品溶剂洗针至少 3 次（抽满针管的三分之二，再排出），再用要分析的样品溶液洗针至少 3 次，然后取样（多次上下抽动），这样基本上可以消除样品之间的相互干扰（记忆效应）。

⑤ FID 检测器离子头内的喷嘴和收集极，在使用一定时间后应进行清洗，否则燃烧后的灰烬会沾污喷嘴和收集极，从而降低灵敏度。方法是卸下喷嘴和收集极清洗，先用通针通喷嘴，必要时用金相砂纸打磨，然后将喷嘴用 5%硝酸再用水超声 1～2h，清洗。在 100～120℃烘干。收集极同法处理。

【实例 8-8】　维生素 E 的含量测定

系统适用性试验　取正三十二烷适量，加正己烷溶解并稀释成每 1ml 中含 1.0mg 的溶液，摇匀，作为内标溶液。另取维生素 E 对照品适量，精密称定，置棕色具塞锥形瓶中，精密加入内标溶液 10ml，密塞，振摇使溶解；取 1μl 注入气相色谱仪。

具体数据如下：称取维生素 E 对照品 20.14mg，内标溶液的浓度为 1.012mg/ml。

物质	t_R/min	$W_{h/2}$/min	W/min	A（峰面积）
对照品	10.23	0.33	0.8	48.45
内标物	8.75	0.41	1.1	23.59

测定法　取本品约 20mg，精密称定（21.68mg），置棕色具塞锥形瓶中，精密加入内标溶液 10ml，密塞，振摇使溶解；取 1μl 注入气相色谱仪，测定，计算，即得。

具体数据为：供试品的峰面积为 52.75，内标物质的峰面积为 23.82。

请按维生素 E 峰计算理论塔板数，并计算维生素 E 与内标物的分离度及供试品中维生素 E 的含量。

结果计算：

$$n=5.54\times\left(\frac{t_R}{W_{h/2}}\right)^2=5.54\times\left(\frac{10.23}{0.33}\right)^2=5324$$

$$R=2\left(\frac{t_{R2}-t_{R1}}{W_1+W_2}\right)=\frac{2(10.23-8.75)}{0.8+1.1}=1.56$$

$$f=\frac{A_S/c_S}{A_R/c_R}=\frac{23.59/1.012}{48.45/(20.14\div10.0)}=0.969$$

$$维生素E(\%)=\frac{f\times\frac{A_X}{A'_S}\times c'_S}{c_X}\times100\%=\frac{f\times\frac{A_X}{A'_S}\times m'_S}{m_X}\times100\%$$

$$=\frac{0.969\times\frac{52.75}{23.82}\times1.012\times10}{21.68}\times100\%=100.16\%$$

结论：按维生素E峰计算的理论塔板数为5324，维生素E与内标物的分离度为1.56，供试品中维生素E的含量为100.16%%。

课堂思考

1. 气相色谱法适用于哪些药物的分析？
2. 试述气相色谱的主要组成及工作流程。

知识拓展

药品检验方法的验证

药品检验方法验证的目的是证明采用的方法适合和满足相应检测要求。在制定药品质量标准时，分析方法需经验证；在药物生产方法变更、制剂的组分变更、原分析方法进行修订时，质量标准分析方法也需要进行验证。

需要验证的分析项目有：鉴别试验、杂质定量或限度检查、原料药或制剂中有效成分及制剂中选定组分的含量测定，以及其他分析项目，如制剂的溶出度试验等也应做必要的验证。

验证的内容：准确度、精密度（包括重复性、中间精密度和重现性）、专属性、检测限、定量限、线性、范围和耐用性。分析方法的验证需根据不同的检验项目拟订验证内容。表8-2列出了检验项目和相应的验证内容，可供参考。

表8-2　检验项目和验证内容

内容＼项目	鉴别	杂质测定		含量测定及溶出量测定	校正因子
		定量	限度		
准确度	－	＋	－	＋	＋
精密度	－	－	－	＋	＋
重复性	－	＋	－	＋	＋
中间精密度	－	＋①	－	＋①	＋
专属性②	＋	＋	＋	＋	＋
检测限	－	－③	＋	－	－
定量限	－	＋	－	－	＋
线性	－	＋	－	＋	＋
范围	－	＋	－	＋	＋
刪用性	＋	|	＋	＋	＋

① 已有重现性验证，不需验证中间精密度。

② 如一种方法不够专属，可用其他分析方法予以补充。

③ 视具体情况予以验证。

- **准确度**

准确度系指用该方法测定结果与真实值或公认的参考值接近的程度，一般用回收率（%）表示。准确度应在规定的范围内测定。

1. 化学药含量测定方法的准确度

原料药采用对照品进行测定，或用本法所得结果与已知准确度的另一个方法测定的结果进行比较。制剂可在处方量空白辅料中加入已知量被测物对照品进行测定。如不能得到制剂辅料的全部组分，可向待测制剂中加入已知量的被测物对照品进行测定，或用所建立方法的测定结果与已知准确度的另一种方法测定结果进行比较。

准确度也可由所测定的精密度、线性和专属性推算出来。

2. 化学药杂质定量测定的准确度

可向原料药或制剂处方量空白辅料中加入已知量杂质进行测定。如不能得到杂质或降解产物对照品，可用所建立方法测定的结果与另一成熟的方法进行比较，如药典标准方法或经过验证的方法。在不能测得杂质或降解产物的校正因子或不能测得对主成分的相对校正因子的情况下，可用不加校正因子的主成分自身对照法计算杂质含量。应明确表明单个杂质和杂质总量相当于主成分的重量比（%）或面积比（%）。

$$\text{回收率}(\%)=[(C-A)/B]\times 100\%$$

式中，A 为供试品所含被测成分量；B 为加入对照品量；C 为实测值。

3. 校正因子的准确度

对色谱方法而言，绝对（或定量）校正因子是指单位面积的色谱峰代表的待测物质的量。待测物质与所选定的参照物质的绝对校正因子之比，即为相对校正因子。

相对校正因子可采用替代物（对照品）和被替代物（待测物）标准曲线斜率比值进行比较获得；采用紫外吸收检测器时，可将替代物（对照品）和被替代物（待测物）在规定波长和溶剂条件下的吸收系数比值进行比较，计算获得。

4. 数据要求

在规定范围内，取同一浓度（相当于100%浓度水平）的供试品，用至少测定6份样品的结果进行评价；或设计3种不同浓度，每种浓度分别制备3份供试品溶液进行测定，用9份样品的测定结果进行评价。对于化学药，一般中间浓度加入量与所取供试品中待测定成分量之比控制在1∶1左右，建议高、中、低浓度对照品加入量与所取供试品中待测定成分量之比控制在1.2∶1、1∶1、0.8∶1左右，应报告已知加入量的回收率（%），或测定结果平均值与真实值之差及其相对标准偏差或置信区间（置信度一般为95%）。对于校正因子，应报告测定方法、测定结果和RSD。

- **精密度**

精密度系指在规定的测试条件下，同一个均匀样品经多次取样测定所得结果之间的接近程度。精密度一般用偏差、标准偏差或相对标准偏差表示。含量测定和杂质定量测定应考虑方法的精密度。

1. 重复性

在相同条件下，由一名分析人员测定所得结果的精密度称为重复性。

重复性的评价应在方法规定线性范围内，至少测定9次，如制备3个不同浓度的样品，各测定3次，或把被测物浓度当作100%，至少测定6次。

2. 中间精密度

在同一个实验室，不同时间由不同分析人员用不同设备测定结果的精密度，称为中间精密度。

中间精密度是考查随机变动因素对精密度的影响，应根据方法使用的环境而定，变动因素一般包括日期、不同分析者、不同设备等。

3. 重现性

在不同实验室，由不同分析人员测定结果的精密度，称为重现性。

当分析方法将被法定标准采用时（如收载到药典中的分析方法），则应进行重现性实验。不同实验室协同检验得出的重现性结果及协同检验过程应在起草说明中记载。

4. 数据要求

均应报告偏差、标准偏差、相对标准偏差或置信区间。在基质复杂、含量低于0.01%及多成分等分析中，精密度接受范围可适当放宽。

● **专属性**

专属性系指在一些可能存在的组分（如杂质、降解物、辅料等）存在时，采用的方法能准确测定出被测物的特性。鉴别反应、杂质检查、含量测定方法均应考查其专属性。如分析方法不够专属，应采用两种或两种以上的分析方法予以补充。

1. 鉴别反应

鉴别试验应能区别出可能共存的物质或结构相似化合物。不含被测成分的供试品，以及结构相似或组分中的有关化合物，应均呈阴性反应。

2. 含量测定和杂质测定

在色谱法和其他分析方法中，应附代表性图谱来证明专属性。在色谱法中，应考查关键性的分离，两个洗脱程度最接近的化合物的分离度应符合规定。

在杂质可以得到的情况下，对含量测定来说，试样中可加入杂质或辅料，与未加杂质或辅料的样品测定结果比较，以证明含量测定结果不受这些物质的影响；对杂质测定来说，也可以通过向试样中加入一定量的杂质，来证明杂质是否得到分离。

在杂质或降解物无法得到的情况下，可以将含有杂质或降解物的试样进行测定，与另一个已经验证了的或药典方法比较结果。必要时，在强力破坏试验条件下，即强光照射、高温、高湿、酸碱水解及氧化的方法进行加速破坏的试样测定，以研究降解产物。

3. 数据要求

对于含量测定，应比较两种方法的结果；对于杂质检查，应比较检出的杂质个数，必要时可采用光二极管阵列检测和质谱检测，进行纯度检查。

● **检测限**

检测限系指试样中被测物能被检测出的最低量。药品的鉴别试验和杂质检查方法，均应通过测试确定方法的检测限。检测限仅作为限度试验指标和定性鉴别的依据，没有定量意义。常用的方法如下。

1. 直观法

直观法是指用已知浓度的被测物，试验出能被可靠地检测出的最低浓度或量。

2. 信噪比法

信噪比法用于能显示基线噪声的分析方法，即把已知低浓度试样测出的信号与空白样品测出的信号进行比较，计算出能被可靠地检测出的被测物质最低浓度或量。一般以信噪比为3∶1或2∶1时的相应浓度或注入仪器的量确定检测限。

3．基于响应值标准偏差和标准曲线斜率法

按照 $LOD=3.3\delta/S$ 公式计算。

式中，LOD 为检测限；δ 为响应值的偏差；S 为标准曲线的斜率。

δ 可以通过下列方法测得：①测定空白值的标准偏差；②用标准曲线的剩余标准偏差或截距的标准偏差来代替。

4．数据要求

上述计算方法获得的检测限数据须用含量相近的样品进行验证。应附测定图谱，说明试验过程和检测限结果。

● 定量限

定量限系指试样中被测物能被定量测定的最低量，其测定结果应符合准确度和精密度要求。对微量或痕量药物分析、定量测定药物杂质和降解产物时，应确定方法的定量限。常用的方法如下。

1．直观法

该法是用已知浓度的被测物，试验出能被可靠地定量测定的最低浓度或量。

2．信噪比法

该法用于能显示基线噪声的分析方法，即把已知低浓度试样测出的信号与空白样品测出的信号进行比较，计算出能被可靠地定量测定的被测物质的最低浓度或量。一般以信噪比为10∶1时的相应浓度或注入仪器的量确定定量限。

3．基于响应值标准偏差和标准曲线斜率法

按照 $LOQ=10\delta/S$ 公式计算。

式中，LOQ 为定量限；δ 为响应值的偏差；S 为标准曲线的斜率。

δ 可以通过下列方法测得：①测定空白值的标准偏差；②采用标准曲线的剩余标准偏差或截距的标准偏差来代替。

4．数据要求

上述计算方法获得的定量限数据须用含量相近的样品进行验证。应附测定图谱，说明测试过程和定量限结果，包括准确度和精密度验证数据。

● 线性

线性系指在设计的范围内，测试结果与试样中被测物浓度直接成正比关系的程度。线性是在规定范围内对方法进行评价。可用对照品配制一贮备液后精密稀释或分别精密称取被测组分，制备一系列不同浓度被测物的供试样品进行测定，至少制备5个浓度的供试样品。从测得的响应信号对被测物的浓度作图，观察图形是否呈线性。如果有线性关系，可用最小二乘法进行线性回归。必要时，相应信号可经数学转换，再进行线性回归计算。回归方程的相关系数（r）越接近于1，表明线性关系越好。

数据要求：至少用5个浓度的供试样品进行线性分析；应列出回归方程、相关系数和线性图。

● 范围

范围系指能达到一定精密度、准确度和线性，测试方法适用的高低浓度或量的区间。

范围应根据分析方法的具体应用和线性、准确度、精密度结果及要求测定。原料药和制剂含量测定，范围应为测试浓度的80%～120%；制剂含量均匀度检查，范围应为测试浓度的70%～130%，根据剂型特点，如气雾剂、喷雾剂，范围可适当放宽；溶出度或释放度测定中的溶出量测定，范围一般为限度的±30%，如规定了限度范围，则应为下限的－20%至上限的＋20%；杂质测定，范围应根据初步实际测定数据，拟订为规定限度的±20%。如果含量测定与杂质检查同时进行，用峰面积归一化法进行计算，则线性范围应为杂质规定限度的－20%至含量限度（或上限）的＋20%。

校正因子测定时，范围一般应根据其应用对象的测定范围确定。

● **耐用性**

耐用性系指在测定条件有小的变动时，测定结果不受影响的承受程度，为常规检查提供依据。研究分析方法时，就应考虑耐用性。如果测试条件要求苛刻，则应在方法中写明。

典型的变动因素：被测溶液的稳定性，样品提取次数，时间，液相色谱法的流动相组成和pH值、不同厂牌或不同批号的同类型色谱柱的影响、柱温和流速的变化等，气相色谱法的不同厂牌或批号的色谱柱固定相的影响，不同类型的担体的影响，进样口和检测器的温度变化等。经实验，应说明小的变动能否通过设计的系统适用性试验，以确保方法有效。

知识积累

仪器分析法在药物含量测定中的应用小结

方　法	基本原理	一般方法	仪器组成
紫外-可见分光光度法	分子外层价电子的跃迁产生	1. 对照品比较法 2. 吸收系数法	光源、单色器、吸收池、检测器、记录仪、显示系统和数据处理系统
荧光分析法	物质分子吸收光子能量而被激发，然后从激发态的最低振动能级返回到基态时所发射的光	对照品比较法	激发光源、激发单色器、发射单色器、样品池、检测器与记录系统
高效液相色谱法	两相及两相的相对运动	1. 内标法加校正因子法 2. 外标法	高压输液系统、进样系统、分离系统、检测和记录系统等
气相色谱法	两相及两相的相对运动	1. 内标法加校正因子法 2. 外标法	气路系统、进样系统、柱分离系统、检测系统和数据采集系统

思考与训练

习题

PPT课件

模块五 药物检验综合实例

学习目标

1. 了解各类药物中典型药物的杂质来源。
2. 熟悉各类药物的化学结构与分析方法间的关系。
3. 掌握各类药物中典型药物的鉴别、检查和含量测定方法。

思政与职业素养目标

1. 培养科学观和医药精神。
2. 正确使用试剂，树立环保意识，维护环境卫生。

课程思政资源

第九章　芳酸类药物分析

芳酸类药物包括水杨酸及其酯类、苯甲酸及其酯类，以及其他含有芳环的羧酸及其酯类药物。本类药物的结构上具有苯环和羧基，羧基可呈游离状态、呈盐或呈酯，也可呈酰胺结构。芳环常见苯环，也有杂环。苯环上还有不同的取代基。这些官能团是药物的理化性质和相应的质量控制方法的基础。本章重点介绍阿司匹林及其片剂、丙磺舒及其片剂的分析方法。

第一节　药物的结构、分类及理化性质

一、药物的结构及分类

根据药物的结构特征，本类药物一般分为水杨酸类、苯甲酸类及其他芳酸类药物。

1. 水杨酸类

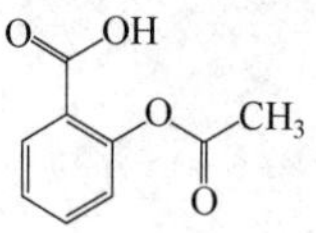

阿司匹林 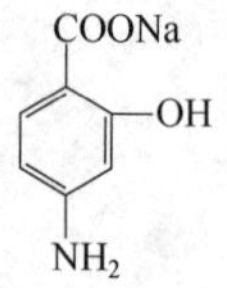　　对氨基水杨酸钠

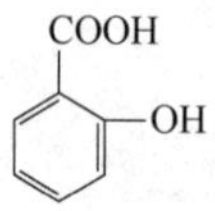

水杨酸 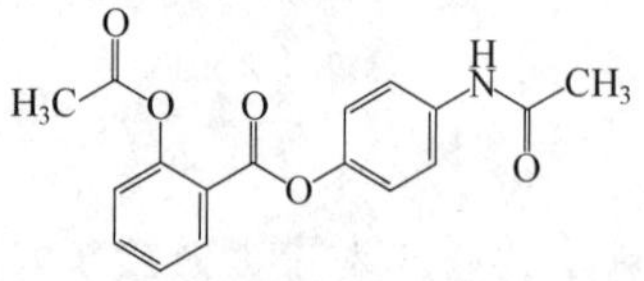　　贝诺酯

2. 苯甲酸类

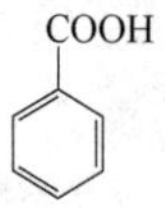

苯甲酸 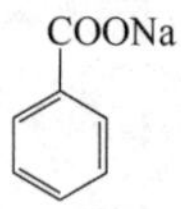　　苯甲酸钠 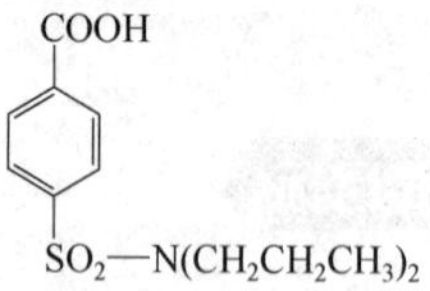　　丙磺舒

3. 其他芳酸类

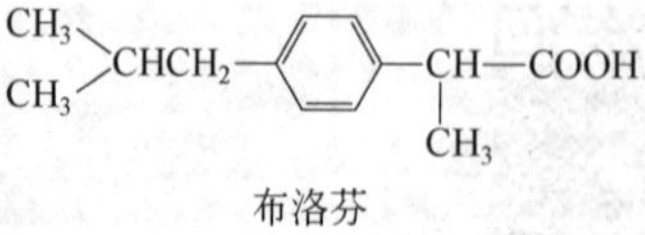

布洛芬 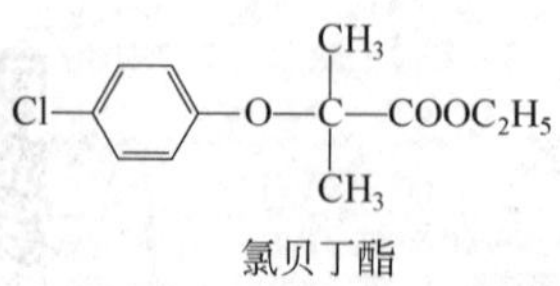　　氯贝丁酯

二、理化性质

1. 酸性

本类药物的分子结构中具有羧基，显酸性，如阿司匹林的 $pK_a=3.49$、水杨酸的

pK_a=2.95、苯甲酸的pK_a=4.26。基于本类药物具有较强的酸性，大多数药物的原料药均可在中性乙醇或甲醇、丙酮等水溶性有机溶剂中，用氢氧化钠直接滴定法测定含量。

2. 水解性

本类药物中，阿司匹林、氯贝丁酯具有酯键，贝诺酯具有酯键及酰胺键，均可发生水解反应。利用水解反应及其产物的理化特性反应可用于鉴别；若水解反应可快速、定量进行，亦可用剩余碱量法测定含量。

3. 紫外吸收特性

本类药物分子结构中具有苯环共轭结构，在紫外光区有特征吸收。如布洛芬加0.4%氢氧化钠溶液溶解，在265nm与273nm的波长处有最大吸收。

4. 三氯化铁反应

水杨酸及对氨基水杨酸钠的结构中具有酚羟基，阿司匹林的酯键水解后可产生酚羟基，可与三氯化铁试液作用显色。

5. 芳伯氨基

对氨基水杨酸钠的结构中具有芳伯氨基，贝诺酯的酰胺键水解后可产生芳伯氨基。在酸性溶液中，与亚硝酸钠试液进行重氮化反应，生成的重氮盐与碱性β-萘酚试液偶合生成偶氮染料可用于鉴别。

第二节　阿司匹林及其片剂的质量检验

阿司匹林为2-（乙酰氧基）苯甲酸，是临床上常用的解热镇痛非甾体抗炎药、抗血小板凝聚药。《中国药典》收载有阿司匹林、阿司匹林片、阿司匹林肠溶片、阿司匹林肠溶胶囊、阿司匹林泡腾片及阿司匹林栓剂等药物。本节重点介绍阿司匹林及其片剂的分析。

阿司匹林

Asipilin

Aspirin

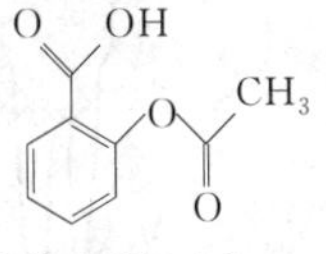

$C_9H_8O_4$　180.16

一、性状

阿司匹林为白色结晶或结晶性粉末；无臭或微带乙酸臭；遇湿气即缓缓水解。

在乙醇中易溶，在三氯甲烷或乙醚中溶解，在水或无水乙醚中微溶；在氢氧化钠溶液或碳酸钠溶液中溶解，但同时分解。

二、鉴别

1 三氯化铁反应

原理　阿司匹林分子结构中具有酯键，加水煮沸，水解生成水杨酸，水杨酸具有酚羟基，可与三氯化铁试液生成紫堇色配位化合物，反应式如下：

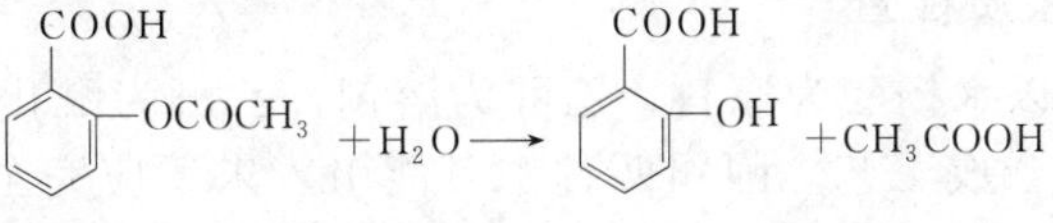

$$C_6H_4(COOH)OCOCH_3 + H_2O \longrightarrow C_6H_4(COOH)OH + CH_3COOH$$

$$6\,C_6H_4(OH)COOH + 4FeCl_3 \longrightarrow \left[\left(C_6H_4(O^-)COO^-\right)_2Fe\right]_3Fe + 12HCl$$

鉴别方法　取本品约0.1g，加水10ml，煮沸，放冷，加三氯化铁试液1滴，即显紫堇色。阿司匹林片的鉴别方法：取本品的细粉适量（约相当于阿司匹林0.1g），加水10ml，煮沸，放冷，加三氯化铁试液1滴，即显紫堇色。

本反应极为灵敏，如取用量大，颜色很深时，可加水稀释后观察。

2. **水解反应**

原理　本品加碳酸钠试液煮沸，水解生成水杨酸钠和乙酸钠。放冷后，加过量的稀硫酸，即析出白色的水杨酸沉淀，并产生乙酸的臭气，反应式如下：

$$C_6H_4(OCOCH_3)COOH + NaCO_3 \xrightarrow{\triangle} C_6H_4(OH)COONa + CH_3COONa + CO_2\uparrow$$

$$2\,C_6H_4(OH)COONa + H_2SO_4 \longrightarrow 2\,C_6H_4(OH)COOH\downarrow + NaSO_4$$

$$2CH_3COONa + H_2SO_4 \longrightarrow 2CH_3COOH\uparrow + NaSO_4$$

鉴别方法　取本品约0.5g,加碳酸钠试液10ml,煮沸2min,放冷,加过量的稀硫酸,即析出白色沉淀,并发生乙酸的臭气。

3. **红外光谱法**

《中国药典》采用红外吸收光谱法鉴别阿司匹林。红外吸收光谱是由分子振动、转动能级的跃迁所引起,它比紫外吸收光谱的专属性好。阿司匹林的红外吸收光谱见图9-1。

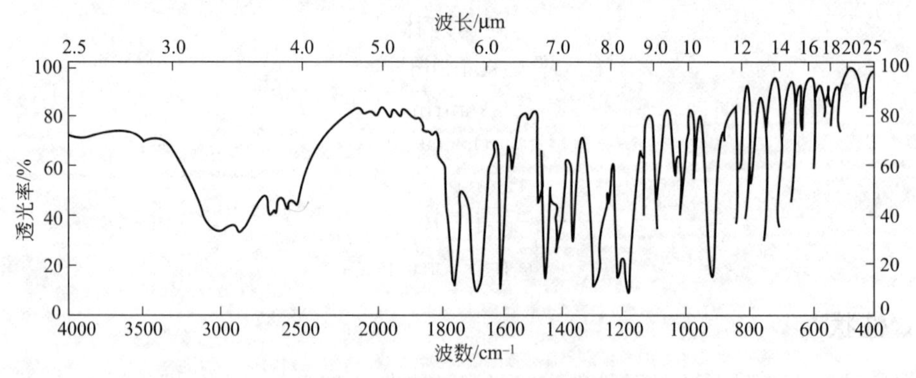

图9-1　阿司匹林的红外吸收图谱

本品的红外光吸收图谱应与对照的图谱（光谱集5图）一致。

4. **高效液相色谱法**

《中国药典》采用高效液相色谱法鉴别阿司匹林片，规定在含量测定项下记录的色谱图中，供试品溶液主峰的保留时间应与对照品溶液主峰的保留时间一致。

三、检查

（一）阿司匹林的杂质检查

阿司匹林的制备是以水杨酸为原料，乙酸为溶剂，乙酐为酰化剂，在70～80℃进行乙酰化反应制得。根据其合成工艺，阿司匹林中可能引入未反应完全的原料、中间体及副产物，在贮藏过程中还可能产生水解产物，因此《中国药典》在阿司匹林项下规定了“溶液的澄清度”“游离水杨酸”“易炭化物”“有关物质”“干燥失重”“炽灼残渣”“重金属”等检查项目。

$$\text{(水杨酸, COOH, OH)} + (CH_3CO)_2O \xrightarrow{\text{乙酰化}} \text{(阿司匹林, COOH, OCOCH}_3\text{)} + CH_3COOH$$

1. 溶液的澄清度

该检查系检查碳酸钠试液中的不溶物。阿司匹林可溶于碳酸钠试液，而生产工艺中未反应完全的酚类，或水杨酸精制时温度过高发生脱羧反应生成的苯酚，以及副反应生成的乙酸苯酯、水杨酸苯酯和乙酰水杨酸苯酯等杂质均不溶于碳酸钠试液。因此可利用溶解行为的差异，由一定量阿司匹林在碳酸钠试液中溶液应澄清来加以控制。

检查方法　取本品0.50g，加温热至约45℃的碳酸钠试液10ml溶解后，溶液应澄清。

2. 游离水杨酸

阿司匹林生产过程中乙酰化不完全或贮藏过程中水解均产生水杨酸，水杨酸对人体有毒性，而且已被空气氧化成一系列红棕色甚至深棕色醌型有色物质，使阿司匹林成品变色。《中国药典》采用高效液相色谱法检查阿司匹林中的游离水杨酸。

检查方法　临用新制。取本品约0.1g，精密称定，置10ml量瓶中，加1%冰醋酸甲醇溶液适量，振摇使溶解，并稀释至刻度，摇匀，作为供试品溶液；取水杨酸对照品约10mg，精密称定，置100ml量瓶中，加1%冰醋酸的甲醇溶液适量使溶解并稀释至刻度，摇匀，精密量取5ml，置50ml量瓶中，用1%冰醋酸的甲醇溶液稀释至刻度，摇匀，作为对照品溶液。照高效液相色谱法（通则0512）试验。用十八烷基硅烷键合硅胶为填充剂；以乙腈-四氢呋喃-冰醋酸-水（20∶5∶5∶70）为流动相；检测波长为303nm。理论板数按水杨酸峰计算不低于5000，阿司匹林峰与水杨酸峰的分离度应符合要求。立即精密量取对照品溶液与供试品溶液各10μl，分别注入液相色谱仪，记录色谱图。供试品溶液色谱图中如有与水杨酸峰保留时间一致的色谱峰，按外标法以峰面积计算，不得过0.1%。

知识拓展

目视比色法检查阿司匹林中的游离水杨酸

利用阿司匹林无酚羟基、不能直接与高铁盐作用，而水杨酸则可与高铁盐反应生成紫堇色配合物的原理，可采用目视比色法检查阿司匹林中的游离水杨酸。取阿司匹林适量与一定水杨酸对照液在相同条件下与高铁盐反应，通过色泽比较，控制游离水杨酸的限量。目视比色法是《中国药典》2005年版二部收载的检查方法。

检查方法　取本品0.10g，加乙醇1ml溶解后，加冷水适量使成50ml，立即加新制的稀硫酸铁铵溶液[取盐酸溶液（9→100）1ml，加硫酸铁铵指示液2ml后，再加水适量使成100ml]1ml，摇匀；30s内如显色，与对照液（精密称取水杨酸0.1g，加水溶解后，加冰醋酸1ml，摇匀，再加水使成1000ml，摇匀，精密量取1ml，加乙醇1ml、水48ml与上述新制的稀硫酸铁铵溶液1ml，摇匀）比较，不得更深（0.1%）。

注意事项　(1) 本法为目视比色法检查杂质，要注意平行试验。

(2) 阿司匹林难溶于水而易溶于乙醇，加乙醇溶解供试品后再加水稀释，否则供试品难以溶解。冷水是指2～10℃的水，加冷水的目的是防止阿司匹林的水解。30s内如显色，与对照液比较，不得更深。放置时间延长，可使供试管中阿司匹林水解而颜色加深，注意控制反应时间。

3. **易炭化物**

阿司匹林中易炭化物的检查，目的是检查能被硫酸炭化呈色的低分子有机杂质。

检查方法　取本品0.5g，依法检查（通则0842），与对照液（取比色用氯化钴液0.25ml、比色用重铬酸钾液0.25ml、比色用硫酸铜液0.40ml，加水使成5ml）比较，不得更深。

4. **有关物质**

有关物质指阿司匹林制备工艺中可能带入的未反应完全的原料、中间体及副产物，以及在贮藏过程中可能产生的水解产物等。《中国药典》采用高效液相色谱法检查阿司匹林中的有关物质。

检查方法　取本品约0.1g，置10ml量瓶中，加1%冰醋酸的甲醇溶液适量，振摇使溶解并稀释至刻度，摇匀，作为供试品溶液；精密量取1ml，置200ml量瓶中，用1%冰醋酸的甲醇溶液稀释至刻度，摇匀，作为对照溶液；精密量取对照液1ml，置10ml量瓶中，用1%冰醋酸的甲醇溶液稀释至刻度，摇匀，作为灵敏度溶液。照高效液相色谱法（通则0512）试验，用十八烷基硅烷键合硅胶为填充剂；以乙腈-四氢呋喃-冰醋酸-水（20∶5∶5∶70）为流动相A，乙腈为流动相B，按表9-1进行梯度洗脱；检测波长为276nm。阿司匹林峰的保留时间约为8min，阿司匹林峰与水杨酸峰的分离度应符合要求。分别精密量取供试品溶液、对照溶液、灵敏度溶液与游离水杨酸检查项下的水杨酸对照品溶液各10μl，注入液相色谱仪，记录色谱图。供试品溶液色谱图中如有杂质峰，除水杨酸峰外，其他各杂质峰面积的和不得大于对照溶液主峰面积（0.5%）。供试品溶液色谱图中小于灵敏度试验主峰面积的峰可忽略不计。

表9-1　梯度洗脱过程流动相配比

时间/min	流动相A/%	流动相B/%
0	100	0
60	20	80

（二）阿司匹林片的杂质检查

《中国药典》在阿司匹林片项下规定了游离水杨酸、溶出度、其他（应符合片剂项下有关的各项规定）等检查项目。

1. **游离水杨酸**

阿司匹林分子结构中具有酯键，容易发生水解反应生成游离水杨酸，故片剂中仍需控制游离水杨酸。采用高效液相色谱法分离后，外标法测定游离水杨酸的含量。

检查方法　临用新制。取本品细粉适量（约相当于阿司匹林0.5g），精密称定，置100ml量瓶中，用1%冰醋酸的甲醇溶液振摇使阿司匹林溶解，并稀释至刻度，摇匀，用滤膜滤过，取续滤液作为供试品溶液；取水杨酸对照品约15mg，精密称定，置50ml量瓶中，加1%冰醋酸的甲醇溶液溶解并稀释至刻度，摇匀，精密量取5ml，置100ml量瓶中，用1%冰醋酸的甲醇溶液稀释至刻度，摇匀，作为对照品溶液。照阿司匹林游离水杨酸项下的方法测定，按外标法以峰面积计算，不得过阿司匹林标示量的0.3%。

2. **溶出度**

阿司匹林片的溶出度测定，由于阿司匹林结构中具有酯键，溶出过程容易发生水解，阿司匹林部分转变为水杨酸，故以高效液相色谱法分离后，分别测定阿司匹林与水杨酸含量，将水杨酸含量乘以1.304后，与阿司匹林含量相加即得每片溶出量。阿司匹林和水杨酸的分子量之比（180.16/138.12）为1.304，所以水杨酸的含量乘以1.304即为阿司匹林的含量。

检查方法 取本品，照溶出度与释放度测定法（通则0931第一法），以盐酸溶液（稀盐酸24ml加水至1000ml，即得）500ml（规格50mg）或1000ml（规格0.1g、0.3g、0.5g）为溶出介质，转速为每分钟100转，依法操作，经30min时，取溶液10ml滤过，取续滤液作为供试品溶液；另取阿司匹林对照品，精密称定，加1%冰醋酸的甲醇溶液溶解并稀释制成每1ml中含0.08mg（规格50mg、0.1g)、0.24mg（规格0.3g）或0.4mg（规格0.5g）的溶液，作为阿司匹林对照品溶液；取水杨酸对照品，精密称定，加1%冰醋酸的甲醇溶液溶解并稀释制成每1ml中含0.01mg（规格50mg、0.1g)、0.03mg（规格0.3g）或0.05mg（规格0.5g）的溶液，作为水杨酸对照品溶液。用十八烷基硅烷键合硅胶为填充剂；以乙腈-四氢呋喃-冰醋酸-水（20：5：5：70）为流动相；检测波长为276nm。精密量取供试品溶液、阿司匹林对照品溶液与水杨酸对照品溶液各10μl，分别注入液相色谱仪，记录色谱图。按外标法以峰面积分别计算每片中阿司匹林与水杨酸含量，将水杨酸含量乘以1.304后，与阿司匹林含量相加即得每片溶出量。限度为标示量的80%，应符合规定。

知识拓展

对氨基水杨酸钠中有关物质的检查

对氨基水杨酸钠的合成方法多种，以间氨基酚为原料合成路线比较普遍。如反应不完全，间氨基酚则容易带入产品中；对氨基水杨酸钠又很不稳定，在潮湿的空气中，置日光中或遇热受潮时，易发生脱羧生成间氨基酚，再被氧化成二苯醌型化合物，继续氧化生成棕色的联苯醌化合物。间氨基酚不仅使药物变色，而且对人体有毒，故须进行限量控制。《中国药典》采用高效液相色谱法检查对氨基水杨酸钠中的有关物质，可同时控制药物中的间氨基酚杂质及其他特殊杂质。检查方法如下。

色谱条件与系统适用性试验 用十八烷基硅烷键合硅胶为填充剂；以甲醇-10%四丁基氢氧化铵溶液-0.05mol/L磷酸氢二钠-0.05mol/L磷酸二氢钠（200：19：400：400）为流动相；检测波长为280nm。理论板数按对氨基水杨酸钠峰计算不低于3000，对氨基水杨酸钠峰与相邻杂质峰的分离度应符合要求。

测定法 避光操作，临用新制。取本品适量，精密称定，加流动相溶解并定量稀释制成每1ml中约含1mg的溶液，作为供试品溶液；精密量取供试品溶液适量，用流动相稀释制成每1ml中含1μg的溶液，作为对照溶液；另取间氨基酚对照品适量，精密称定，加流动相溶解并定量稀释制成每1ml中含1μg的溶液，作为对照品溶液。用十八烷基硅烷键合硅胶为填充剂；以乙腈-10%四丁基氢氧化铵溶液-0.05mol/L磷酸氢二钠（100：2：900）为流动相；检测波长为220nm。照高效液相色谱法，取对照溶液20μl，注入液相色谱仪，调节检测灵敏度，使主成分色谱峰的峰高约为满量程的25%；再精密量取供试品溶液、对照溶液与对照品溶液各20μl，分别注入液相色谱仪，记录色谱图至主成分峰保留时间的3.5倍。供试品溶液的色谱图中如有与对照品溶液色谱图中间氨基酚峰保留时间一致的峰，按外标法以峰面积计算，不得过0.25%，其他单个杂质峰面积不得大于对照溶液主峰面积的0.1倍（0.1%），其他杂质峰面积的和不得大于对照溶液主峰面积（1.0%）。

四、含量测定

（一）阿司匹林的含量测定

《中国药典》采用直接中和法测定阿司匹林的含量。本品分子中有游离羧基，其电离常数为3.27×10^{-4}，可用标准碱溶液直接滴定，生成乙酰水杨酸钠。反应式如下：

$$\text{(COOH, OCOCH}_3\text{ 苯环)} + NaOH \xrightarrow{\text{中性乙醇}} \text{(COONa, OCOCH}_3\text{ 苯环)} + H_2O$$

测定方法　取本品约0.4g，精密称定，加中性乙醇（对酚酞指示液显中性）20ml溶解后，加酚酞指示液3滴，用氢氧化钠滴定液（0.1mol/L）滴定。每1mol氢氧化钠滴定液（0.1mol/L）相当于18.02mg的$C_9H_8O_4$。

结果计算　从反应式可知，氢氧化钠滴定液（0.1mol/L）与阿司匹林的摩尔比为1∶1，$T=0.1\times(1/1)\times180.16=18.02$mg。

$$\text{含量}(\%)=\frac{FTV}{W}\times100\%$$

式中，T为滴定度；V为试验消耗氢氧化钠滴定液的体积，ml；F为氢氧化钠滴定液浓度校正因子；W为阿司匹林的取样量，g。

注意事项　本品取样范围为0.4±0.4×10%（g），为使供试品易溶解及防止阿司匹林酯键在滴定时水解而使滴定结果偏高，一般使用中性乙醇（对酚酞指示液显中性）为溶剂溶解样品。滴定应在10～40℃条件下，不断振摇稍快地进行，以防止局部碱度过大而促使阿司匹林水解。

平行测定两份并计算含量，应符合规定。两次平行结果的相对偏差不得超过0.2%，取其算术平均值为测定结果。当供试品中所含水杨酸超过规定限度时，不宜采用本法测定，否则结果偏高。

（二）阿司匹林片的含量测定

《中国药典》采用高效液相色谱法测定阿司匹林片的含量，该法可有效分离片剂中辅料及有关物质等杂质的干扰，测定方法如下：

色谱条件与系统适用性试验　用十八烷基硅烷键合硅胶为填充剂；以乙腈-四氢呋喃-冰醋酸-水（20∶5∶5∶70）为流动相；检测波长为276nm。理论板数按阿司匹林峰计算不低于3000，阿司匹林峰与水杨酸峰的分离度应符合要求。

测定法　取本品20片，精密称定，充分研细，精密称取细粉适量（约相当于阿司匹林10mg），置100ml量瓶中，用1%冰醋酸的甲醇溶液强烈振摇使阿司匹林溶解，并用1%冰醋酸的甲醇溶液稀释至刻度，摇匀，滤膜滤过，精密量取续滤液10μl，注入液相色谱仪，记录色谱图；另取阿司匹林对照品，精密称定，加1%冰醋酸的甲醇溶液振摇使溶解并定量稀释制成每1ml中约含0.1mg的溶液，同法测定。按外标法以峰面积计算，即得。

结果计算　按外标法以峰面积计算结果：

$$c_X=c_R\times\frac{A_X}{A_R}$$

式中，A_X为供试品溶液的峰面积；A_R为对照品溶液的峰面积；c_X为供试品溶液的浓度；c_R为对照品溶液的浓度。

注意事项　按下式计算片粉的取样范围。

$$\text{取样量}=(1\pm10\%)\times\text{主药规定量}\times\text{平均片重}/\text{每片标示量}$$

知识拓展

两步滴定法检查阿司匹林片的含量

片剂中除了加入少量酒石酸或枸橼酸稳定剂外，制剂工艺过程中又可能有水解产物（水杨酸、乙酸）产生，因此不能采用直接酸碱滴定法，而采用先中和供试品中存在的酸，再将阿司匹林在碱性条件下水解后测定的两步滴定法。《中国药典》2005年版曾采用两步滴定法检查阿司匹林片的含量。

原理

第一步　中和

$$\left.\begin{array}{l}\text{枸橼酸}\\ \text{酒石酸}\\ \text{水杨酸}\\ \text{乙酸}\end{array}\right\} + NaOH \longrightarrow \left\{\begin{array}{l}\text{枸橼酸钠}\\ \text{酒石酸钠}\\ \text{水杨酸钠}\\ \text{乙酸钠}\end{array}\right. + H_2O$$

$$C_6H_4(COOH)(OCOCH_3) + NaOH \longrightarrow C_6H_4(COONa)(OCOCH_3) + H_2O$$

第二步　水解与测定

$$C_6H_4(COONa)(OCOCH_3) + NaOH \longrightarrow C_6H_4(COONa)(OH) + CH_3COONa$$

$$2NaOH(\text{剩余}) + H_2SO_4 \longrightarrow Na_2SO_4 + 2H_2O$$

操作方法　取本品10片，精密称定，研细，精密称取适量（约相当于阿司匹林0.3g）置锥形瓶中，加中性乙醇（对酚酞指示液显中性）20ml，振摇使阿司匹林溶解，加酚酞指示液3滴，滴加氢氧化钠液（0.1mol/L）至溶液显粉红色，再精密加氢氧化钠液（0.1mol/L）40ml，置水浴上加热15min并时时振摇，迅速放冷至室温，用硫酸滴定液（0.05mol/L）滴定，并将滴定结果用空白试验校正。每1ml氢氧化钠液（0.1mol/L）相当于18.02mg的C_9H_8O。

按下式计算片粉的取样范围：

取样量=(1±10%)×主药规定量×平均片重/每片标示量

结果计算　供试品中阿司匹林（分子量=180.16）的含量，由水解时消耗的碱量计算。

反应式中，硫酸标准溶液（0.05mol/L）与阿司匹林的摩尔比为0.5∶1，

故 $T=0.05\times(1/0.5)\times180.16=18.02$（mg/ml）

$$\text{标示量}(\%)=\frac{(V_0-V)\times FT\overline{W}}{W\times\text{标示量}}\times100\%$$

式中，V_0为空白消耗滴定液的体积；V为供试品消耗滴定液的体积；$\overline{W}$为供试品的平均片重；其他各符号意义同原料药。

【实例9-1】　阿司匹林的含量测定

测定方法：取本品约0.4g，精密称定，加中性乙醇（对酚酞指示液显中性）20ml溶解后，加酚酞指示液3滴，用氢氧化钠滴定液（0.1mol/L）滴定。每1ml氢氧化钠滴定液（0.1mol/L）相当于18.02mg的$C_9H_8O_4$。

实验数据：氢氧化钠滴定液的浓度为0.1038mol/L

	W/g	V/ml	含量/%	平均含量/%	相对平均偏差/%
(1)	0.3745	19.95	99.82	99.8	0.05
(2)	0.3755	20.02	99.72		

结果计算：

(1) 阿司匹林（%）$=\dfrac{F\times T\times V}{W}\times100\%$

$$=\frac{\frac{0.1038}{0.1}\times 19.95\times 18.02\times 10^{-3}}{0.3745}\times 100\%=99.82\%$$

(2) 阿司匹林(%) $=\frac{FTV}{W}\times 100\%$

$$=\frac{\frac{0.1038}{0.1}\times 20.02\times 18.02\times 10^{-3}}{0.3755}\times 100\%=99.72\%$$

平均含量$=\frac{99.82\%+99.72\%}{2}=99.77\%\rightarrow 99.8\%$

结论：本品含 $C_7H_6O_2$ 为 99.8%（规定：不得少于 99.5%）。

课堂思考

1.《中国药典》2020 年版采用高效液相色谱法检查阿司匹林中的游离水杨酸，《中国药典》2005 年版曾采用目视比色法检查阿司匹林中游离水杨酸，试比较两种检查方法。高效液相色谱法检查该杂质有哪些优势？

2. 用直接中和法测定阿司匹林的含量时，影响结果准确性的因素有哪些？阿司匹林片能否采用直接中和法测定含量？为什么？

3. 请查阅《中国药典》，除阿司匹林外，还有哪些芳酸类药物可采用直接中和法测定含量？

第三节　丙磺舒及其片剂的质量检验

丙磺舒为对-[（二丙氨基）磺酰基]苯甲酸，抗痛风药。《中国药典》收载有丙磺舒、丙磺舒片等药物。

丙磺舒

$(CH_3CH_2CH_2)_2N{-}SO_2{-}C_6H_4{-}COOH$

$C_{13}H_{19}NO_4S$　285.36

一、性状

丙磺舒为白色结晶性粉末；无臭。在丙酮中溶解，在乙醇或三氯甲烷中略溶，在水中几乎不溶；在稀氢氧化钠溶液中溶解，在稀酸中几乎不溶。熔点为 198～201℃。

二、鉴别

1. 三氯化铁反应

取丙磺舒约 5mg，加 0.1mol/L 氢氧化钠溶液 0.2ml，用水稀释至 2ml（pH 值 5.0～6.0），加三氯化铁试液 1 滴，即生成米黄色沉淀。产物结构式为：

$$\left[(CH_3CH_2CH_2)_2N{-}SO_2{-}C_6H_4{-}COO\right]_3Fe$$

（米黄色）

2. 磺酰基的反应

丙磺舒结构中具有（二丙氨基）磺酰基，加碱熔融后分解生成亚硫酸盐，加硝酸氧化为硫酸盐，显硫酸盐的鉴别反应。

$$(CH_3CH_2CH_2)_2N\text{—}SO_2\text{—}C_6H_4\text{—}COOH + 3NaOH \xrightarrow{\triangle} C_6H_5\text{—}ONa + CO_2\uparrow + NaSO_3 + HN(CH_2CH_2CH_3)_2$$

$$NaSO_3 + [O] \longrightarrow Na_2SO_4$$

鉴别方法　取本品约 0.1g，加氢氧化钠 1 粒，小火加热熔融数分钟，放冷，残渣加硝酸数滴，再加盐酸溶解使呈酸性，加水少许稀释，滤过，滤液显硫酸盐的鉴别反应（通则 0301）。

用三氯化铁反应及磺酰基的反应鉴别丙磺舒片时，辅料有干扰，需加丙酮使丙磺舒溶解，滤过，取滤液分析，以消除辅料的干扰。操作方法：取本品的细粉适量（约相当于丙磺舒 0.25g），加丙酮 30ml 使丙磺舒溶解，滤过，滤液滴加水适量使析出沉淀，滤过，沉淀照丙磺舒项下的三氯化铁反应及磺酰基的反应试验，显相同的反应。

3. 紫外吸收光谱法

丙磺舒的盐酸乙醇溶液在 225nm 与 249nm 的波长处有最大吸收。

丙磺舒的鉴别方法　取本品，加含有盐酸的乙醇［取盐酸溶液（9→1000）2ml，加乙醇制成 100ml］制成每 1ml 中含 20μg 的溶液，照紫外-可见分光光度法（通则 0401）测定，在 225nm 与 249nm 的波长处有最大吸收，在 249nm 波长处的吸光度约为 0.67。

丙磺舒片的鉴别方法　取含量测定项下溶液，照紫外-可见分光光度法（通则 0401）测定，在 225nm 与 249nm 的波长处有最大吸收。

4. 红外吸收光谱法

《中国药典》采用红外吸收光谱法鉴别丙磺舒。检查方法：本品的红外光吸收图谱应与对照的图谱（光谱集 73 图）一致。

三、检查

《中国药典》在丙磺舒项下规定了“酸度”“氯化物”“硫酸盐”“有关物质”“干燥失重”“炽灼残渣”“重金属”等检查项目，在丙磺舒片项下规定检查“溶出度”、其他（应符合片剂项下有关的各项规定）等。

1. 有关物质

有关物质主要指在丙磺舒生产过程中引入的原料、中间体、副产物，以及在贮藏过程中产生的降解产物等。《中国药典》采用高效液相色谱法检查丙磺舒中的有关物质。

检查方法　取丙磺舒适量，加流动相溶解并定量稀释制成每 1ml 中含 60μg 的溶液，作为供试品溶液；精密量取 1ml，置 100ml 量瓶中，用流动相稀释至刻度，摇匀，作为对照溶液。照含量测定项下的色谱条件，精密量取对照溶液与供试品溶液各 20μl，分别注入液相色谱仪，记录色谱图至主成分峰保留时间的 5 倍。供试品溶液色谱图中如有杂质峰，单个杂质峰面积不得大于对照溶液主峰面积的 0.5 倍（0.5%），各杂质峰面积的和不得大于对照溶液主峰面积的 2 倍（2.0%）。

2. 溶出度

取丙磺舒片，照溶出度与释放度测定法（通则 0931 第二法），以人工肠液 900ml 为溶出介质，转速为每分钟 50 转，依法操作，经 30min 时，取溶液 10ml，滤过，精密量取续滤液 5ml，置 100ml 量瓶中，用 0.4%氢氧化钠溶液稀释至刻度，摇匀，照紫外一可见分光光度法，在 244nm 波长处测定吸光度，按 $C_{13}H_{19}NO_4S$ 的吸收系数（$E_{1cm}^{1\%}$）为 359 计算每片的溶出量。限度为标示量的80%，应符合规定。

四、含量测定

（一）丙磺舒的含量测定

《中国药典》采用高效液相色谱法测定丙磺舒的含量，测定方法如下。

色谱条件与系统适用性试验 用十八烷基硅烷键合硅胶为填充剂；以0.05mol/L磷酸二氢钠（加1%冰醋酸，用磷酸调节pH值至3.0）-乙腈（50∶50）为流动相；检测波长为245nm。理论板数按丙磺舒峰计算不低于3000。

测定法 取本品适量，精密称定，加流动相溶解并定量稀释制成每1ml中含60μg的溶液，精密量取20μl，注入液相色谱仪，记录色谱图；另取丙磺舒对照品，同法测定。按外标法以峰面积计算，即得。

（二）丙磺舒片的含量测定

丙磺舒的盐酸乙醇溶液在249nm的波长处有最大吸收，可采用紫外分光光度法测定丙磺舒片的含量。

测定方法 取本品10片，精密称定，研细，精密称取适量（约相当于丙磺舒60mg），置200ml量瓶中，加乙醇150ml与盐酸溶液（9→100）4ml，置70℃水浴上加热30min，放冷，用乙醇稀释至刻度，摇匀，滤过，精密量取续滤液5ml，置100ml量瓶中，加盐酸溶液（9→100）2ml，用乙醇稀释至刻度，摇匀，照紫外-可见分光光度法，在249nm的波长处测定吸光度，按$C_{13}H_{19}NO_4S$的吸收系数（$E_{1cm}^{1\%}$）为338计算，即得。

结果计算

$$标示量(\%)=\frac{A\times 1\%\times D\times V\times \overline{W}}{E_{1cm}^{1\%}\times L\times W\times 标示量}\times 100\%$$

式中，A为供试品溶液的吸光度；$E_{1cm}^{1\%}$为供试品溶液的百分吸收系数；L为吸收池的厚度，cm；D为供试品的稀释倍数；V为供试品溶液的体积，ml；W为供试品的取样量，g；$\overline{W}$为平均片重，g。

注意事项 片剂中不溶性辅料对测定有干扰，取适量片粉加溶剂溶解后，滤过，取滤液分析，以消除不溶性辅料的干扰。过滤时，应弃去初滤液，取续滤液进行测定。

知识拓展

双相滴定法测定苯甲酸钠的含量

在水和不溶于水的有机溶剂两相中进行酸碱滴定的方法，叫做双相滴定法或两相滴定法。

苯甲酸钠可采用双相滴定法测定含量。苯甲酸钠具弱碱性，可在水溶液中用标准酸直接滴定。苯甲酸钠易溶于水，滴定时析出不溶于水的游离苯甲酸，并且使滴定终点突跃不明显。利用苯甲酸易溶于有机溶剂的特性，在水相中加入与水不相混溶的有机溶剂（乙醚），使滴定产生的苯甲酸不断萃取入乙醚层中，减少苯甲酸在水相中的浓度，使滴定反应完全，终点清晰。该法还可用于水杨酸钠的含量测定。

$$C_6H_4(OH)COONa + HCl \rightleftharpoons C_6H_4(OH)COOH + NaCl$$

课堂思考

1. 丙磺舒的含量测定，除了高效液相色谱法外，还可采用哪些方法测定其含量？

2. 采用紫外分光光度法测定丙磺舒片的含量，过滤的目的是什么？为什么测定时需弃去初滤液，精密量取续滤液分析？

【实例 9-2】 丙磺舒片的含量测定

取规格为 0.25g 的丙磺舒片 10 片，总重为 2.9412g，研细，精密称取片粉 0.6952g，置 200ml 量瓶中，加乙醇 150ml 与盐酸溶液（9→100）4ml，置 70℃水浴上加热 30min，放冷，用乙醇稀释至刻度，摇匀，滤过，精密量取续滤液 5ml，置 100ml 量瓶中，加盐酸溶液（9→100）2ml，用乙醇稀释至刻度，摇匀，照紫外-可见分光光度法，在 249nm 的波长处测定吸光度为 0.512，按 $C_{13}H_{19}NO_4S$ 的吸收系数（$E_{1cm}^{1\%}$）为 338 计算本品含量。

$$\text{标示量}(\%)=\frac{A\times1\%\times D\times V\times\overline{W}}{E_{1cm}^{1\%}\times L\times W\times\text{标示量}}\times100\%$$

$$=\frac{0.512\times1\%\times100\times200\times2.9412}{338\times1\times0.6952\times5\times10\times0.25}\times100\%=102.54\%$$

思考与训练

习题

PPT 课件

第十章 芳胺类药物分析

芳胺类药物主要包括对氨基苯甲酸酯类和芳酰胺类药物。芳胺类药物分子结构的共性是，既具有苯环，又有氨基，或另有取代基。这些官能团是药物的理化性质和相应的质量控制方法的基础。

第一节 药物的结构、分类及理化性质

根据药物的结构特征，本类药物一般分为对氨基苯甲酸酯类和芳酰胺类。《中国药典》收载的本类药物有苯佐卡因、盐酸普鲁卡因、盐酸丁卡因、对乙酰氨基酚、盐酸利多卡因、盐酸布比卡因和醋氨苯砜等。

一、芳酰胺类

（一）典型药物

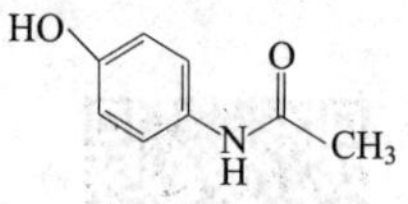

对乙酰氨基酚

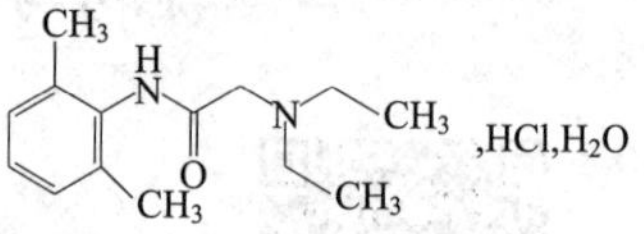

盐酸利多卡因

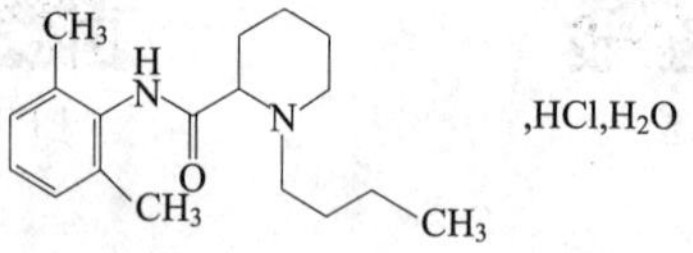

盐酸布比卡因

（二）理化性质

1. 溶解性

本类药物的游离碱在水中的溶解性不好，它们的盐酸盐可溶于水、乙醇。如盐酸利多卡因为白色结晶性粉末；在水或乙醇中易溶，在三氯甲烷中溶解，在乙醚中不溶。

2. 芳酰氨基

本类药物为芳香胺的酰基衍生物，分子结构中具有潜在芳伯氨基，在酸性溶液中易水解得具有芳伯氨基的产物，可发生重氮化或重氮化-偶合反应，用于鉴别及含量测定。

3. 三氯化铁反应

对乙酰氨基酚具有酚羟基，可与三氯化铁作用呈色，借此可与利多卡因等芳酰胺类药物区别。

4. 弱碱性

本类药物分子结构中的脂烃胺侧链上有叔胺氮原子，显弱碱性，可以成盐，可与生物碱沉淀剂发生沉淀反应，可在水溶液中与铜离子或钴离子络合呈色。

5. 紫外吸收特性

本类药物分子结构中具有苯环共轭结构，在紫外光区有特征吸收。如对乙酰氨基酚，加

0.4%氢氧化钠溶液溶解后，在257nm的波长处的吸收系数（$E_{1cm}^{1\%}$）为715。

二、对氨基苯甲酸酯类

（一）典型药物

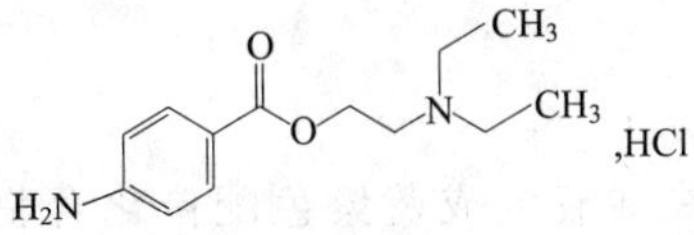

盐酸普鲁卡因

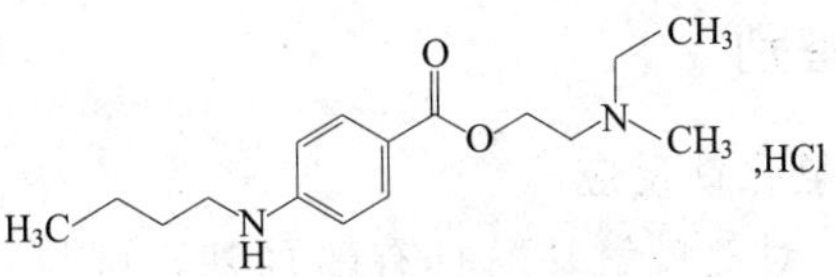

盐酸丁卡因

（二）理化性质

1. 溶解性

本类药物苯环上多具有芳伯氨基或同时具有脂烃胺侧链，故它们的游离碱多为碱性油状液体或低熔点固体，难溶于水，可溶于有机溶剂；它们的盐酸盐多为白色结晶性粉末，易溶于水和乙醇，难溶于有机溶剂。

2. 水解性

本类药物分子结构中有酯键，容易水解，其水解的快慢受光线、热或碱性条件的影响。盐酸普鲁卡因水解产物为对氨基苯甲酸，盐酸丁卡因水解产物为对氨基苯甲酸。利用水解反应及其产物的理化特性反应可用于药物的鉴别。

3. 芳伯氨基

盐酸普鲁卡因分子中具有芳伯氨基，可进行重氮化-偶合反应（芳香第一胺类反应）；可与芳醛缩合成席夫（Schiff）碱；对日光或空气中的氧较敏感，易氧化变色，故须遮光、密闭保存。

4. 弱碱性

本类药物分子结构中的脂烃胺侧链上有叔胺氮原子，显弱碱性，能与生物碱沉淀剂发生沉淀反应；可采用非水溶液滴定法测定含量。

5. 紫外吸收特性

本类药物分子结构中具有苯环共轭结构，在紫外光区有特征吸收。

第二节　对乙酰氨基酚及其片剂的质量检验

对乙酰氨基酚为4′-羟基乙酰苯胺，是临床上常用的解热镇痛药。《中国药典》收载有对乙酰氨基酚、对乙酰氨基酚片、对乙酰氨基酚咀嚼片、对乙酰氨基酚泡腾片、对乙酰氨基酚注射液、对乙酰氨基酚栓、对乙酰氨基酚胶囊、对乙酰氨基酚颗粒、对乙酰氨基酚滴剂、对乙酰氨基酚凝胶等药物。本节重点介绍对乙酰氨基酚及其片剂的质量检验。

对乙酰氨基酚

Duiyixian'anjifen

Paracetamol

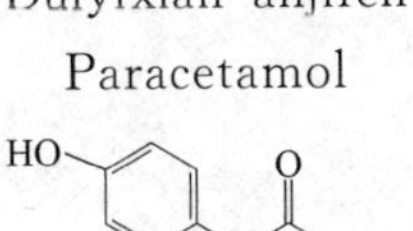

$C_8H_9NO_2$　151.16

一、性状

本品为白色结晶或结晶性粉末；无臭。在热水或乙醇中易溶，在丙酮中溶解，在水中略溶。本品的熔点为168～172℃。

二、鉴别

1. 三氯化铁反应

原理　对乙酰氨基酚具有酚羟基，可与三氯化铁试液生成蓝紫色配位化合物，反应式如下：

$$3\ HO-C_6H_4-NHCOCH_3 + FeCl_3 \longrightarrow \left[{}^{-}O-C_6H_4-NHCOCH_3 \right]_3 Fe + 3HCl$$

鉴别方法　本品的水溶液加三氯化铁试液，即显蓝紫色。

2. 芳香第一胺鉴别反应

原理　对乙酰氨基酚加稀盐酸水浴加热，水解生成对氨基酚，具芳伯氨基结构。能与亚硝酸钠试液作用生成重氮盐，再与碱性β-萘酚试液作用生成红色偶氮化合物，反应式如下：

$$HO-C_6H_4-NHCOCH_3 + HCl + H_2O \longrightarrow HO-C_6H_4-NH_2 \cdot HCl + CH_3COOH$$

$$HO-C_6H_4-NH_2 \cdot HCl + HNO_2 \longrightarrow HO-C_6H_4-N_2^+Cl^- + 2H_2O$$

$$HO-C_6H_4-N_2^+Cl^- + C_{10}H_7OH + NaOH \longrightarrow HO-C_6H_4-N{=}N-C_{10}H_6OH \downarrow + H_2O + NaCl$$

鉴别方法　取本品约0.1g，加稀盐酸5ml，置水浴中加热40min，放冷；取0.5ml，滴加亚硝酸钠试液5滴，摇匀，用水3ml稀释后，加碱性β-萘酚试液2ml，振摇，即显红色。

片剂采用三氯化铁反应和重氮化-偶合反应鉴别时，为了消除片剂中辅料的干扰，需用乙醇提取片粉，蒸干溶剂后，取残渣进行鉴别。鉴别方法：取本品的细粉适量（约相当于对乙酰氨基酚0.5g），用乙醇20ml分次研磨使对乙酰氨基酚溶解，滤过合并滤液，蒸干，残渣照对乙酰氨基酚项下的鉴别（1）、（2）项试验，显相同的反应。

3. 红外吸收光谱法

对于对乙酰氨基酚的原料药、片剂及咀嚼片，《中国药典》均采用红外分光光度法鉴别。对乙酰氨基酚的红外光吸收图谱应与对照的图谱（光谱集131图）一致。

对乙酰氨基酚片中的辅料对红外吸收光谱法有干扰，需将主药与辅料分离后再进行鉴别。鉴别方法：取本品细粉适量（约相当于对乙酰氨基酚100mg），加丙酮10ml，研磨溶解，滤过，滤液水浴蒸干，残渣经减压干燥，依法测定。本品的红外光吸收图谱应与对照的图谱（光谱集131图）一致。

三、检查

（一）对乙酰氨基酚的杂质检查

对乙酰氨基酚需检查“酸度”“乙醇溶液的澄清度与颜色”“氯化物”“硫酸盐”“有关物质”“对氯苯乙酰胺”“干燥失重”“炽灼残渣”和“重金属”等。

1. 酸度

生产过程中可能引进酸性杂质，本品水解也有乙酸生成，故应控制本品1%水溶液的pH值。检查方法：取本品0.10g，加水10ml使溶解，依法测定（通则0631），pH值应为5.5～6.5。

2. 乙醇溶液的澄清度与颜色

对乙酰氨基酚在生产工艺中使用铁粉作还原剂，有可能带入成品，致使乙醇溶液产生混浊，而中间体对氨基酚的有色氧化物在乙醇中显橙红色或棕色，故应检查此项。

原理　铁粉不溶于乙醇，使乙醇溶液产生混浊，可用比浊法检查；中间体对氨基酚的有色氧化物在乙醇中显橙红色或棕色，可以用比色法检查。

检查方法　取本品1.0g，加乙醇10ml溶解后，溶液应澄清，无色；如显混浊，与1号浊度标准液（通则0902第一法）比较，不得更浓；如显色，与棕红色2号或橙红色2号标准比色液（通则0901第一法）比较，不得更深。

1号浊度标准液、棕红色2号和橙红色2号标准比色液的制备方法收载在《中国药典》四部通则0901溶液颜色检查法和通则0902澄清度检查法项下，其制备方法如下。

1号浊度标准液的制备：取浊度标准原液5.0ml，加水95.0ml，摇匀，即得。

棕红色2号标准比色液的制备：取棕红色色调标准贮备液1.0ml，加水9.0ml，摇匀，即得。

橙红色2号标准比色液的制备：取橙红色色调标准贮备液1.0ml，加水9.0ml，摇匀，即得。

3. 有关物质

本品制备过程中要经过对氨基酚的乙酰化，如果乙酰化不完全或成品贮存不当易发生水解，均会引入对氨基酚。该杂质不仅对人体有毒性，并会使产品的颜色加深，因此应严格控制其限量。在对乙酰氨基酚的生产过程中还会引入有关物质（中间体、副产物及分解产物）等特殊杂质。《中国药典》采用高效液相色谱法检查以上杂质。

检查方法　临用新制。取本品适量，精密称定，加溶剂［甲醇-水（4∶6）］制成每1ml中约含20mg的溶液，作为供试品溶液；取对氨基酚对照品适量，精密称定，加上述溶剂溶解并制成每1ml中约含对氨基酚0.1mg的溶液，作为对照品溶液。精密量取对照品溶液和供试品溶液各1ml，置同一100ml量瓶中，用上述溶剂稀释至刻度，摇匀，作为对照溶液。照高效液相色谱法（通则0512）试验。用辛烷基硅烷键合硅胶为填充剂；以磷酸盐缓冲液（取磷酸氢二钠8.95g、磷酸二氢钠3.9g，加水溶解至1000ml，加10%四丁基氢氧化铵溶液12ml）-甲醇（90∶10）为流动相；检测波长为245nm；柱温为40℃；理论板数按对乙酰氨基酚峰计算不低于2000，对氨基酚峰与对乙酰氨基酚峰的分离度应符合要求。精密量取对照溶液与供试品溶液各20μl，分别注入液相色谱仪，记录色谱图至主峰保留时间的4倍；供试品溶液的色谱图中如有与对氨基酚保留时间一致的色谱峰，按外标法以峰面积计算，含对氨基酚不得过0.005%；其他单个杂质峰面积不得大于对照溶液中对乙酰氨基酚峰面积的0.1倍（0.1%）；其他各杂质峰面积的和不得大于对照溶液中对乙酰氨基酚峰面积的0.5倍（0.5%）。

4. 对氯苯乙酰胺

对氯苯乙酰胺为对乙酰氨基酚在生产过程中引入的中间体杂质，《中国药典》采用高效液相色谱法控制该杂质。

检查方法　临用新制。取对氨基酚及有关物质项下的供试品溶液作为供试品溶液；另取对氯苯乙酰胺对照品与对乙酰氨基酚对照品各适量，精密称定，加溶剂［甲醇-水（4∶6）］溶解并制成每1ml中约含对氯苯乙酰胺1μg与对乙酰氨基酚20μg的混合溶液，作为对照品溶液。照高效液相色谱法（通则0512）试验。用辛烷基硅烷键合硅胶为填充剂；以磷酸盐缓冲液（取磷酸氢二钠 8.95g、磷酸二氢钠 3.9g，加水溶解至 1000ml，加 10%四丁基氢氧化铵 12ml）-甲醇（60∶40）为流动相；检测波长为 245nm；柱温为 40℃；理论板数按对乙酰氨基酚峰计算不低于 2000，对氯苯乙酰胺峰与对乙酰氨基酚峰的分离度应符合要求。精密量取对照品溶液与供试品溶液各 20μl，分别注入液相色谱仪，记录色谱图；按外标法以峰面积计算，含对氯苯乙酰胺不得过 0.005%。

（二）对乙酰氨基酚片的杂质检查

对乙酰氨基酚片需检查“对氨基酚”“溶出度”及其他（应符合片剂项下有关的各项规定）。

1. 对氨基酚

临用新制。取本品细粉适量（约相当于对乙酰氨基酚 0.2g），精密称定，置 10ml 量瓶中，加溶剂［甲醇-水（4∶6）］适量，振摇使对乙酰氨基酚溶解，加溶剂稀释至刻度，摇匀，滤过，取续滤液作为供试品溶液；另取对氨基酚对照品和对乙酰氨基酚对照品各适量，精密称定，加上述溶剂制成每 1ml 中各约含 20μg 混合的溶液，作为对照品溶液。照对乙酰氨基酚中对氨基酚及有关物质项下的色谱条件试验，供试品溶液的色谱图中如有与对照品溶液中对氨基酚保留时间一致的色谱峰，按外标法以峰面积计算，含对氨基酚不得过对乙酰氨基酚标示量的 0.1%。

2. 溶出度

取本品，照溶出度与释放度测定法（通则 0931 第一法），以稀盐酸 24ml 加水至 1000ml 为溶出介质，转速为每分钟 100 转，依法操作，经 30min 时，取溶液滤过，精密量取续滤液适量，加 0.04%氢氧化钠溶液稀释成每 1ml 中含对乙酰氨基酚 5～10μg 的溶液，照紫外-可见分光光度法（通则 0401），在 257nm 的波长处测定吸光度，按 $C_8H_9NO_2$ 的吸收系数（$E_{1cm}^{1\%}$）为 715 计算每片的溶出量。限度为标示量的 80%，应符合规定。

四、含量测定

对乙酰氨基酚分子中有芳环，在 0.4%的氢氧化钠溶液中，257nm 的波长处有最大吸收，可用紫外分光光度法测定其原料药及其片剂的含量。

1. 测定方法

（1）原料药　取本品约 40mg，精密称定，置 250ml 量瓶中，加 0.4%氢氧化钠溶液 50ml 溶解后，加水至刻度，摇匀，精密量取 5ml，置 100ml 量瓶中，加 0.4%氢氧化钠溶液 10ml，加水至刻度，摇匀，照紫外-可见分光光度法（通则 0401），在 257nm 的波长处测定吸光度，按 $C_8H_9NO_2$ 的吸收系数（$E_{1cm}^{1\%}$）为 715 计算，即得。

（2）片剂　取本品 20 片，精密称定，研细。精密称取适量（约相当于对乙酰氨基酚 40mg），置 250ml 量瓶中，加 0.4%氢氧化钠溶液 50ml 及水 50ml，振摇 15min，加水稀释至刻度，摇匀，滤过，精密量取续滤液 5ml，照对乙酰氨基酚含量测定项下的方法，自“置 100ml 量瓶中”起，依法测定，即得。

2. 结果计算

原料药的百分含量计算按下式：

$$含量(\%)=\frac{A\times 1\%\times D\times V}{E_{1cm}^{1\%}\times L\times W}\times 100\%$$

片剂的标示百分含量计算按下式：

$$标示量(\%)=\frac{A\times 1\%\times D\times V\times \overline{W}}{E_{1cm}^{1\%}\times L\times W\times 标示量}\times 100\%$$

式中，A 为吸光度；D 为稀释倍数；V 为溶液体积，ml；$E_{1cm}^{1\%}$ 为百分吸收系数；L 为吸收池厚度，cm；W 为供试品的取样量，g；$\overline{W}$ 为平均片重，g。

3. 注意事项

（1）原料药的取样范围为 40±40×10%（mg）。

（2）片粉要尽量研细，否则影响药物的溶出。不溶性辅料对测定有干扰，取片粉以溶剂溶解后，滤过，取续滤液分析。

（3）按下式计算片粉的取样范围。

取样量=(1±10%)×主药规定量×平均片重/每片标示量

（4）平行测定两份供试品，两次平行结果的相对偏差不得超过 0.5%，取其算术平均值为测定结果。

知识拓展

1. 高效液相色谱法测定对乙酰氨基酚注射液的含量

色谱条件与系统适用性试验　用十八烷基硅烷键合硅胶为填充剂；以 0.05mol/L 醋酸铵溶液-甲醇（85∶15）为流动相；检测波长为 257nm。理论板数按对乙酰氨基酚峰计算不低于 2000，对乙酰氨基酚峰与相邻杂质峰的分离度应符合要求。

测定方法　精密量取本品适量，用流动相稀释制成每 1ml 中约含对乙酰氨基酚 0.125mg 的溶液，作为供试品溶液，精密量取 10μl 注入液相色谱仪，记录色谱图；另取对乙酰氨基酚对照品，同法测定。按外标法以峰面积计算，即得。

2. 非水滴定法测定盐酸布比卡因的含量

盐酸布比卡因侧链哌啶环上的叔胺具有弱碱性，可在非水溶液中与高氯酸滴定液定量反应。采用冰醋酸为溶剂，用高氯酸滴定液（0.1mol/L）滴定，以电位滴定法指示终点。

测定方法　取本品约 0.2g，精密称定，加冰醋酸 20ml 与醋酐 20ml 溶解后，照电位滴定法（通则 0701），用高氯酸滴定液（0.1mol/L）滴定，并将滴定的结果用空白试验校正。每 1ml 高氯酸滴定液（0.1mol/L）相当于 32.49mg 的 $C_{18}H_{28}N_2O \cdot HCl$。

【实例 10-1】 对乙酰氨基酚的含量测定

称取对乙酰氨基酚 41mg，按《中国药典》用紫外-可见分光光度法测定，在 257nm 波长处的吸光度为 0.6002，求其百分含量。已知本品干燥失重百分数为 0.3%。

结果计算：

$$含量(\%)=\frac{A\times 1\%\times D\times V}{E_{1cm}^{1\%}\times L\times W\times[1-干燥失重(\%)]}\times 100\%$$

$$=\frac{0.6002\times 1\%\times 100\times 250}{715\times 1\times 5\times 41\times 10^{-3}\times(1-0.3\%)}\times 100\%=102.68\%$$

结论：本品含 $C_8H_9NO_2$ 为 102.68%。

【实例 10-2】 对乙酰氨基酚片的含量测定

取标示量为 0.3g 的对乙酰氨基酚片 10 片，总重为 3.3560g，研细，称出 45.9mg，按药典规定用紫外-可见分光光度法测定，在 257nm 波长处的吸光度为 0.580，求此片剂中对乙酰氨基酚为标示量的多少？

结果计算：

$$标示量(\%)=\frac{A\times 1\%\times D\times V\times \overline{W}}{E_{1cm}^{1\%}\times L\times W\times 标示量}\times 100\%$$

$$=\frac{0.580\times 1\%\times 100\times 250\times 3.3560}{715\times 1\times 5\times 45.9\times 10^{-3}\times 0.3\times 10}\times 100\%=98.85\%$$

结论：本品含对乙酰氨基酚为标示量的98.85%。

课堂思考

1. 为什么要检查对乙酰氨基酚中的对氨基酚？《中国药典》采用什么方法检查该杂质？该法有哪些优点？

2. 采用紫外分光光度法测定对乙酰氨基酚片的含量时，加滤液不澄清对测定结果有何影响？应如何处理？

第三节　盐酸普鲁卡因及其注射液的质量检验

盐酸普鲁卡因为4-氨基苯甲酸-2-（二乙氨基）乙酯盐酸盐，是临床上常用的局麻药。《中国药典》收载有盐酸普鲁卡因、盐酸普鲁卡因注射液和注射用盐酸普鲁卡因等药物。本节重点介绍盐酸普鲁卡因及其注射剂的质量检验。

盐酸普鲁卡因

Yansuan Pulukayin

Procaine Hydrochloride

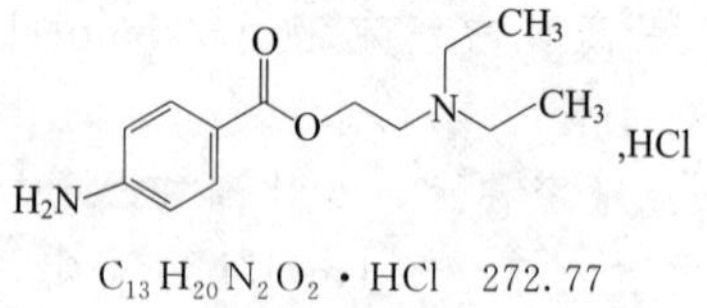

$C_{13}H_{20}N_2O_2\cdot HCl$　272.77

一、性状

盐酸普鲁卡因为白色结晶或结晶性粉末；无臭。本品在水中易溶，在乙醇中略溶，在三氯甲烷中微溶，在乙醚中几乎不溶。熔点为154～157℃。

二、鉴别

1. 水解反应

盐酸普鲁卡因的水溶液在碱性及加热条件下酯键水解，生成的挥发性碱性气体能使湿润的红色石蕊试纸变为蓝色，同时生成的对氨基苯甲酸钠，放冷，加盐酸酸化，即析出对氨基苯甲酸的白色沉淀。

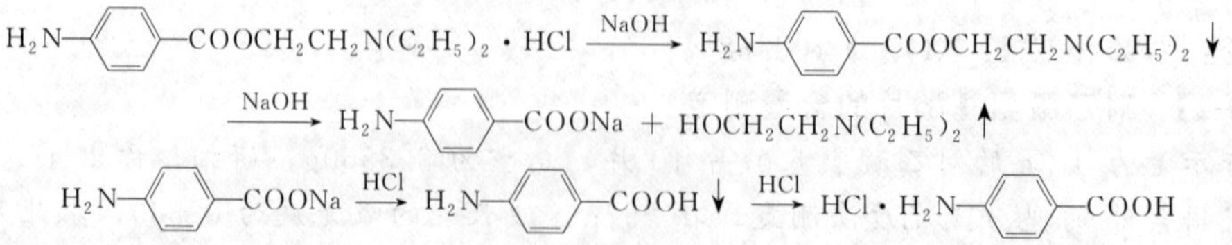

$$H_2N-C_6H_4-COOCH_2CH_2N(C_2H_5)_2\cdot HCl\xrightarrow{NaOH}H_2N-C_6H_4-COOCH_2CH_2N(C_2H_5)_2\downarrow$$

$$\xrightarrow{NaOH}H_2N-C_6H_4-COONa+HOCH_2CH_2N(C_2H_5)_2\uparrow$$

$$H_2N-C_6H_4-COONa\xrightarrow{HCl}H_2N-C_6H_4-COOH\downarrow\xrightarrow{HCl}HCl\cdot H_2N-C_6H_4-COOH$$

鉴别方法　取本品约0.1g，加水2ml溶解后，加10%氢氧化钠溶液1ml，即生成白色沉淀；加热，变为油状物；继续加热，发生的蒸气能使湿润的红色石蕊试纸变为蓝色；热至油状物消失后，放冷，加盐酸酸化，即析出白色沉淀。

2. **红外光谱法**

盐酸普鲁卡因的红外吸收光谱见图 10-1。

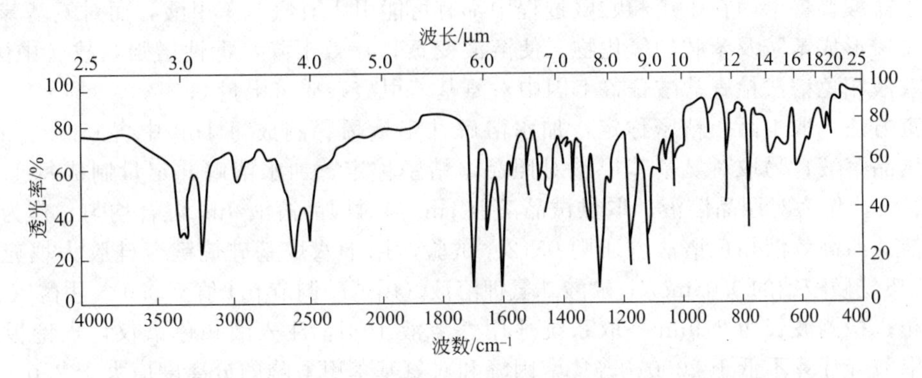

图 10-1　盐酸普鲁卡因的红外吸收光谱

鉴别方法　取本品，按红外分光光度法测定本品的红外光吸收图谱，并与《药品红外光谱集》397 号图谱对比，应符合规定。

盐酸普鲁卡因注射液也采用红外吸收光谱法鉴别，测定前水浴蒸干溶剂水。鉴别方法：取本品（约相当于盐酸普鲁卡因 80mg），水浴蒸干，残渣经减压干燥，依法测定，本品的红外光吸收图谱应与对照的图谱（光谱图 397）一致。

3. **氯化物的鉴别反应**

本品为盐酸盐，显氯化物鉴别反应。根据《中国药典》四部收载的“一般鉴别试验”（通则 0301）项下氯化物的鉴别反应，可以对本品进行鉴别。

4. **芳香第一胺鉴别反应**

本品具有游离芳伯氨基，能与亚硝酸钠试液作用生成重氮盐，再与碱性 β-萘酚试液作用生成猩红色偶氮化合物。此反应收载在《中国药典》四部的“一般鉴别试验”（通则 0301）项下。

操作方法　取盐酸普鲁卡因约 50mg，加稀盐酸 1ml，必要时缓缓煮沸使溶解，放冷，加 0.1mol/L 亚硝酸钠溶液数滴，加与 0.1mol/L 亚硝酸钠溶液等体积 1mol/L 脲溶液，振摇 1min，再滴加碱性 β-萘酚试液数滴，视供试品不同，生成由粉红色至猩红色沉淀。

三、检查

（一）盐酸普鲁卡因的杂质检查

盐酸普鲁卡因的杂质检查项目有“酸度”“溶液澄清度”“对氨基苯甲酸”“干燥失重”“炽灼残渣”“铁盐”和“重金属”等。

1. **酸度**

本品的原料药在生产过程中会引入酸性杂质，故应控制其酸度。采用酸碱滴定法，检查方法：取本品 0.40g，加水 10ml 溶解后，加甲基红指示液 1 滴，如显红色，加氢氧化钠滴定液（0.02mol/L）0.20ml，应变为橙色。

2. **铁盐**

生产工艺用铁粉作还原剂，如带入成品，则导致盐酸普鲁卡因不稳定，故规定检查铁盐。检查方法：取炽灼残渣项下遗留的残渣，加盐酸 2ml，置水浴上蒸干，再加稀盐酸

4ml，微温溶解后，加水 30ml 与过硫酸铵 50mg，依法检查（通则 0807），与标准铁溶液 1.0ml 制成的对照液比较，不得更深（0.001%）。

3. 对氨基苯甲酸

由于盐酸普鲁卡因在生产和贮藏过程中都有可能引入对氨基苯甲酸，而对氨基苯甲酸可进一步脱羧形成苯胺及苯胺的氧化物，使溶液变黄，疗效下降，毒性增强，故《中国药典》采用高效液相色谱法检查盐酸普鲁卡因中对氨基苯甲酸杂质（限量 0.5%）。

检查方法　取本品，精密称定，加水溶解并定量稀释制成每 1ml 中含 0.2mg 的溶液，作为供试品溶液；另取对氨基苯甲酸对照品，精密称定，加水溶解并定量制成每 1ml 中含 1μg 的溶液，作为对照品溶液；取供试品溶液 1ml 与对照品溶液 9ml 混合均匀，作为系统适用性溶液。照高效液相色谱法（通则 0512）试验，用十八烷基硅烷键合硅胶为填充剂；以含 0.1%庚烷磺酸钠的 0.05mol/L 磷酸二氢钾溶液（用磷酸调节 pH 值至 3.0）-甲醇（68∶32）为流动相；检测波长为 279nm。取系统适用性溶液 10μl，注入液相色谱仪，理论板数按对氨基苯甲酸峰计算不低于 2000，普鲁卡因峰和对氨基苯甲酸峰的分离度应大于 2.0。精密量取对照品溶液与供试品溶液各 10μl，分别注入液相色谱仪，记录色谱图。供试品溶液色谱图中如有与对氨基苯甲酸峰保留时间一致的色谱峰，按外标法以峰面积计算，不得过 0.5%。

（二）盐酸普鲁卡因注射液的杂质检查

盐酸普鲁卡因注射液的杂质检查项目有“pH 值”“对氨基苯甲酸”“细菌内毒素”及应符合注射剂项下有关的各项规定。

1. pH 值

由于盐酸普鲁卡因注射液在制备过程中可发生水解反应，从而引起本品 pH 值的改变，故应控制 pH 值为 3.5～5.0。

2. 对氨基苯甲酸

由于盐酸普鲁卡因注射液在制备过程中，受灭菌温度、时间、溶液 pH 值等因素的影响，可发生水解反应，生成对氨基苯甲酸和二乙氨基乙醇，而对氨基苯甲酸可进一步脱羧形成苯胺及苯胺的氧化物，使溶液变黄、疗效下降、毒性增强，故应检查水解产物对氨基苯甲酸。《中国药典》采用高效液相色谱法检查盐酸普鲁卡因注射液中的对氨基苯甲酸杂质（限量 1.2%）。

$$H_2N\text{-}C_6H_4\text{-}COOH \xrightarrow{-CO_2} H_2N\text{-}C_6H_5 \xrightarrow{[O]} O=C_6H_4=O$$

检查方法　精密量取本品，加水定容稀释制成每 1ml 中约含盐酸普鲁卡因 0.2mg 的溶液，作为供试品溶液；精密量取 1ml，置 100ml 量瓶中，用水稀释至刻度摇匀，作为对照溶液；取对氨基苯甲酸对照品适量，精密称定，加水溶解并定量稀释制成每 1ml 中约含 2.4μg 的溶液，作为对照品溶液；取供试品溶液 1ml 与对照品溶液 9ml 混合均匀，作为系统适用性溶液。照盐酸普鲁卡因对氨基苯甲酸项下的方法，精密量取对照品溶液、对照溶液与供试品溶液各 10μl，分别注入液相色谱仪，记录色谱图至主成分保留时间的 4 倍。供试品溶液色谱图中如有与对氨基苯甲酸峰保留时间一致的色谱峰，按外标法以峰面积计算，不得过盐酸普鲁卡因标示量的 1.2%，其他杂质峰面积的和不得大于对照溶液的主峰面积（1.0%）。

知识拓展

薄层色谱法检查盐酸普鲁卡因注射剂中的对氨基苯甲酸

采用薄层色谱法（杂质对照品对照法）检查对氨基苯甲酸杂质（限量1.2%）。检查方法：精密量取本品，加乙醇稀释使成每1ml中含盐酸普鲁卡因2.5mg的溶液，作为供试品溶液；另取对氨基苯甲酸对照品，加乙醇制成每1ml中含30μg的溶液，作为对照品溶液。照薄层色谱法试验，吸取上述两种溶液各10μl，分别点于含有羧甲基纤维素钠为黏合剂的硅胶H薄层板上，用苯-冰醋酸-丙酮-甲醇（14∶1∶1∶4）为展开剂，展开，晾干，用对二甲氨基苯甲醛溶液（2%对二甲氨基苯甲醛乙醇溶液100ml，加入冰醋酸5ml制成）显色。供试溶液如显与对照品溶液相应的杂质斑点，其颜色与对照品溶液的主斑点比较，不得更深。

四、含量测定

（一）盐酸普鲁卡因的含量测定

《中国药典》采用亚硝酸钠法测定盐酸普鲁卡因的含量。盐酸普鲁卡因具芳伯氨结构，能与亚硝酸钠滴定液定量反应，生成重氮盐，可用于其原料药含量测定。采用永停滴定法指示终点。

$$ArNH_2+NaNO_2+2HCl \longrightarrow [Ar{-}N{\equiv}N]^+Cl^-+NaCl+2H_2O$$

操作方法　取本品约0.6g，精密称定，照永停滴定法（通则0701），在15～25℃用亚硝酸钠滴定液（0.1mol/L）滴定。

每1ml亚硝酸钠滴定液（0.1mol/L）相当于27.28mg的$C_{13}H_{20}N_2O_2 \cdot HCl$。

结果计算

$$含量(\%)=\frac{FTV}{W}\times 100\%$$

式中，T为滴定度；V为试验消耗亚硝酸钠滴定液的体积，ml；F为亚硝酸钠滴定液浓度校正因子；W为供试品的取样量，g。

注意事项　（1）本品取样范围为0.6±0.6×10%(g)。

（2）重氮化反应属分子反应，反应速度比较慢，滴定速度不能过快，尤其是近终点时，更要慢慢地滴定；近终点时，游离芳伯胺浓度非常低，反应速度就更慢，每加1滴标准液后，要搅拌1～5min再判断终点。

（3）平行测定两份并计算本品含量，两次平行结果的相对偏差不得超过0.2%，取其算术平均值为测定结果。

（二）盐酸普鲁卡因注射液的含量测定（高效液相色谱法）

《中国药典》采用高效液相色谱法测定盐酸普鲁卡因注射液的含量。

色谱条件与系统适用性试验　用十八烷基硅烷键合硅胶为填充剂；以含0.1%庚烷磺酸钠的0.05mol/L磷酸二氢钾溶液（用磷酸调节pH值至3.0）-甲醇（68∶32）为流动相；检测波长为290nm，理论板数按普鲁卡因峰计算不低于2000。普鲁卡因峰与相邻杂质峰的分离度应符合要求。

测定法　精密量取本品适量，用水定量稀释制成每1ml中含盐酸普鲁卡因0.02mg的溶液，作为供试品溶液，精密量取10μl，注入液相色谱仪，记录色谱图；另取盐酸普鲁卡因对照品，精密称定，加水溶解并定量稀释制成每1ml中含盐酸普鲁卡因0.02mg的溶液，同法测定。按外标法以峰面积计算，即得。

知识拓展

电位滴定法测定盐酸丁卡因的含量

《中国药典》（2020年版）采用电位滴定法测定盐酸丁卡因的含量。测定方法：取本品约0.25g，精密称定，加乙醇50ml振摇使溶解，加0.01mol/L盐酸溶液5ml，摇匀，照电位滴定法（通则0701），用氢氧化钠滴定液（0.1mol/L）滴定，以两个突跃点体积的差作为滴定体积。每1ml氢氧化钠滴定液（0.1mol/L）相当于30.08mg的$C_{15}H_{24}N_2O_2 \cdot HCl$。

【实例10-3】　盐酸普鲁卡因的含量测定

精密称取盐酸普鲁卡因0.6005g，照永停滴定法，在15～25℃，用亚硝酸钠滴定液（0.1005mol/L）滴定，共用去亚硝酸钠滴定液（0.1005mol/L）21.65ml。每1ml亚硝酸钠滴定液（0.1mol/L）相当于27.28mg的$C_{13}H_{20}N_2O_2 \cdot HCl$。

结果计算：

$$含量(\%)=\frac{FTV}{W}\times100\%=\frac{\frac{0.1005}{0.1}\times27.28\times21.65}{0.6005\times10^3}\times100\%=98.84\%$$

答：本品含$C_{13}H_{20}N_2O_2 \cdot HCl$为98.84%。

课堂思考

1. 亚硝酸钠永停滴定法可用于哪一类药物的含量测定？试举例说明。
2. 用亚硝酸钠永停滴定法测定盐酸普鲁卡因的含量：
（1）加溴化钾的目的是什么？
（2）将滴定管的尖端插入液面下约2/3处的目的是什么？
（3）为什么开始时要迅速滴定？
（4）为什么用少量水淋洗尖端，而且洗液并入溶液中？

思考与训练

习题

PPT课件

第十一章　巴比妥类药物分析

巴比妥类药物为巴比妥酸在 C_5 位上进行取代而得的一组中枢抑制药，是临床常用的镇静催眠药，具有环状丙二酰脲结构母核，是巴比妥酸的衍生物，其结构通式如下：

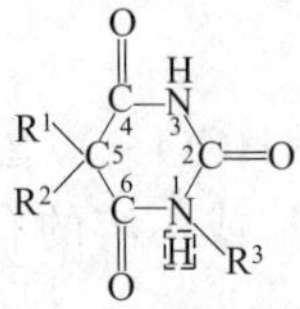

《中国药典》收载的本类药物有苯巴比妥及其钠盐、异戊巴比妥及其钠盐、司可巴比妥钠和注射用硫喷妥钠等，多为环状丙二酰脲结构母核 C_5 位双取代衍生物。环状丙二酰脲决定了该类药物的共性，取代基团的不同决定了不同药物不同的理化性质。临床常用药物为巴比妥酸的5,5-取代物，少数为1,5,5-取代物或 C_2 位为硫取代的硫代巴比妥的5,5-取代物。本章重点介绍苯巴比妥及司可巴比妥钠的质量分析。

第一节　药物的理化性质及鉴别

一、巴比妥类的典型药物

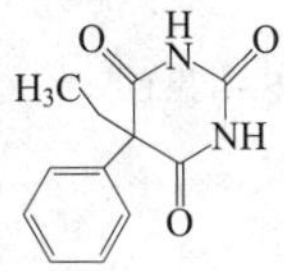

苯巴比妥 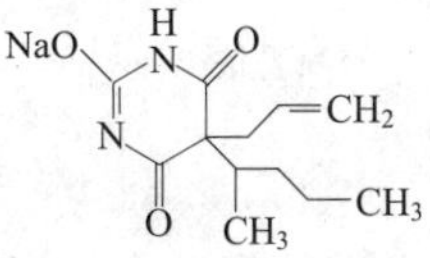　　司可巴比妥钠

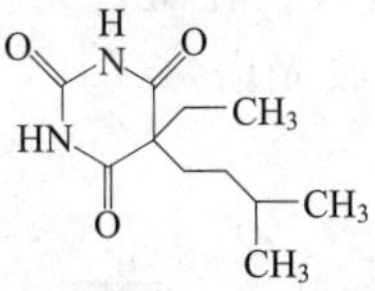

异戊巴比妥 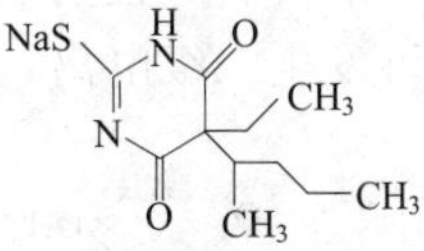　　硫喷妥钠

二、巴比妥类的主要理化性质

1. 溶解性

本类药物一般为白色结晶或结晶性粉末；微溶或极微溶于水，易溶于乙醇或有机溶剂；其钠盐则易溶于水，而不溶于有机溶剂。

2. 弱酸性

本类药物结构中有1，3二酰亚胺基团，易发生酮式-烯醇式互变异构，在水溶液中可发生二次电离，使本类药物呈现弱酸性（pK_a 为7.3～8.4）。

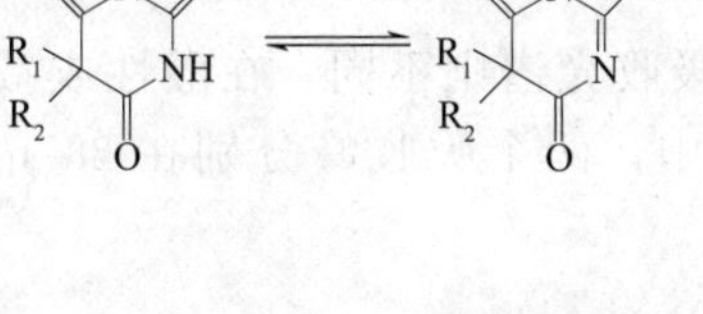

3. 水解反应

巴比妥类结构中的酰亚胺基团与碱溶液共沸可水解产生氨气，使红色石蕊试纸变蓝。巴比妥类钠盐在吸湿情况下，也可水解为无效物质，室温和 pH 10 以下水解较慢，温度升高及 pH11 以上，水解加速。药典规定苯巴比妥钠和注射用硫喷妥钠应检查碱度。

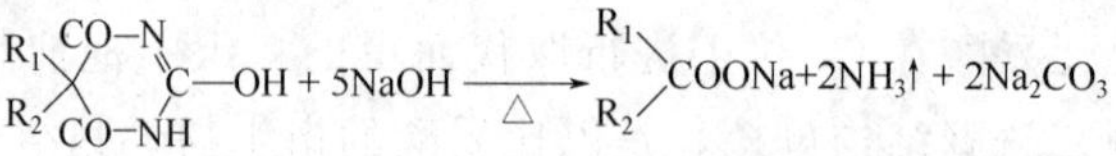

$$\text{巴比妥类（}R_1R_2C(CO{-}N{=})(CO{-}NH{-})C{-}OH\text{）} + 5NaOH \xrightarrow{\triangle} R_1R_2CHCOONa + 2NH_3\uparrow + 2Na_2CO_3$$

4. 与重金属离子的呈色反应

环状丙二酰脲结构（—CONHCONHCO—）在适宜 pH 条件下，可与金属离子（如 Ag^{+}、Cu^{2+}、Co^{2+}、Hg^{2+} 等）生成可溶或不溶的有色物质，可用于鉴别和含量测定。

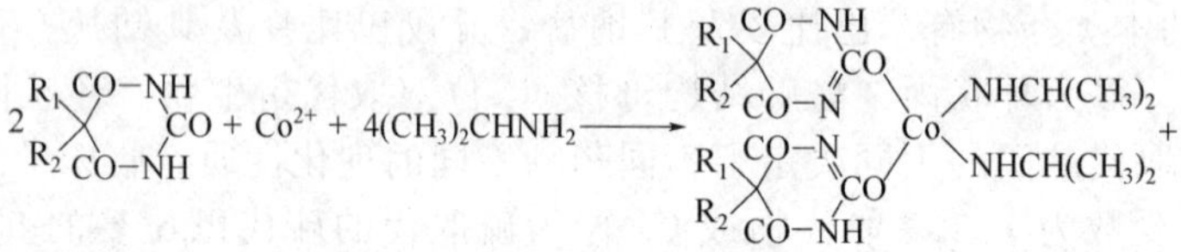

$$2\,\text{巴比妥类} + Co^{2+} + 4(CH_3)_2CHNH_2 \longrightarrow \text{钴配合物（配位 }2\,NHCH(CH_3)_2\text{）} + 2(CH_3)_2CHN^{+}H_3$$

5. 取代基的反应

苯巴比妥及苯巴比妥钠均含有苯环取代基，可利用苯环的特征反应区别此类药物和不含芳环的巴比妥类药物，如与亚硝酸钠-硫酸反应、与甲醛-硫酸反应。司可巴比妥钠结构中含有丙烯基，可与碘试液发生加成反应。硫喷妥钠分子中含有硫元素，可在氢氧化钠试液中与铅离子反应，生成白色沉淀，加热后转变为 PbS 黑色沉淀。

$$\text{硫喷妥钠} + Pb^{2+} \xrightarrow{NaOH} \text{白色}\downarrow \xrightarrow{\triangle} PbS\downarrow\text{（黑色）}$$

6. 紫外吸收特征

本类药物的紫外吸收光谱特征和药物的电离程度有关。

巴比妥类药物在酸性溶液中，没有明显的紫外吸收；在碱性条件下，发生酮式-烯醇式互变异构；在水溶液中可发生二级电离，产生紫外吸收光谱。

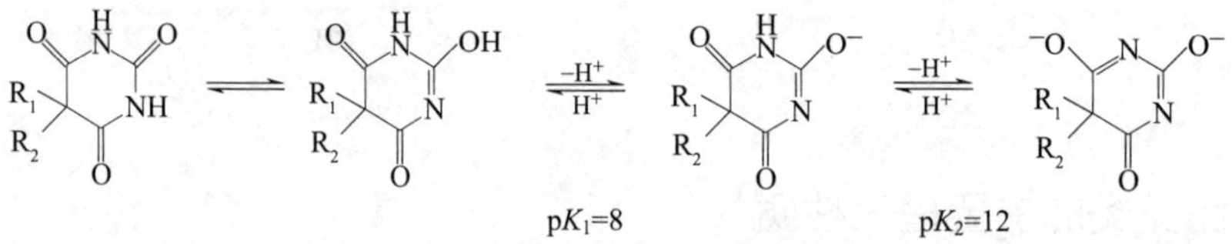

$$\text{酮式} \rightleftharpoons \text{烯醇式} \underset{H^{+}}{\overset{-H^{+}}{\rightleftharpoons}} \text{一级电离} \underset{H^{+}}{\overset{-H^{+}}{\rightleftharpoons}} \text{二级电离}$$

$pK_1=8$　　$pK_2=12$

随着电离级数的不同，巴比妥类药物的紫外光谱会发生显著变化。也就是说，溶液 pH 值的不同以及取代基的不同会对紫外光谱产生影响（图 11-1）。在酸性溶液中，5,5-二取代和 1,5,5-三取代巴比妥类药物不电离，无明显的紫外吸收峰；在 pH 10 的碱性溶液中，发生一级电离，形成共轭体系结构，在 240nm 处出现最大吸收峰；在 pH 13 的强碱性溶液中，5,5-二取代巴比妥类药物发生二级电离，引起共轭体系延长，导致吸收峰向红移至 255nm；1,5,5-三取代巴比妥类药物，因 1 位取代基的存在，故不发生二级电离，最大吸收峰仍位于 240nm。

硫代巴比妥类药物的紫外吸收光谱则不同，在酸性或碱性溶液中均有较明显的紫外吸收。在盐酸溶液（0.1mol/L）中，两个吸收峰分别在 287nm 和 238nm；在氢氧化钠溶液

(0.1mol/L)中，两个吸收峰分别移至 304nm 和 255nm。另外，在 pH 13 的强碱性溶液中，硫代巴比妥类药物在 255nm 处的吸收峰消失，只存在 304nm 处的吸收峰（图 11-1)。

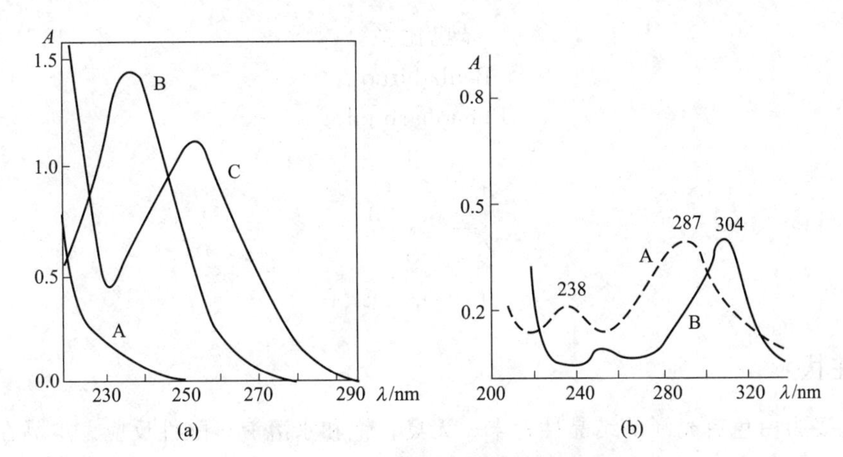

图 11-1 巴比妥类药物的紫外吸收光谱

(a) 巴比妥类药物的紫外吸收光谱［A—pH2（H_2SO_4 溶液）；B—pH10（NaOH 溶液）；C—pH13（NaOH 溶液）］

(b) 硫喷妥钠的紫外吸收光谱［A—HCl 溶液（0.1mol/L)；B—NaOH 溶液（0.1mol/L)］

三、巴比妥类药物的鉴别方法

1. 丙二酰脲类的鉴别反应

此反应为丙二酰脲基团的反应，为巴比妥类药物共有。

（1）银盐反应 在适宜的碱性下，与硝酸银试液反应生成白色难溶性二银盐沉淀。

（2）铜盐反应 在吡啶溶液中与铜盐反应，生成紫色或难溶性紫色物质；含硫巴比妥类药物显绿色。

2. 取代基的鉴别反应

（1）苯环的鉴别反应 如苯巴比妥，与亚硝酸钠-硫酸反应，显橙黄色，随即转橙红色；与甲醛-硫酸反应，接界面显玫瑰红色。

（2）不饱和烃取代基的鉴别反应 如司可巴比妥钠，与碘试液发生加成反应，使碘试液的棕黄色在几分钟内消失。

（3）硫元素的鉴别反应 如硫喷妥钠，在氢氧化钠试液中与铅离子反应，生成白色沉淀，加热后，沉淀转变为黑色硫化铅。

3. 红外光谱法

《中国药典》采用该法鉴别苯巴比妥及其钠盐、司可巴比妥钠、异戊巴比妥及其钠盐等。

4. 熔点测定法

对于钠盐类药物，往往先经酸化，分离出游离巴比妥类药物再测定熔点。

5. 显微结晶

巴比妥为长方形结晶；苯巴比妥在开始时呈球形，然后变成花瓣状结晶；巴比妥可与硫酸铜-吡啶试液反应，生成具有十字形的紫色结晶。

第二节 苯巴比妥的质量检验及其片剂的质量检验

苯巴比妥为 5-乙基-5-苯基-2,4,6（1*H*,3*H*,5*H*）-嘧啶三酮，是临床上常用的镇静催眠药、抗惊厥药。《中国药典》收载有苯巴比妥、苯巴比妥片等药物。苯巴比妥按干燥品计算，含 $C_{12}H_{12}N_2O_3$ 不得少于98.5%。

苯巴比妥

Benbabituo

Phenobarbital

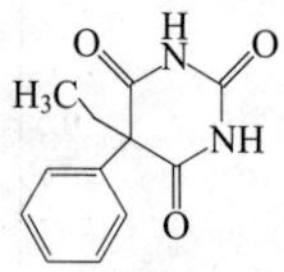

$C_{12}H_{12}N_2O_3$　232.24

一、性状

苯巴比妥为白色有光泽的结晶性粉末；无臭；饱和水溶液显酸性反应。本品在乙醇或乙醚中溶解，在三氯甲烷中略溶，在水中极微溶解；在氢氧化钠或碳酸钠溶液中溶解。本品的熔点为174.5～178℃。

二、鉴别

1. 苯环的鉴别试验

原理　苯巴比妥有苯取代基，因此显示苯环的特征反应，可以和亚硝酸钠-硫酸、甲醛-硫酸反应显色，进行鉴别。

鉴别方法　(1) 取本品约10mg，加硫酸2滴与亚硝酸钠约5mg，混合，即显橙黄色，随即转橙红色。

(2) 取本品约50mg，置试管中，加甲醛试液1ml，加热煮沸，冷却，沿管壁缓缓加硫酸0.5ml，使成两液层，置水浴中加热，接界面显玫瑰红色。

苯巴比妥片的鉴别方法：取本品的细粉适量（约相当于苯巴比妥0.1g），加无水乙醇10ml，充分振摇，滤过，滤液置水浴上蒸干，残渣照苯巴比妥项下的鉴别（1）项试验，显相同的反应。

2. 红外光谱法

原理　红外吸收光谱是由分子振动、转动能级的跃迁所引起，它比紫外吸收光谱的专属性好。

鉴别方法　取本品，按红外分光光度法测定本品的红外光吸收图谱，并与《药品红外光谱集》227号图谱对比，应符合规定。苯巴比妥的红外光谱图见图11-2。

3. 丙二酰脲类的鉴别反应

“丙二酰脲类的鉴别反应”为巴比妥类药物所共有，在《中国药典》四部“一般鉴别试验”（通则0301）项下收载，包括银盐反应和铜盐反应。

(1) 银盐反应　在碳酸钠溶液中，苯巴比妥药物生成钠盐而溶解，与硝酸银试液反应，首先生成可溶性的一银盐，继续加入过量的硝酸银试液，则生成难溶性的二银盐沉淀。此反应也可以用于苯巴比妥钠、司可巴比妥、异戊巴比妥、异戊巴比妥钠。

鉴别方法　取供试品约0.1g，加碳酸钠试液1ml与水10ml，振摇2min，滤过，滤液中逐滴加入硝酸银试液，即生成白色沉淀，振摇，沉淀即溶解；继续滴加过量的硝酸银试液，沉淀不再溶解。

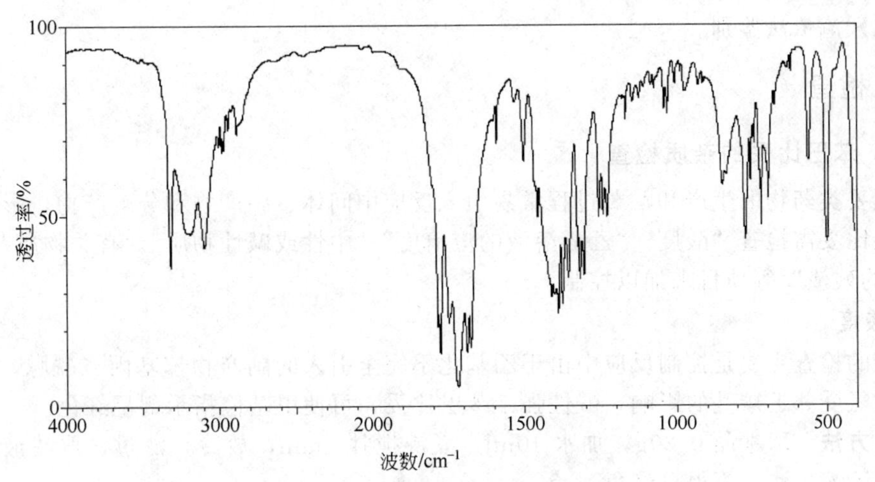

图 11-2　苯巴比妥的红外光谱图

$+AgNO_3+Na_2CO_3 \longrightarrow$ $+NaHCO_3+NaNO_3$

可溶性一银盐

$+AgNO_3 \longrightarrow$ $\downarrow +NaNO_3$

白色二银盐沉淀

（2）铜盐反应　苯巴比妥在吡啶溶液中与铜吡啶试液反应，可形成具有特征颜色的配合物，显紫堇色或紫色。此反应也可以用于苯巴比妥钠、司可巴比妥、异戊巴比妥、异戊巴比妥钠的鉴别。含硫巴比妥类药物则呈绿色。

$+H^+$

2 $+ CuSO_4 \rightleftharpoons$ $^{2+}$ $+ SO_4^{2-}$

2 $+$ $\longrightarrow$

R^1 为乙基；R^2 为苯基

鉴别方法　取供试品约 50mg，加吡啶溶液（1→10）5ml，溶解后，加铜吡啶试液 1ml，即显紫色或生成紫色沉淀。

注意事项　苯巴比妥片进行丙二酰脲类的鉴别反应，需要先用无水乙醇提取后，与辅料分离，取残渣依法鉴别。

三、检查

(一) 苯巴比妥的杂质检查

巴比妥类药物的生产和贮藏过程常易引入反应中间体、副产物和分解产物，影响药物质量。苯巴比妥需检查“酸度”“乙醇溶液的澄清度”“中性或碱性物质”“有关物质”“干燥失重”“炽灼残渣”等项目来加以控制。

1. 酸度

酸度的检查主要是控制反应中由于乙基化不完全引入的副产物苯基丙二酰脲，由于其5位碳上的氢受邻近羰基的影响，酸性强于苯巴比妥，可使甲基橙指示剂呈红色。

检查方法　取本品0.20g，加水10ml，煮沸搅拌1min，放冷，滤过，取滤液5ml，加甲基橙指示液1滴，不得显红色。

2. 乙醇溶液的澄清度

苯巴比妥可溶于乙醇，而苯巴比妥酸等杂质的溶解度小于苯巴比妥，利用此项检查可加以控制。

检查方法　取本品1.0g，加乙醇5ml，加热回流3min，溶液应澄清。

3. 中性或碱性物质

此类杂质主要为中间体及分解产生的酰胺、酰脲等杂质，利用其不溶于氢氧化钠而溶于乙醚的特点，采用提取重量法测定杂质含量。

检查方法　取本品1.0g，置分液漏斗中，加氢氧化钠试液10ml溶解后，加水5ml与乙醚25ml，振摇1min，分取醚层，用水振摇洗涤3次，每次5ml，取醚液经干燥滤纸滤过，滤液置105℃恒重的蒸发皿中，蒸干，在105℃干燥1h，遗留残渣不得过3mg。

4. 有关物质

取本品，加流动相溶解并稀释制成每1ml中含1mg的溶液，作为供试品溶液；精密量取1ml，置200ml量瓶中，用流动相稀释至刻度，摇匀，作为对照溶液。照高效液相色谱法（通则0512）试验，用辛基硅烷键合硅胶为填充剂；以乙腈-水（25∶75）为流动相，检测波长为220nm；理论板数按苯巴比妥峰计算不低于2500，苯巴比妥峰与相邻杂质峰间的分离度应符合要求。精密量取对照溶液与供试品溶液各5μl，分别注入液相色谱仪，记录色谱图至主成分峰保留时间的3倍。供试品溶液色谱图中如有杂质峰，单个杂质峰面积不得大于对照溶液主峰面积（0.5%），各杂质峰面积的和不得大于对照溶液主峰面积的2倍（1.0%）。

(二) 苯巴比妥片的杂质检查

苯巴比妥片检查“有关物质”“含量均匀度”“溶出度”等项目及符合片剂的质量要求。

1. 有关物质

取本品细粉适量，加流动相溶解并稀释制成每1ml中含苯巴比妥1mg的溶液，滤过，取续滤液作为供试品溶液；精密量取1ml，置200ml量瓶中，用流动相稀释至刻度，摇匀，作为对照溶液。照高效液相色谱法（通则0512）试验，用辛烷基硅烷键合硅胶为填充剂；以乙腈-水（25∶75）为流动相，检测波长为220nm；理论板数按苯巴比妥峰计算不低于2500，苯巴比妥峰与相邻杂质峰间的分离度应符合要求。精密量取对照溶液与供试品溶液各5μl，分别注入液相色谱仪，记录色谱图至主成分峰保留时间的3倍。供试品溶液色谱图中如有杂质峰，单个杂质峰面积不得大于对照溶液主峰面积（0.5%），各杂质峰面积的和不得大于对照溶液主峰面积的 2 倍（1.0%）。

2. 含量均匀度

取苯巴比妥片 1 片，置 50ml（30mg 规格）或 25ml（15mg 规格）量瓶中，加流动相适量，照含量测定项下的方法，自“超声处理 20min”起，依法测定，应符合规定。

3. 溶出度

取本品，照溶出度与释放度测定法（通则 0931 第二法），以水 900ml 为溶出介质，转速为每分钟 50 转，依法操作，经 45min 时，取溶液滤过，精密量取续滤液适量，加硼酸氯化钾缓冲液（pH 9.6）定量稀释制成每 1ml 中约含 5μg 的溶液，摇匀；另取苯巴比妥对照品，精密称定，加上述缓冲液溶解并定量稀释制成每 1ml 中含 5μg 的溶液。取上述两种溶液，照紫外-可见分光光度法（通则 0401），在 240nm 的波长处分别测定吸光度，计算每片的溶出量。限度为标示量的 75%，应符合规定。

四、含量测定

1. 苯巴比妥的含量测定

《中国药典》采用银量法测定本品含量。在适宜的碱性溶液中，巴比妥药物可与银离子定量结合成银盐。反应方程与鉴别项下相同。在滴定过程中，药物首先形成可溶性的一银盐，当被测定的药物全部生成一银盐后，稍过量的银离子就与药物形成难溶性的二银盐，溶液此时变混浊，指示滴定终点。

本法操作简便，且巴比妥类药物的分解产物和可能存在的相关杂质不与硝酸银反应，专属性较强。但实验温度的变化对反应影响较大，而且以二银盐的混浊指示终点的到达难以观察准确，目前本法采用甲醇和 3% 的无水碳酸钠溶液作为溶剂，并采用银-玻璃电极系统电位法指示终点。

测定方法　取本品约 0.2g，精密称定，加甲醇 40ml 使溶解，再加新制的 3% 无水碳酸钠溶液 15ml，照电位滴定法（通则 0701），用硝酸银滴定液（0.1mol/L）滴定。每 1ml 硝酸银滴定液（0.1mol/L）相当于 23.22mg 的 $C_{12}H_{12}N_2O_3$。

知识链接：电位滴定法

（1）滴定法　将盛有供试品溶液的烧杯置电磁搅拌器上，浸入电极，搅拌，并自滴定管中分次滴加滴定液；开始时可每次加入较多的量，搅拌，记录电位；至将近终点前，则应每次加入少量，搅拌，记录电位；至突跃点已过，仍应继续滴加几次滴定液，并记录电位。

（2）滴定终点的确定　用坐标纸以电位（E）为纵坐标，以滴定液体积（V）为横坐标，绘制 E-V 曲线，以此曲线的陡然上升或下降部分的中心为滴定终点。或以 $\Delta E/\Delta V$（即相邻两次的电位差和加入滴定液的体积差之比）为纵坐标，以滴定液体积（V）为横坐标，绘制（$\Delta E/\Delta V$）-V 曲线，与 $\Delta E/\Delta V$ 的极大值对应的体积即为滴定终点。也可采用二阶导数确定终点。根据求得的 $\Delta E/\Delta V$ 值，计算相邻数值间的差值，即为 $\Delta^2 E/\Delta V^2$，绘制（$\Delta^2 E/\Delta V^2$）-V 曲线，曲线过零时的体积即为滴定终点。

注意事项

① 实验使用的无水碳酸钠溶液需临用时新鲜配制，因为碳酸钠会吸收空气中的 CO_2，产生 $NaHCO_3$，使含量下降。

② 银电极在使用间需要用稀硝酸浸洗 1～2min，再用水冲洗干净后使用。

2. 苯巴比妥片的含量测定

《中国药典》采用高效液相色谱法测定苯巴比妥片的含量。

色谱条件与系统适用性试验　用辛基硅烷键合硅胶为填充剂；以乙腈-水（30∶70）为流动相；检测波长为 220nm。理论板数按苯巴比妥峰计算不低于 2000，苯巴比妥与相邻色谱峰的分离度应符合要求。

测定法 取本品20片，精密称定，研细，精密称取适量（约相当于苯巴比妥30mg），置50ml量瓶中，加流动相适量，超声处理20min使苯巴比妥溶解，放冷，用流动相稀释至刻度，摇匀，滤过。精密量取续滤液1ml，置10ml量瓶中，用流动相稀释至刻度，摇匀，作为供试品溶液。精密量取10μl注入液相色谱仪，记录色谱图。另取苯巴比妥对照品，精密称定，加流动相溶解并定量稀释制成每1ml中约含苯巴比妥60μg的溶液，同法测定。按外标法以峰面积计算，即得。

【实例11-1】 苯巴比妥的含量测定

取本品，按《中国药典》测定含量，实验数据如下：

苯巴比妥供试品的取样量为0.2011g，硝酸银滴定液浓度为0.1025mol/L，供试品消耗滴定液体积为8.43ml。

结果计算：

$$\text{苯巴比妥}(\%)=\frac{FTV}{W}\times100\%=\frac{\frac{0.1025}{0.1}\times23.22\times8.43}{0.2011\times10^3}\times100\%=99.77\%$$

答：本品含$C_{12}H_{12}N_2O_3$为99.77%。

课堂思考

采用银量法测定苯巴比妥的含量，操作上应注意什么？

第三节 司可巴比妥钠及其胶囊的质量检验

司可巴比妥钠为5-（1-甲基丁基）-5-（2-丙烯基）-2,4,6-（1*H*，3*H*，5*H*）-嘧啶三酮的钠盐，是临床上的催眠药。《中国药典》收载有司可巴比妥钠、司可巴比妥钠胶囊等药物。司可巴比妥钠含$C_{12}H_{17}N_2NaO_3$不得少于98.5%。

司可巴比妥钠

Sikebabituona

Secobarbital Sodium

$C_{12}H_{17}N_2NaO_3$ 260.27

一、性状

司可巴比妥钠为白色粉末；无臭；有引湿性。本品在水中极易溶解，在乙醇中溶解，在乙醚中不溶。

二、鉴别

1. 熔点测定

原理 司可巴比妥钠易溶于水，加酸，加热，放冷后析出司可巴比妥结晶，滤过，结晶在 70℃干燥后，熔点约为 97℃。《中国药典》用此法对司可巴比妥钠进行鉴别。

鉴别方法　取本品 1g，加水 100ml 溶解后，加稀乙酸 5ml 强力搅拌，再加水 200ml，加热煮沸使溶解成澄清溶液（液面无油状物），放冷，静置待析出结晶，滤过，结晶在 70℃干燥后，依法测定（通则 0612 第一法），熔点约为 97℃。

2. 不饱和烃取代基的鉴别实验

原理　司可巴比妥钠 5 位具有丙烯基不饱和双键，可与氧化试剂 I_2 发生反应（加成反应），使 I_2 所显示出来的棕黄色消失。

NaO, H, N, O, N, O, CH_2, CH_3, CH_3　$+I_2$ ⟶　NaO, H, N, O, N, O, I, I, CH_3, CH_3

鉴别方法　取供试品 0.1g，加水 10ml 溶解后，加碘试液 2ml，所显棕黄色在 5min 内消失。

3. 红外光谱法

本品的红外光吸收图谱应与对照的图谱（光谱集 137 图）一致。司可巴比妥钠的红外光谱图见图 11-3。

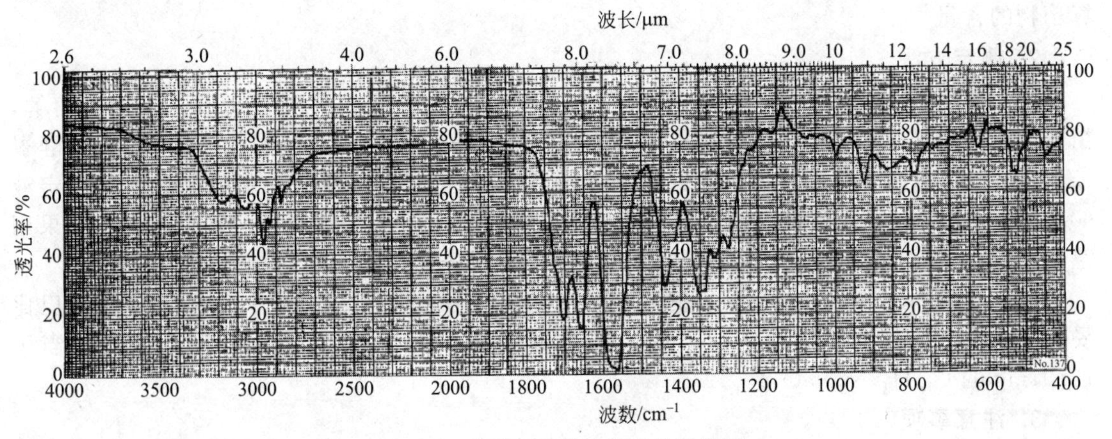

图 11-3　司可巴比妥钠的红外光谱图

4. 丙二酰脲类的鉴别反应

司可巴比妥钠及其胶囊显银盐反应和铜盐反应。

5. 钠盐的鉴别反应

司可巴比妥钠胶囊的内容物炽灼后，残渣显钠盐的鉴别反应。

三、检查

司可巴比妥钠需检查“溶液的澄清度”“中性或碱性物质”“干燥失重”及“重金属”等项目。司可巴比妥钠胶囊应符合胶囊剂项下有关的各项规定（通则 0103）。

1. 溶液的澄清度

司可巴比妥钠极易溶于水，水溶液应澄清，实验使用新煮沸过的冷水，以防与二氧化碳反应，导致司可巴比妥析出（司可巴比妥比碳酸的酸性更弱）。

检查方法　取本品 1.0g，加水 10ml 溶解后，溶液应澄清。

2. 中性或碱性物质

此类杂质主要为中间体及分解产生的酰胺、酰脲等杂质，利用其不溶于氢氧化钠而溶于乙醚的特点，采用提取重量法测定杂质限量。照苯巴比妥项下的方法检查，应符合规定。

检查方法　取本品1.0g，置分液漏斗中，加氢氧化钠试液10ml溶解后，加水5ml与乙醚25ml，振摇1min，分取醚层，用水振摇洗涤3次，每次5ml，取醚液经干燥滤纸滤过，滤液置105℃恒重的蒸发皿中，蒸干，在105℃干燥1h，遗留残渣不得过3mg。

四、含量测定

1. 原理

司可巴比妥钠5位取代基含有双键，可利用其与溴定量地发生加成反应，故可采用溴量法进行测定。

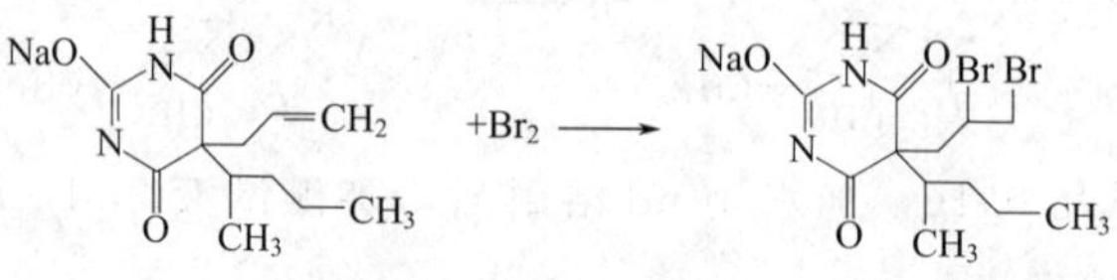

$$Br_2 + 2KI \longrightarrow 2KBr + I_2$$

$$I_2 + 2Na_2S_2O_3 \longrightarrow 2NaI + Na_2S_4O_6$$

测定在适宜的酸性条件下进行，首先加入一定量的过量溴滴定液，反应完全后，用过量碘化钾与剩余的溴作用，生成等量的碘，用硫代硫酸钠回滴。通过实际消耗溴滴定液的量计算药物的含量。

2. 测定方法

（1）原料药　取本品约0.1g，精密称定，置250ml碘瓶中，加水10ml，振摇使溶解，精密加溴滴定液（0.05mol/L）25ml，再加盐酸5ml，立即密塞并振摇1min，在暗处静置15min后，注意微开瓶塞，加碘化钾试液10ml，立即密塞，摇匀后，用硫代硫酸钠滴定液（0.1mol/L）滴定，至近终点时，加淀粉指示液，继续滴定至蓝色消失，并将滴定的结果用空白试验校正。每1ml溴滴定液（0.05mol/L）相当于13.01mg的$C_{12}H_{17}N_2NaO_3$。

（2）胶囊剂　取装量差异项下的内容物，混合均匀，精密称取适量（约相当于司可巴比妥钠0.1g），照司可巴比妥钠项下的方法测定。每1ml溴滴定液（0.05mol/L）相当于13.01mg的$C_{12}H_{17}N_2NaO_3$。

3. 注意事项

① 实际工作中，由于溴容易挥发，而且具有较强的腐蚀性，影响滴定液浓度的准确性，故不直接采用溴配制滴定液，而用定量的溴酸钾和过量的溴化钾混合配制滴定液。二者反应生成新生态的溴，再与被测物质作用。

② 测定时要求在相同条件下做空白实验，以消除滴定过程中仪器、试剂及溴挥发等引入的误差。

③ 由于根据空白回滴与供试品回滴所消耗的硫代硫酸钠滴定液之差计算司可巴比妥钠的含量，故溴滴定液的浓度并不需要准确测定。

④ 每1ml溴滴定液（0.05mol/L）相当于13.01mg的$C_{12}H_{17}N_2NaO_3$。这里的溴滴定液（0.05mol/L）是指以Br_2计。

【实例11-2】　司可巴比妥钠胶囊含量测定

精密称取本品（规格0.1g，20粒胶囊内容物重2.7506g）内容物0.1385g，置250ml碘瓶中，加水10ml，振摇使溶解，精密加溴滴定液（0.05mol/L）25ml，再加盐酸5ml，立即密塞并振摇1min，在暗处静置15min后，注意微开瓶塞，加碘化钾试液10ml，立即密塞，摇匀后，用硫代硫酸钠滴定液（0.09940mol/L）滴定，至近终点时，加淀粉指示液，继续滴定至蓝色消失，并将滴定的结果用空白试验校正。样品消耗硫代硫酸钠滴定液

(0.09940mol/L) 17.05ml，空白试验消耗 25.22ml，每 1ml 溴滴定液 (0.05mol/L) 相当于 13.01mg 的 $C_{12}H_{17}N_2NaO_3$。

结果计算：

$$司可巴比妥钠标示量(\%)=\frac{\frac{FT(V_0-V)}{W}\times 平均装量}{标示量}\times 100\%$$

$$=\frac{\frac{\frac{0.09940}{0.1}\times 13.01\times(25.22-17.05)}{0.1385\times 10^3}\times\frac{2.7506}{20}}{0.1}\times 100\%=104.91\%$$

结论：本品含司可巴比妥钠为标示量的 104.91%。

课堂思考

采用溴量法测定司可巴比妥钠的含量，空白试验如何操作？操作上应注意什么？

思考与训练

习题

PPT 课件

第十二章　杂环类药物分析

夹杂有非碳原子的环状有机化合物称为杂环化合物，非碳元素原子称为杂原子，一般为氧、氮和硫等。杂原子以及环上的取代基的性质是本类药物质量分析的依据。

第一节　药物的分类、结构及理化性质

根据杂原子的种类和数目、环的元素和环数的不同，可将杂环类药物分为许多不同的大类，如呋喃类、吡啶类、哌啶类、喹啉类、嘌呤类、托烷类、吩噻嗪类（即苯并噻嗪类）、苯并二氮杂䓬类等。《中国药典》收载的本类药物有异烟肼、尼可刹米、碘解磷定、盐酸氯丙嗪、盐酸异丙嗪、奋乃静、地西泮、艾司唑仑等。本章主要介绍吡啶类、吩噻嗪类及苯并二氮杂䓬类药物的分类、结构、理化性质及检验方法，重点讲述吡啶类中的异烟肼原料药、吩噻嗪类中的氯丙嗪原料药及其片剂和注射剂的质量分析。

一、吡啶类

（一）典型药物

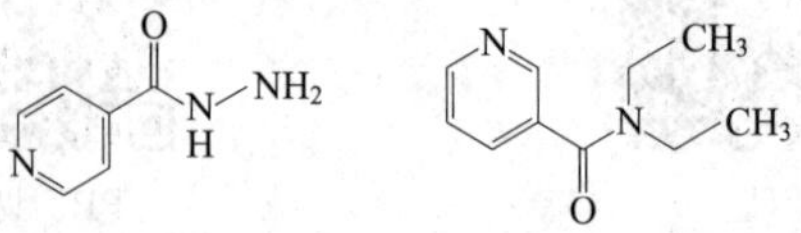

异烟肼　　尼可刹米

（二）理化性质

1. 溶解性

异烟肼在水中易溶，在乙醇中微溶，在乙醚中极微溶解；尼可刹米能与水、乙醇、三氯甲烷或乙醚任意混合。

2. 弱碱性

本类药物母核吡啶环上的氮原子为碱性原子，可用于定量分析。

3. 吡啶环的特性

本类药物结构中均含有吡啶环，能发生开环反应（特征反应），可用于定性和定量分析。

4. 酰肼基的特性

异烟肼吡啶环 β 位上的氢被酰肼基取代。酰肼基具有较强的还原性，能与某些羰基试剂发生缩合反应，可用于定性和定量分析。

5. 水解特性

尼克刹米中吡啶环 β 位上的氢被酰氨基取代，遇碱水解释放出二乙胺，具碱性，可用于定性分析。

6. 紫外吸收特性

本类药物的分子结构中均含有芳杂环，在紫外光区有特征吸收。

二、吩噻嗪类

(一) 典型药物

盐酸异丙嗪　　　　盐酸氯丙嗪

(二) 理化性质

1. 溶解性

盐酸异丙嗪在水中极易溶解，在乙醇或三氯甲烷中易溶，在丙酮或乙醚中几乎不溶；盐酸氯丙嗪在水、乙醇或三氯甲烷中易溶，在乙醚或苯中不溶。

2. 弱碱性

吩噻嗪类药物母核中的氮原子碱性极弱，10 位上的取代基烃胺（$—NR_2$）、哌嗪基及哌啶基具有一定的碱性，可用于定量分析。

3. 易氧化呈色

其硫氮杂蒽母核中的二价硫易被氧化，随取代基的不同而呈不同的颜色，可用于定性分析。

4. 与金属离子络合呈色

母核中未被氧化的硫原子，可与金属离子形成有色配位化合物，可用于定性、定量分析。

5. 紫外吸收特性

本类药物中的硫氮杂蒽母核为共轭三环的 π 系统，在紫外光区有吸收，可用于定性和定量分析。

三、苯并二氮杂䓬类

(一) 典型药物

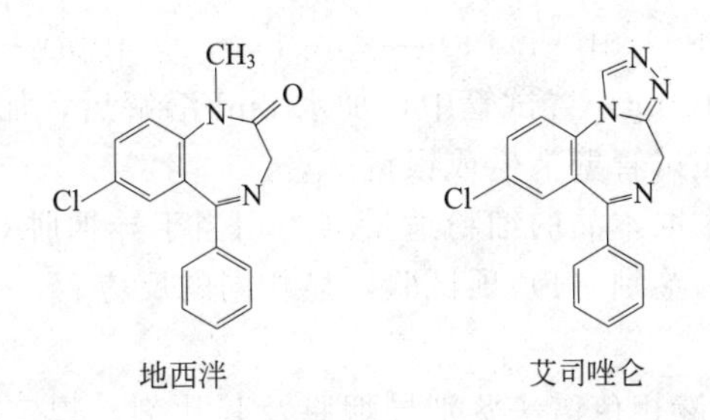

地西泮　　　　艾司唑仑

(二) 理化性质

1. 溶解性

地西泮在丙酮或三氯甲烷中易溶，在乙醇中溶解，在水中几乎不溶；艾司唑仑在醋酐或三氯甲烷中易溶，在甲醇中溶解，在乙酸乙酯或乙醇中略溶，在水中几乎不溶。

2. 弱碱性

本类药物结构中，二氮杂䓬七元环上的氮原子具有弱碱性，不过与苯基并合使其碱性降低，但仍可采用非水滴定法测定含量。

3. **水解性**

本类药物的环通常较稳定，但在强酸性溶液中可水解，形成相应的二苯甲酮衍生物。其水解产物所呈现的某些特性可供定性和定量分析。

4. **紫外吸收特性**

本类药物分子结构中有共轭体系，在紫外光区有吸收，可用于定性和定量分析。

第二节　异烟肼及其片剂的质量检验

异烟肼为4-吡啶甲酰肼，临床上为抗结核药。《中国药典》收载有异烟肼、异烟肼片和注射用异烟肼等药物。本节重点介绍异烟肼及其片剂的质量检验。

异烟肼

Yiyanjing

Isoniazid

$C_6H_7N_3O$　137.14

一、性状

异烟肼为无色结晶，白色或类白色的结晶性粉末；无臭；遇光渐变质。本品在水中易溶，在乙醇中微溶，在乙醚中极微溶解。熔点为170～173℃。

二、鉴别

1. **酰肼基团的反应：还原反应**

原理　异烟肼中的肼基有还原性，与氨制硝酸银试液作用，被氧化为氮气和异烟酸银，硝酸银被还原为黑色的金属银而使溶液变混浊，并在试管壁上生成银镜。反应式如下：

$$C_5H_4N\text{-}CONHNH_2 + AgNO_3 + H_2O \longrightarrow C_5H_4N\text{-}COOAg\downarrow + NH_2\text{—}NH_2 + HNO_3$$

$$NH_2\text{—}NH_2 + 4AgNO_3 \longrightarrow 4Ag\downarrow + N_2\uparrow + 4HNO_3$$

鉴别方法　取本品约10mg，置试管中，加水2ml溶解后，加氨制硝酸银试液1ml，即产生气泡与黑色混浊，并在试管壁上生成银镜。

异烟肼片的鉴别方法：取本品的细粉适量（约相当于异烟肼0.1g），加水10ml，振摇，滤过，滤液照异烟肼项下的鉴别（1）项试验，显相同的反应。

2. **高效液相色谱法**

《中国药典》采用高效液相色谱法鉴别异烟肼及其片剂，规定在含量测定项下记录的色谱图中，供试品溶液主峰的保留时间应与对照品溶液主峰的保留时间一致。

3. **红外吸收光谱法**

《中国药典》采用红外吸收光谱法鉴别异烟肼及其片剂。异烟肼的鉴别：本品的红外光吸收图谱应与对照的图谱（光谱集166图）一致。

异烟肼片的鉴别方法：取本品细粉适量（约相当于异烟肼50mg），加乙醇10ml，研磨溶解，滤过，滤液蒸干，残渣经减压干燥，依法测定。本品的红外光吸收图谱应与对照的图谱（光谱集166图）一致。

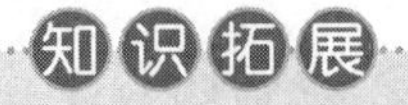

缩合反应鉴别酰肼基团

《中国药典》2005年版中利用异烟肼具有未被取代的酰肼基与香草醛缩合形成异烟腙，析出黄色结晶，可测定其熔点进行鉴别。反应式如下：

CONHNH$_2$（吡啶-4-基） + CHO（含 —OCH$_3$、OH 的苯环） $\xrightarrow[\triangle]{-H_2O}$ CONH—N═CH（吡啶-4-基与含 —OCH$_3$、OH 的苯环相连）

鉴别方法　取本品约0.1g，加水5ml溶解后，加10%香草醛的乙醇溶液1ml，摇匀，微热，放冷，即析出黄色结晶；滤过，用稀乙醇重结晶，在105℃干燥后，依法测定熔点，熔点为228～231℃，熔融同时分解。

三、检查

根据其合成工艺，异烟肼中可能引入未反应完全的原料以及制备过程中产生的中间体及副产物，在贮存过程中还可能产生水解产物，因此《中国药典》在异烟肼项下规定了“酸碱度”“溶液的澄清度与颜色”“游离肼”“有关物质”“干燥失重”“炽灼残渣”“重金属”“无菌”等检查项目。异烟肼片项下规定检查“游离肼”“有关物质”“溶出度”及其他（应符合片剂项下有关的各项规定）。

（一）异烟肼的杂质检查

1. 酸碱度

异烟肼为中性，可通过检查溶液的pH值来控制制备过程中引入的游离肼等碱性杂质。

检查方法　取本品0.50g，加水10ml使溶解，依法测定（通则0631），pH值应为6.0～8.0。

2. 溶液的澄清度和颜色

该项目系检查在制备过程中可能引入的不溶性副产物双异烟酰肼和氧化分解的有色杂质。

检查方法　取本品1.0g，加水10ml溶解后，溶液应澄清无色；如显混浊，与1号浊度标准液（通则0902第一法）比较，不得更浓；如显色，与同体积的对照液（取比色用重铬酸钾液3.0ml与比色用硫酸铜液0.10ml，加水稀释至250ml）比较，不得更深。

3. 游离肼

异烟肼结构不稳定，遇光渐变质，药物中的游离肼是由制备时原料引入或在贮存过程中降解产生。肼是一种诱变剂和致癌物质，国内、外药典多数要求对异烟肼原料及其片剂中的游离肼进行限量检查。

检查方法　取本品，加丙酮-水（1∶1）溶解并稀释制成每1ml中约含100mg的溶液，作为供试品溶液；另取硫酸肼对照品，加丙酮-水（1∶1）溶解并稀释制成每1ml中约含0.08mg（相当于游离肼20μg）的溶液，作为对照品溶液；取异烟肼与硫酸肼各适量，加丙酮-水（1∶1）溶解并稀释制成每1ml中分别含异烟肼100mg及硫酸肼0.08mg的混合溶液，作为系统适用性溶液。照薄层色谱法（通则0502）试验，吸取上述三种溶液各5μl，分别点于同一硅胶G薄层板上，以异丙醇-丙酮（3∶2）为展开剂，展开，晾干，喷以乙醇制对二甲氨基苯甲醛试液，15min后检视。系统适用性试验溶液所显游离肼与异烟肼的斑点应完全分离，游离肼的R_f值约为0.75，异烟肼的R_f值约为0.56。在供试品溶液主斑点前方与对照品溶液主斑点相应的位置上，不得显黄色斑点。

4. 有关物质

异烟肼结构不稳定，遇光渐变质产生各种降解物质。

检查方法 取本品，加水溶解并稀释制成每1ml中约含0.5mg的溶液，作为供试品溶液；精密量取1ml，置100ml量瓶中，用水稀释至刻度，摇匀，作为对照溶液。照含量测定项下的色谱条件，精密量取供试品溶液与对照溶液各10μl，分别注入液相色谱仪，记录色谱图至主成分峰保留时间的3.5倍。供试品溶液的色谱图中如有杂质峰，单个杂质峰面积不得大于对照溶液主峰面积的0.35倍（0.35%），各杂质峰面积的和不得大于对照溶液主峰面积（1.0%）。

5. 干燥失重

减失的重量包括水分及其他挥发性物质。

检查方法 取本品，在105℃干燥至恒重，减失重量不得过0.5%。

6. 炽灼残渣

检查异烟肼中的无机杂质。

检查方法 取本品1.0g，依法检查（通则0841），遗留残渣不得过0.1%。

注意事项 炽灼的温度为500～600℃。温度过高，重金属会挥发，从而使结果偏低并影响重金属的检查。

7. 重金属

生产过程中会引入重金属，重金属易在人体内积蓄中毒，影响健康。虽然异烟肼易溶于水，但由于重金属与药物有机结合，故选择“取炽灼残渣项下遗留的残渣”检查。

检查方法 取炽灼残渣项下遗留的残渣，依法检查（通则0821第二法），含重金属不得过百万分之十。

（二）异烟肼片的检查

1. 游离肼

游离肼由原料中带入，且生产过程中和贮存期间均会产生游离肼杂质。

检查方法 取本品细粉适量，加丙酮-水（1∶1）使异烟肼溶解并稀释制成每1ml中约含100mg的溶液，滤过，取续滤液作为供试品溶液。照异烟肼游离肼项下的方法测定。在供试品溶液主斑点前方与对照品溶液主斑点相应的位置上，不得显黄色斑点。

2. 有关物质

有关物质由原料中带入，且生产过程中和贮存期间均会产生。

检查方法 取本品细粉适量，加水使异烟肼溶解并稀释制成每1ml中约含0.5mg的溶液，滤过，取续滤液作为供试品溶液。精密量取供试品溶液1ml，置100ml量瓶中，用水稀释至刻度，摇匀，作为对照溶液。照异烟肼有关物质项下的方法测定。供试品溶液的色谱图中如有杂质峰，单个杂质峰面积不得大于对照溶液主峰面积的0.5倍（0.5%），各杂质峰面积的和不得大于对照溶液主峰面积（1.0%）。

3. 溶出度

该处是检查异烟肼在规定条件下从片剂溶出的速度和程度。

检查方法 取本品，照溶出度与释放度测定法（通则0931第一法），以水1000ml为溶出介质，转速为每分钟100转，依法操作，经30min时取样，取溶出液5ml，滤过，精密量取续滤液适量，用水定量稀释制成每1ml中含10～20μg的溶液，照紫外-可见分光光度法（通则0401），在263nm的波长处测定吸光度，按$C_6H_7N_3O$的吸收系数（$E_{1cm}^{1\%}$）为307算出每片的溶出量。限度为标示量的60%，应符合规定。

4. 其他

应符合片剂项下的有关规定。

四、含量测定

《中国药典》采用高效液相色谱法测定异烟肼及其片剂的含量，可分离有关物质及辅料，选择性测定异烟肼的含量。

(一) 异烟肼的含量测定

色谱条件与系统适用性试验　用十八烷基硅烷键合硅胶为填充剂；以 0.02mol/L 磷酸氢二钠溶液（用磷酸调 pH 值至 6.0）-甲醇（85∶15）为流动相；检测波长为 262nm。理论板数按异烟肼峰计算不低于 4000。

测定方法　取本品，精密称定，加水溶解并定量稀释制成每 1ml 中约含 0.1mg 的溶液，作为供试品溶液，精密量取 10μl 注入液相色谱仪，记录色谱图；另取异烟肼对照品适量，精密称定，加水溶解并定量稀释制成每 1ml 中约含 0.1mg 的溶液，同法测定。按外标法以峰面积计算，即得。

(二) 异烟肼片的含量测定

取本品 20 片，精密称定，研细，精密称取适量，加水使异烟肼溶解并定量稀释制成每 1ml 中约含异烟肼 0.1mg 的溶液，滤过，取续滤液作为供试品溶液，照异烟肼含量测定项下的方法测定，即得。

结果计算　按外标法以峰面积计算结果：

$$c_X = c_R \times \frac{A_X}{A_R}$$

式中，A_X 为供试品溶液的峰面积；A_R 为对照品溶液的峰面积；c_X 为供试品溶液的浓度，c_R 为对照品溶液的浓度。

【实例 12-1】　异烟肼的含量测定

本品的称取量为 0.1008g（干燥失重百分数为 0.2%），置 100ml 量瓶中，加水溶解并定量稀释至刻度，摇匀，精密量取 10μl 注入液相色谱仪，记录色谱图；另异烟肼对照品的称取量为 0.1011g，同法测定。按外标法以峰面积计算，即得。已知异烟肼的峰面积为 115420，异烟肼对照品的峰面积为 116738。按干燥品计算本品含量。

结果计算：

$$含量（\%）=\frac{c_X \times V}{W\times（1-干燥失重\%）}\times 100\% = \frac{c_R\times\frac{A_X}{A_R}\times V}{W\times（1-干燥失重\%）}\times 100\%$$

$$=\frac{0.1011\times\frac{115420}{116738}\times 100}{0.1008\times（1-0.2\%）}\times 100\% = 99.36\%$$

知识拓展

溴酸钾法测定异烟肼的含量

原理　异烟肼含有酰肼基，具还原性，在强酸性溶液中可被溴酸钾氧化为氮气和异烟酸，同时溴酸钾还原为溴化钾。微过量的溴酸钾可将粉红色的氧化还原指示剂甲基橙氧化褪色。反应式如下：

$$3\,(\text{4-吡啶-}CONHNH_2) + 2KBrO_3 \xrightarrow{HCl} 3\,(\text{4-吡啶-}COOH) + 3N_2\uparrow + 3H_2O + 2KBr$$

测定方法　取本品约 0.2g，精密称定，置 100ml 量瓶中，加水使溶解并稀释至刻度，摇匀；精密量取25ml，加水50ml、盐酸20ml与甲基橙指示液1滴，用溴酸钾滴定液（0.01667mol/L）缓缓滴定（温度保持在18～25℃）至粉红色消失，每1ml溴酸钾滴定液（0.01667mol/L）相当于3.429mg的$C_6H_7N_3O$。

结果计算　从反应式可知，溴酸钾滴定液（0.01667mol/L）与异烟肼的摩尔比为2∶3。

$$T=0.01667\times\frac{3}{2}\times137.14=3.429\text{mg}$$

本品应按干燥品计算含量，含量计算公式如下：

$$含量(\%)=\frac{F\times T\times V\times100}{W(1-干燥失重\%)\times25}\times100\%$$

式中，F为溴酸钾滴定液浓度校正因子；T为滴定度；V为消耗的溴酸钾滴定液的体积，ml；W为供试品取样量，g。

注意事项　(1) 本品取样范围为0.2×（1±10%）g。

(2) 供试液中含适量盐酸是获得定量反应的基本条件，稀释度对指示剂的反应速度有影响，应严格按药典规定条件操作。

(3) 甲基橙指示剂是不可逆氧化还原指示剂（即褪色不可逆），滴定应在18～25℃温度下，充分振摇，以免因滴定剂局部过浓而引起指示剂提前褪色。实验时，可补加1滴指示剂以验证终点是否真正到达。

(4) 平行测定两份并计算本品含量，两次平行测定结果的相对偏差不得超过0.2%，取其算术平均值为测定结果。

【实例12-2】　异烟肼的含量测定

方法：称取异烟肼供试品（干燥失重为0.2%）0.2040g，配成100ml溶液，精密量取25ml，依法测定，消耗溴酸钾滴定液（0.01669mol/L）14.80ml。

结果计算：

$$含量(\%)=\frac{FTV}{W}\times100\%=\frac{0.01669\times3.429\times14.80\times100}{0.01667\times25\times0.2040\times10^3\times(1-0.2\%)}\times100\%=99.82\%$$

课堂思考

1. 检查异烟肼中的游离肼时，如何自制硅胶G薄层板？试计算异烟肼中游离肼的限度。
2. 用高效液相色谱法测定异烟肼片的含量时，为什么要取续滤液注入液相色谱仪测定？

第三节　盐酸氯丙嗪及其片剂、注射剂的质量检验

盐酸氯丙嗪为N,N-二甲基-2-氯-10H-吩噻嗪-10-丙胺盐酸盐，为抗精神病药。《中国药典》收载有盐酸氯丙嗪、盐酸氯丙嗪片和盐酸氯丙嗪注射液等药物。

盐酸氯丙嗪

Yansuan Lübingqin

Chlorpromazine Hydrochloride

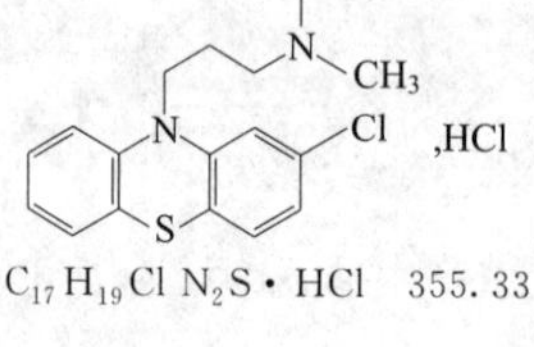

$C_{17}H_{19}ClN_2S\cdot HCl$　355.33

一、性状

盐酸氯丙嗪为白色或乳白色结晶性粉末；有微臭，有引湿性；遇光渐变色；水溶液显酸性反应。本品在水、乙醇或三氯甲烷中易溶，在乙醚或苯中不溶。熔点为194～198℃。

二、鉴别

1. 氧化显色反应

原理　分子结构中有苯并噻嗪母环，易被氧化剂氧化呈色。加硝酸后可能形成自由基或醌式结构而显红色，渐变淡黄色。其可能的反应过程和反应产物极其复杂，很难用化学反应式表达。

鉴别方法　取本品约10mg，加水1ml溶解后，加硝酸5滴即显红色，渐变淡黄色。盐酸氯丙嗪片鉴别方法：取本品，除去包衣，研细，称取细粉适量（约相当于盐酸氯丙嗪50mg），加水5ml，振摇使盐酸氯丙嗪溶解，滤过；滤液照盐酸氯丙嗪项下的鉴别试验，显相同的反应。

盐酸氯丙嗪注射液鉴别方法：取本品适量（约相当于盐酸氯丙嗪10mg），照盐酸氯丙嗪项下的鉴别试验，显相同的反应。

2. 紫外分光光度法

原理　盐酸氯丙嗪具有三环共轭的π系统，有较强的紫外吸收，最强峰在254nm附近。本品10位上的取代基为二甲胺，在254nm和306nm有最大吸收。紫外吸收光谱见图12-1。

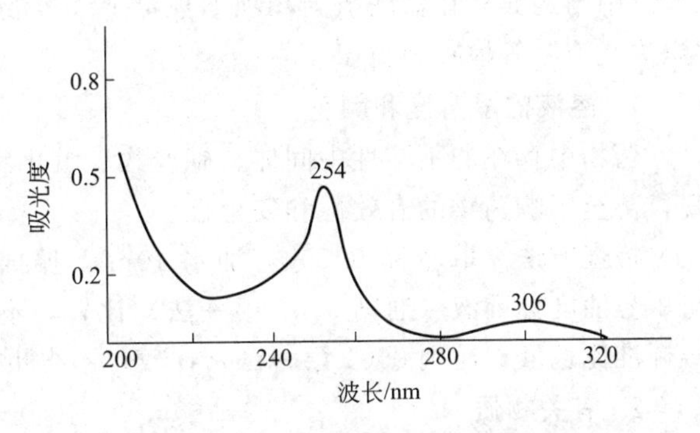

图12-1　盐酸氯丙嗪的紫外吸收图谱

鉴别方法　取本品，加盐酸溶液（9→1000）制成每1ml中含5μg的溶液，照紫外—可见分光光度法（通则0401）测定，在254nm与306nm的波长处有最大吸收，在254nm的波长处吸光度约为0.46。

盐酸氯丙嗪注射液鉴别方法：取含量测定项下的溶液，照盐酸氯丙嗪项下的鉴别试验，显相同的结果。

3. 红外分光光度法

《中国药典》采用红外吸收光谱法鉴别盐酸氯丙嗪。

鉴别方法　取本品，按红外分光光度法测定本品的红外光吸收图谱，并与《药品红外光谱集》391号图谱对比，应一致。

4. 氯化物的鉴别反应

本品为盐酸盐，其水溶液应显氯化物的鉴别反应。

鉴别方法　本品的水溶液显氯化物鉴别（1）的反应（通则0301）。

氯化物鉴别（1）的方法：取供试品溶液，加稀硝酸使成酸性后，滴加硝酸银试液，即生成白色凝乳状沉淀；分离，沉淀加氨试液即溶解，再加稀硝酸酸化后，沉淀复生成。反应式如下：

$$Cl^- + Ag^+ \xrightarrow{HNO_3} AgCl\downarrow$$

$$AgCl + 2NH_3 \cdot H_2O \longrightarrow [Ag(NH_3)_2]^+ + Cl^- + 2H_2O$$

$$[Ag(NH_3)_2]^+ + 2H^+ \longrightarrow AgCl\downarrow + 2NH_4^+$$

盐酸氯丙嗪片鉴别方法：取本品，除去包衣，研细，称取细粉适量（约相当于盐酸氯丙嗪50mg），加水5ml，振摇使盐酸氯丙嗪溶解，滤过；滤液照盐酸氯丙嗪项下的鉴别（1）、（4）项试验，显相同的反应。

三、检查

盐酸氯丙嗪的制备是以邻氯苯甲酸氯苯胺为原料，进行Ullmann反应，制得2-羧基-3′-氯-二苯胺；于高温脱羧后，与硫熔融，环合成2-氯吩噻嗪，再与1-氯-3-二甲氨基丙烷缩合，生成的氯丙嗪制成盐酸盐，即得本品。

根据其合成工艺，制备盐酸氯丙嗪可能引入多种有机杂质，这些杂质可能为中间体，如间氯二苯胺与主环氯吩噻嗪以及二者中所带的杂质；也可能为多种其他烷基化吩噻嗪的副产物，如2-氯-10-（3-甲基氨基丙基）-吩噻嗪等。同时，盐酸氯丙嗪不太稳定，易氧化，在贮藏过程中也可能引入氧化和分解产物。

（一）盐酸氯丙嗪的杂质检查

《中国药典》在盐酸氯丙嗪项下规定了“溶液的澄清度与颜色”“有关物质”“干燥失重”“炽灼残渣”等检查项目。

1. 溶液的澄清度和颜色

药物中存在的不溶性中间体、副产物、氧化和分解产物等杂质，影响药物的澄清度和外观，甚至影响药物的有效性和安全性。

检查方法 取本品0.50g，加水10ml，振摇使溶解后，溶液应澄清无色；如显混浊，与1号浊度标准液（通则0902第一法）比较，不得更浓；如显色，与黄色3号或黄绿色3号标准比色液（通则0901第一法）比较，不得更深，并不得显其他颜色。

2. 有关物质

在合成盐酸氯丙嗪过程中，可能引入少量与本品有密切关系的原料、中间体、分解产物或氧化产物等特殊杂质，这些特殊杂质的化学结构往往与主药相似，但不甚明确或虽结构已知，但难以获得标准品。

检查方法 避光操作。取本品20mg，置50ml量瓶中，加流动相溶解并稀释至刻度，摇匀，作为供试品溶液；精密量取适量，加流动相定量稀释制成每1ml中含2μg的溶液，作为对照溶液。照高效液相色谱法（通则0512）试验，以辛基硅烷键合硅胶为填充剂；以乙腈-0.5%三氟乙酸（用四甲基乙二胺调节pH至5.3）（50∶50）为流动相；检测波长为254nm。精密量取对照溶液和供试品溶液各10μl，分别注入液相色谱仪，记录色谱图至主成分峰保留时间的4倍。供试品溶液的色谱图中如有杂质峰，单个杂质峰面积不得大于对照溶液主峰面积（0.5%），各杂质峰面积的和不得大于对照溶液主峰面积的2倍（1.0%）。

3. 干燥失重

本品有引湿性。检查药物在规定条件下干燥后减失的重量，主要控制药物中的水分。

检查方法 取本品，在105℃干燥至恒重，减失重量不得过0.5%（通则0831）。

4. 炽灼残渣

不得过0.1%（通则0841）。

（二）盐酸氯丙嗪片的检查

盐酸氯丙嗪片项下规定检查“有关物质”、“溶出度”及其他（应符合片剂项下有关的各项规定）。

1. 有关物质

生产制剂时，所用的原料在投料前均为检验合格才投料，故制剂一般没必要重复检验原料药的项目。但由于盐酸氯丙嗪不太稳定，在制剂生产过程中易氧化引入特殊杂质，故片剂中仍需检查有关物质。

检查方法　避光操作。取本品细粉适量（约相当于盐酸氯丙嗪20mg），置50ml量瓶中，加流动相使盐酸氯丙嗪溶解并稀释至刻度，摇匀，滤过，取续滤液作为供试品溶液；精密量取适量，加流动相定量稀释制成每1ml中含2μg的溶液，作为对照溶液。照盐酸氯丙嗪有关物质项下的方法测定，供试品溶液的色谱图中如有杂质峰，单个杂质峰面积不得大于对照溶液主峰面积（0.5%）。

2. 溶出度

检查盐酸氯丙嗪在规定条件下从片剂溶出的速度和程度。

检查方法　避光操作。取本品，照溶出度与释放度测定法（通则0931第一法），以水1000ml为溶出介质，转速为每分钟100转，依法操作，经30min时取样，取溶出液10ml滤过，精密量取续滤液适量，用盐酸溶液（9→1000）定量稀释制成每1ml中含盐酸氯丙嗪5μg的溶液，摇匀，照紫外-可见分光光度法（通则0401），在254nm的波长处测定吸光度，按$C_{17}H_{19}ClN_2S \cdot HCl$的吸收系数（$E_{1cm}^{1\%}$）为915计算每片的溶出量。限度为标示量的70%，应符合规定。

3. 其他

应符合片剂项下有关的各项规定（通则0101）。

（三）盐酸氯丙嗪注射液的检查

盐酸氯丙嗪注射液项下规定检查“pH值”“有关物质”及其他（应符合注射剂项下有关的各项规定）。

1. pH值

pH值应为3.0～5.0（通则0631）。

2. 有关物质

由于盐酸氯丙嗪不太稳定，在制剂生产过程中易氧化引入特殊杂质，故注射液中仍需检查有关物质。

检查方法　避光操作。精密量取本品适量，用流动相稀释制成每1ml中含0.4mg的溶液，作为供试品溶液；精密量取适量，用流动相定量稀释制成每1ml中含2μg的溶液，作为对照溶液。照盐酸氯丙嗪有关物质项下的方法测定，供试品溶液的色谱图中如有杂质峰，大于对照溶液主峰面积（0.5%）且小于对照溶液主峰面10倍（5%）的杂质峰不得多于1个。其他单个杂质峰面积均不得大于对照溶液主峰面积（0.5%）。

3. 其他

应符合注射剂项下有关的各项规定（通则0102）。

四、含量测定

（一）盐酸氯丙嗪的含量测定

《中国药典》采用非水滴定法测定盐酸氯丙嗪的含量。

原理　盐酸氯丙嗪母核上氮原子碱性极弱，不能进行滴定。10位取代基上的烃胺$—N(CH_3)_2$显碱性，在非水介质醋酐中，用高氯酸滴定液（0.1mol/L）滴定。在滴定前加入一定量醋酸汞试液，以消除盐酸根的干扰。以B代表氯丙嗪，反应式如下：

$$2B \cdot HCl + Hg(Ac)_2 \longrightarrow 2B \cdot HAc + HgCl_2$$
$$B \cdot HAc + HClO_4 \longrightarrow B \cdot HClO_4 + HAc$$

测定方法　取本品约0.2g，精密称定，加冰醋酸10ml与醋酐30ml溶解后，照电位滴定法（通则0701），用高氯酸滴定液（0.1mol/L）滴定，并将滴定的结果用空白试验校正。每1ml高氯酸滴定液（0.1mol/L）相当于35.53mg的$C_{17}H_{19}ClN_2S \cdot HCl$。

结果计算　从反应式可知，高氯酸滴定液（0.1mol/L）与盐酸氯丙嗪的摩尔比为1∶1，$T=0.1\times355.33=35.53mg$。

$$含量(\%)=\frac{FT(V-V_0)}{W}\times100\%$$

式中，F为高氯酸滴定液浓度校正因子；T为滴定度；V为供试品试验消耗的高氯酸滴定液的体积，ml；V_0为空白试验消耗的高氯酸滴定液的体积，ml；W为供试品取样量，g。

注意事项　本品取样范围为$0.2\pm0.2\times10\%$(g)。本品$K_b<10^{-12}$，应用醋酐增强药物的碱性。

高氯酸滴定液的溶剂为冰醋酸，具挥发性，且膨胀系数较大，温度和贮藏条件都影响滴定液的浓度。若试验与标定高氯酸时的温度差不超过10℃，应将高氯酸滴定液的浓度加以校正；若温度超过10℃，则应重新标定。

空白试验不加供试品依法操作，记录终点消耗滴定液的体积为V_0。

平行测定两份并计算本品含量，两次平行结果的相对偏差不得超过0.2%，取其算术平均值为测定结果。

（二）盐酸氯丙嗪片的含量测定

盐酸氯丙嗪原料的含量测定采用非水溶液滴定法，但由于片剂含有的硬脂酸镁也会消耗高氯酸滴定液，为排除干扰，改用灵敏度较高、专属性较强的紫外-可见分光光度法。

操作方法　避光操作。取本品10片，除去包衣后，精密称定，研细，精密称取适量（约相当于盐酸氯丙嗪10mg），置100ml量瓶中，加盐酸溶液（9→1000）70ml，振摇使盐酸氯丙嗪溶解，用盐酸溶液（9→1000）稀释至刻度，摇匀，滤过，精密量取续滤液5ml，置100ml量瓶中，用盐酸溶液（9→1000）稀释至刻度，摇匀，照紫外-可见分光光度法（通则0401），在254nm波长处测定吸光度，按$C_{17}H_{19}ClN_2S \cdot HCl$的吸收系数（$E_{1cm}^{1\%}$）为915计算，即得。

结果计算

$$标示量(\%)=\frac{\frac{A\times1\%}{E_{1cm}^{1\%}\times L}\times D\times V}{W}\times\frac{\overline{W}}{标示量}\times100\%$$

式中，A为吸光度；D为稀释倍数；V为溶解供试品的体积，ml；$\overline{W}$为平均片重，g；$E_{1cm}^{1\%}$为百分吸收系数；L为吸收池厚度，cm；W为供试品取样量，g。

注意事项　（1）按下式计算片粉的取样范围：

$$取样量=\frac{主药规定量\times平均片重}{每片标示量}\times(1\pm10\%)$$

（2）不溶性辅料有干扰，需滤过消除辅料的干扰。本法采用干燥滤纸过滤，但初滤液浓度偏低，应量取续滤液进行分析。

（3）平行测定两份并计算本品含量，两次平行结果的相对偏差不得超过0.5%，取其算术平均值为测定结果。

（三）盐酸氯丙嗪注射液的含量测定

采用紫外-可见分光光度法测定盐酸氯丙嗪注射液的含量。

操作方法 避光操作。精密量取本品适量（约相当于盐酸氯丙嗪50mg），置200ml量瓶中，加盐酸溶液（9→1000）至刻度，摇匀；精密量取2ml，置100ml量瓶中，加盐酸溶液（9→1000）至刻度，摇匀，照紫外-可见分光光度法（通则0401），在254nm波长处测定吸光度，按$C_{17}H_{19}ClN_2S \cdot HCl$的吸收系数（$E_{1cm}^{1\%}$）为915计算，即得。

结果计算

$$\text{标示量}(\%)=\frac{\dfrac{A\times 1\%}{E_{1cm}^{1\%}\times L}\times D}{c_{\text{标示}}}\times 100\%$$

式中，A为吸光度；D为稀释倍数；$E_{1cm}^{1\%}$为百分吸收系数；L为吸收池厚度，cm；$c_{\text{标示}}$为注射剂的标示量，g/ml。

【实例12-3】 盐酸氯丙嗪的含量测定

取本品，按《中国药典》测定含量，实验数据如下：

称取本品0.2154g，加冰醋酸10ml与醋酐30ml溶解后，照电位滴定法，消耗高氯酸滴定液（0.09998mol/L）6.00ml，空白试验消耗0.02ml。每1ml高氯酸滴定液（0.1mol/L）相当于35.53mg的$C_{17}H_{19}ClN_2S \cdot HCl$。计算含量。

结果计算：

$$\text{含量}(\%)=\frac{F\times T\times (V-V_0)}{W}\times 100\%$$

$$=\frac{\dfrac{0.09998}{0.1}\times 35.53\times (6.00-0.02)}{0.2154\times 10^3}\times 100\%$$

$$=98.62\%$$

【实例12-4】 盐酸氯丙嗪注射液的含量测定

精密量取本品适量（约相当于盐酸氯丙嗪50mg），置200ml量瓶中，用盐酸溶液（9→1000）稀释至刻度，摇匀；精密量取2ml，置100ml量瓶中，用盐酸溶液（9→1000）稀释至刻度，摇匀，照紫外-可见分光光度法，在254nm的波长处测定吸光度，按$C_{17}H_{19}ClN_2S \cdot HCl$的吸收系数（$E_{1cm}^{1\%}$）为915计算，即得。

若供试品的规格为2ml：50mg，精密量取本品2ml，测得的吸光度为0.461，按标示量计算其含量。

结果计算：

$$\text{标示量}(\%)=\frac{A\times 1\%\times D}{E_{1cm}^{1\%}\times L\times C_{\text{标示}}}\times 100\%$$

$$=\frac{0.461\times 1\%\times \dfrac{200}{2}\times \dfrac{100}{2}\times 2}{915\times 1\times 50\times 10^{-3}}\times 100\%=100.76\%$$

课堂思考

1.《中国药典》规定盐酸氯丙嗪、盐酸氯丙嗪片和盐酸氯丙嗪注射液均要检查有关物质，限度要求是否一致？为什么？

2.《中国药典》采用非水滴定法测定盐酸氯丙嗪含量，但其片剂和注射液则采用紫外一可见分光光度法，为什么？

思考与训练

习题

PPT 课件

第十三章　生物碱类药物分析

生物碱为一类含氮的有机化合物，多数具有复杂的氮杂环结构，绝大多数存在于植物，但有的也存在于动物体内，大都具有特殊而显著的生理活性，已有数十种广泛应用于临床。治疗剂量与中毒剂量较接近，需要严格控制质量。

第一节　药物的结构分类及理化性质

一、苯烃胺类

（一）典型药物

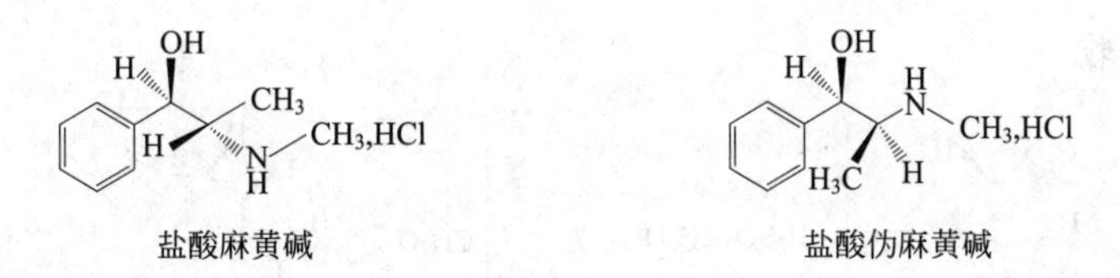

盐酸麻黄碱　　盐酸伪麻黄碱

（二）理化性质

1. **溶解性**

盐酸麻黄碱在水中易溶，在乙醇中溶解，在三氯甲烷或乙醚中不溶；盐酸伪麻黄碱在水中易溶，在乙醇中溶解，微溶于三氯甲烷。

2. **碱性**

苯烃胺类分子结构中所含氮原子为脂肪族仲氮，碱性较强，易与酸成盐。

3. **紫外吸收特性**

苯烃胺类具有芳环结构，在紫外光区有特征吸收。

4. **旋光性**

苯烃胺类侧链上具有手性碳原子，有旋光性。盐酸麻黄碱为左旋体，比旋度为－33°～－35°；盐酸伪麻黄碱为右旋体，比旋度为＋61.0°～＋62.5°。

二、托烷类

（一）典型药物

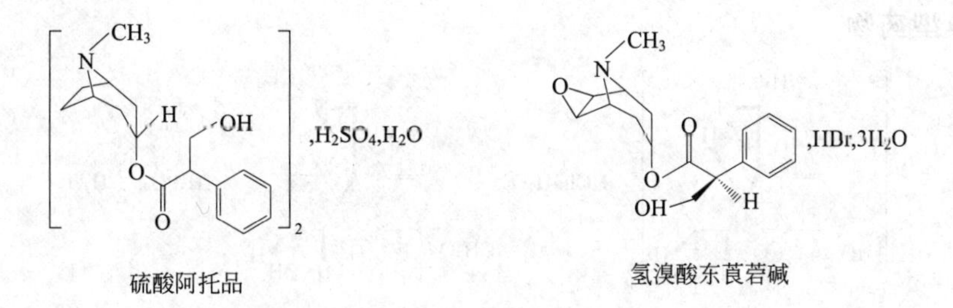

硫酸阿托品　　氢溴酸东莨菪碱

（二）理化性质

1. 溶解性

硫酸阿托品在水中极易溶解，在乙醇中易溶；氢溴酸东莨菪碱在水中易溶，乙醇中略溶，三氯甲烷中极微溶，乙醚中不溶。

2. 水解性

托烷类化合物大多数由莨菪烷衍生的氨基醇和不同的有机酸缩合而成，含有酯的结构，易于水解。

3. 碱性

氮原子位于五元酯环上，碱性较强，易与酸成盐。

4. 旋光性

硫酸阿托品为消旋体，无旋光性；氢溴酸东莨菪碱为左旋体，50mg/ml溶液的比旋度为－24°～－27°。

三、喹啉类

（一）典型药物

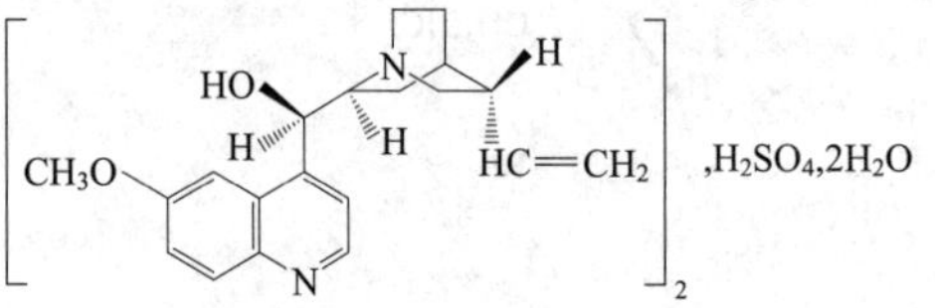

HO H N H H CH_3O N $HC=CH_2$ $_2$ $,H_2SO_4,2H_2O$

硫酸奎宁

H H N H HO CH_3O N $HC=CH_2$ $_2$ $,H_2SO_4,2H_2O$

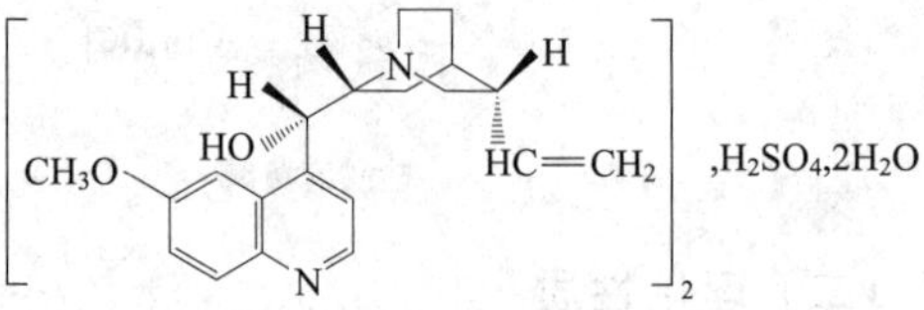

硫酸奎尼丁

（二）理化性质

1. 溶解性

硫酸奎宁在三氯甲烷-无水乙醇（2∶1）的混合液中易溶，在水、乙醇、三氯甲烷或乙醚中微溶；硫酸奎尼丁易溶于沸水或乙醇。

2. 碱性

硫酸奎宁及硫酸奎尼丁分子结构中具有喹啉环和喹核碱。喹啉环中氮原子为芳香氮，碱性较弱；喹核碱中氮原子为脂环氮，碱性较强。

3. 旋光性

硫酸奎宁为左旋体，比旋度为－237°～－244°；硫酸奎尼丁为右旋体，比旋度为＋275°～＋290°。

四、异喹啉类

（一）典型药物

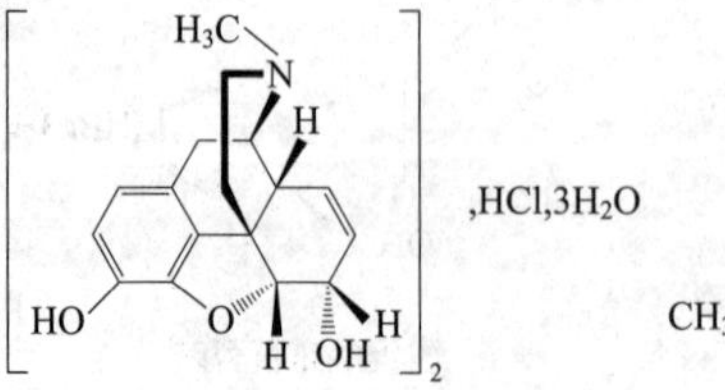

H_3C N H HO O H OH H $_2$ $,HCl,3H_2O$

盐酸吗啡

N CH_3 H CH_3O O H OH H $,H_3PO_4,\frac{3}{2}H_2O$

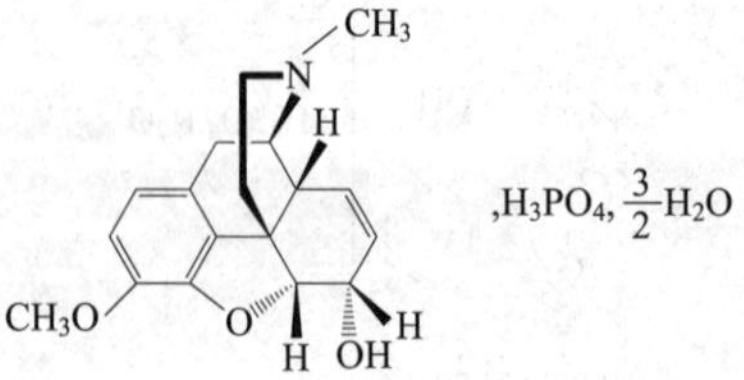

磷酸可待因

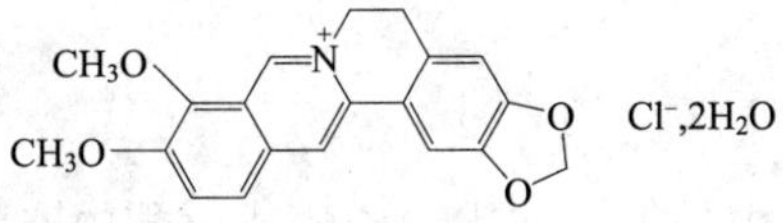

CH_3O Cl^-,$2H_2O$ CH_3O

盐酸小檗碱

(二) 理化性质

1. **溶解性**

盐酸吗啡在水中溶解，在乙醇中略溶，在三氯甲烷或乙醚中几乎不溶；磷酸可待因在水中易溶，在乙醇中微溶，在三氯甲烷或乙醚中极微溶解；盐酸小檗碱在热水中溶解，在水或乙醇中微溶，在三氯甲烷中极微溶解，在乙醚中不溶。

2. **碱性**

吗啡分子中存在酚羟基和叔胺基团，属两性化合物，但碱性略强；可待因分子中无酚羟基，仅含叔胺基团，碱性较吗啡弱。小檗碱具有 α-羟胺结构，能形成醇式、季铵式、醛式互变异构，季铵式最稳定，并离子化呈强碱性，可与酸成盐。

五、吲哚类

(一) 典型药物

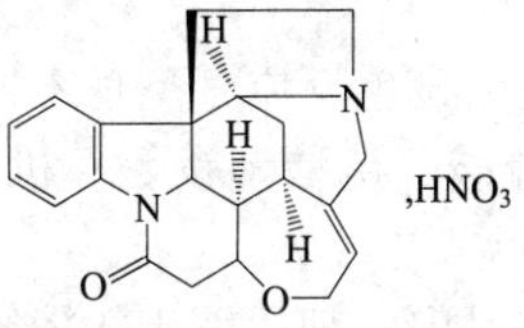

,HNO_3

硝酸士的宁

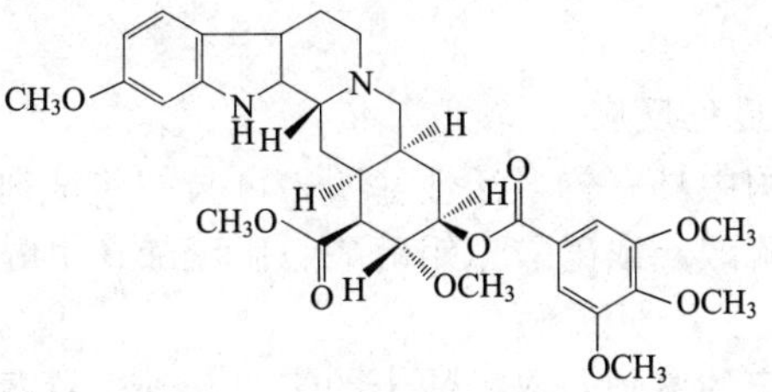

利血平

(二) 理化性质

1. **溶解性**

硝酸士的宁在沸水中易溶，在水中略溶，在乙醇或三氯甲烷中微溶，在乙醚中几乎不溶；利血平易溶于三氯甲烷，在水、甲醇、乙醇或乙醚中几乎不溶。

2. **碱性**

硝酸士的宁分子中含两个氮，处于脂肪族碳链上的氮碱性较强，与羰基相连的氮碱性较弱，因此士的宁与一分子硝酸成盐。利血平含脂环叔胺氮，但由于空间位阻作用，不能与酸结合成为稳定的盐。

3. **旋光性**

利血平具有旋光性。

六、黄嘌呤类

(一) 典型药物

,H_2O

咖啡因

,H_2O

茶碱

（二）理化性质

1. 溶解性

咖啡因在热水或三氯甲烷中易溶，在水、乙醇或丙酮中略溶，在乙醚中极微溶解；茶碱在乙醇或三氯甲烷中微溶，在水中极微溶解，在乙醚中几乎不溶，在氢氧化钾溶液或氨溶液中易溶。

2. 碱性

咖啡因和茶碱分子结构中虽含四个氮原子，但由于邻位羰基的吸电子共轭影响，碱性很弱，不能与酸结合成盐，临床上使用它们的游离碱。

第二节　鉴别试验

一、一般鉴别反应

1. 熔点测定

生物碱类药物多具有一定的熔点。例如，磷酸可待因的鉴别：取本品约0.2g，加水4ml溶解后，在不断搅拌下滴加20％氢氧化钠溶液至出现白色沉淀，用玻璃棒摩擦器壁使沉淀完全，过滤；沉淀用水洗净，在105℃干燥1h，依法测定（通则0612），熔点为154～158℃。

2. 生物碱显色反应

生物碱结构中具有较多活性基团，可与一些试剂发生显色反应，呈现不同颜色。常用的显色试剂：浓硫酸、浓硝酸、钼硫酸、矾硫酸、甲醛-硫酸、硫酸铈铵等。机制可能是脱水、氧化、缩合等。

硝酸士的宁的鉴别：取硝酸士的宁0.5mg，置蒸发皿中，加硫酸1滴溶解后，加重铬酸钾的结晶一小粒，周围即显紫色。

3. 生物碱沉淀反应

大多数生物碱类药物可与生物碱沉淀剂生成难溶于水的复盐或分子络合物，具有特征颜色。常用的生物碱沉淀剂：碘化铋钾、碘化汞钾、碘-碘化钾、二氯化汞等。反应专属性不高，仅供个别药物的鉴别使用。

磷酸川芎嗪的鉴别：供试品加稀硝酸2滴，摇匀，加碘化铋钾试液2滴，即生成橙红色沉淀。

4. 紫外分光光度法

生物碱类药物含有芳环、芳杂环及共轭双键结构，具有特征的紫外吸收，可供鉴别。

5. 红外吸收光谱法

《中国药典》收载的生物碱类药物中，除硝酸士的宁、磷酸川芎嗪、磷酸奎尼丁外，均采用此法鉴别。

6. 薄层色谱法

薄层色谱法在《中国药典》中主要用于中药材的鉴别，生物碱类药物应用较少，《中国药典》仅针对理化鉴别方法少的药物采用此法鉴别。

二、特征鉴别反应

1. 双缩脲反应

该反应是芳环侧链具有氨基醇结构的特征反应。盐酸麻黄碱和伪麻黄碱在碱性溶液中与硫酸铜反应，Cu^{2+}与仲胺基形成紫堇色配位化合物，加入乙醚后，无水铜配位化合物及其有2个结晶水的铜配位化合物进入醚层，呈紫红色，具有4个结晶水的铜配位化合物则溶于水层呈蓝色。

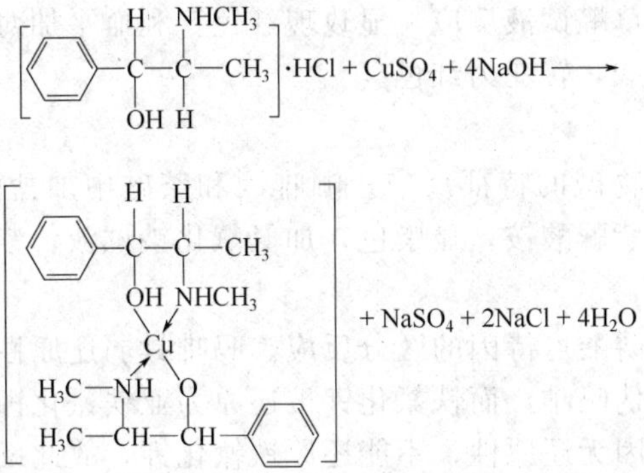

$$[C_6H_5-CH(OH)-CH(NHCH_3)-CH_3]\cdot HCl + CuSO_4 + 4NaOH \longrightarrow$$

$$[\text{铜配位化合物}] + NaSO_4 + 2NaCl + 4H_2O$$

2. **维他立（Vitali）反应**

该反应是托烷生物碱的特征反应。硫酸阿托品和氢溴酸山莨菪碱等托烷类药物均显莨菪酸结构，与发烟硝酸共热，即得黄色的三硝基（或二硝基）衍生物，放冷后，加醇制氢氧化钾少许，即显深紫色。

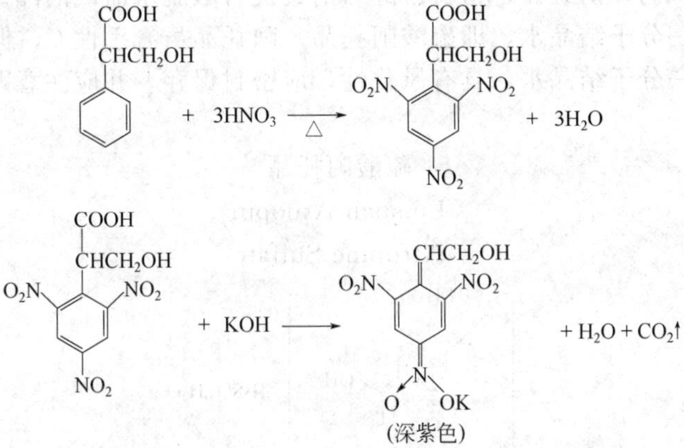

$$C_6H_5-CH(CH_2OH)COOH + 3HNO_3 \xrightarrow{\triangle} (O_2N)_3C_6H_2-CH(CH_2OH)COOH + 3H_2O$$

$$(O_2N)_3C_6H_2-CH(CH_2OH)COOH + KOH \longrightarrow \text{醌式钾盐（}N(O)OK\text{）} + H_2O + CO_2\uparrow$$

（深紫色）

3. **绿奎宁反应**

该反应是含氧喹啉（喹啉环上含氧）衍生物的特征反应。硫酸奎宁和硫酸奎尼丁都显绿奎宁反应，在药物微酸性水溶液中，滴加微过量的溴水或氯水，再加入过量的氨水溶液，即显翠绿色。

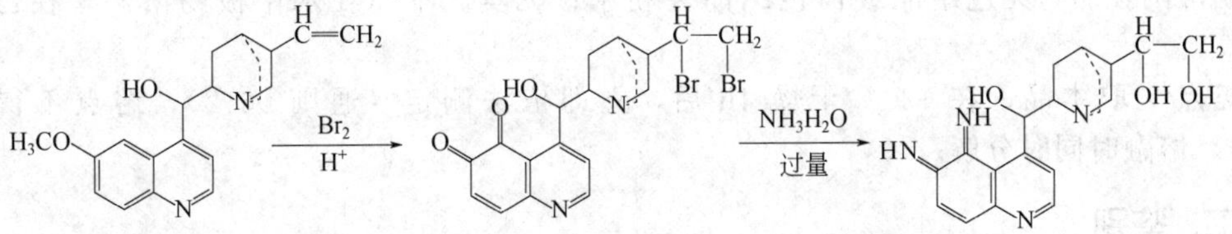

$$\text{奎宁} \xrightarrow[H^+]{Br_2} \text{邻醌衍生物} \xrightarrow[\text{过量}]{NH_3H_2O} \text{二亚胺衍生物}$$

4. **Marquis反应**

该反应为吗啡生物碱的特征反应。吗啡、乙基吗啡、可待因等遇甲醛-硫酸能形成具有醌式结构的有色化合物。取盐酸吗啡，加甲醛硫酸试液，即显紫堇色。灵敏度为0.05μg。

5. **Frohde反应**

该反应为吗啡生物碱的特征反应。吗啡与钼硫酸试液发生显色反应，呈紫色-蓝色-棕绿色的渐变。灵敏度为 0.05μg。

6. **官能团反应**

该反应为吲哚生物碱的特征反应。利血平结构中吲哚环上的β位氢原子较活泼，能与芳醛缩合显色。利血平与香草醛试液反应，显玫瑰红色。利血平加对二氨基苯甲醛、冰醋酸与硫酸，显绿色，再加冰醋酸，转变为红色。

7. **紫脲酸铵反应**

该反应为黄嘌呤类生物碱的特征反应。咖啡因和茶碱中加盐酸与氯酸钾，在水浴上蒸干，遇氨气即生成四甲基紫脲酸铵，显紫色，加氢氧化钠试液，紫色即消失。

8. **还原反应**

该反应为盐酸吗啡与磷酸可待因的区分反应。吗啡具弱还原性。本品水溶液加稀铁氰化钾试液，吗啡被氧化生成伪吗啡，而铁氰化钾被还原为亚铁氰化钾，再与试液中的三氯化铁反应生成普鲁士蓝。可待因无还原性，不能还原铁氰化钾，故此反应为吗啡与磷酸可待因的区分反应。

第三节　硫酸阿托品及其片剂、注射剂的质量检验

阿托品是莨菪碱的外消旋体，为莨菪醇与消旋莨菪酸脱水而成的酯。其叔胺氮原子显碱性与硫酸成盐，含一分子结晶水，即硫酸阿托品。阿托品虽有手性 C，但为消旋体。

硫酸阿托品含一分子结晶水，具有风化性，应密封保存，并应注意贮存时的温度、湿度等条件。

硫酸阿托品

Liusuan Atuopin

Atropine Sulfate

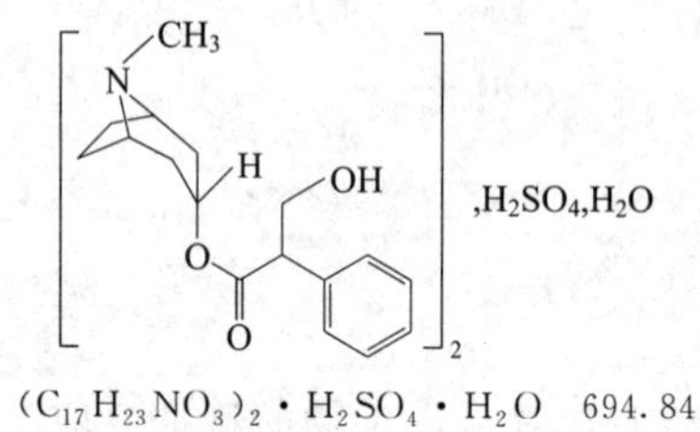

$(C_{17}H_{23}NO_3)_2 \cdot H_2SO_4 \cdot H_2O$　694.84

一、性状

硫酸阿托品为无色结晶或白色结晶性粉末；无臭。本品在水中极易溶解，在乙醇中易溶。

熔点　取本品，在 120℃ 干燥 4h 后，立即依法测定（通则 0612），熔点不得低于 189℃，熔融时同时分解。

二、鉴别

1. **红外吸收光谱法**

红外吸收光谱法是生物碱类药物的重要鉴别方法，《中国药典》对硫酸阿托品、氢溴酸东莨菪碱、氢溴酸山莨菪碱、咖啡因、盐酸可卡因、盐酸吗啡、磷酸可待因、硫酸奎宁、磷酸川芎嗪等单一组分的生物碱类原料药均选用红外光谱法进行鉴别。硫酸奎尼丁未采用。

鉴别方法　取本品，按红外分光光度法测定本品的红外光吸收图谱，并与《药品红外光

谱集》487 号图谱对比峰位、峰形、相对强度等，应符合规定。硫酸阿托品的红外光谱图见图 13-1。

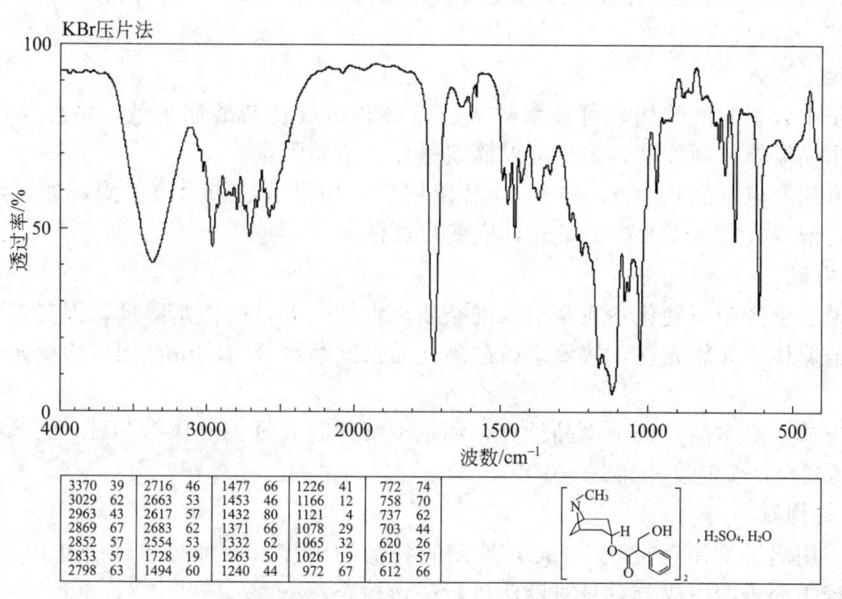

3370	39	2716	46	1477	66	1226	41	772	74
3029	62	2663	53	1453	46	1166	12	758	70
2963	43	2617	57	1432	80	1121	4	737	62
2869	67	2683	62	1371	66	1078	29	703	44
2852	57	2554	53	1332	62	1065	32	620	26
2833	57	1728	19	1263	50	1026	19	611	57
2798	63	1494	60	1240	44	972	67	612	66

图 13-1　硫酸阿托品的红外光谱图

2. 托烷生物碱类的鉴别反应（Vitali 反应）

原理　酸性条件下，托烷类生物碱酯键水解，生成莨菪酸，莨菪酸被硝酸硝化为三硝基衍生物（黄色），在醇制氢氧化钾条件下，转变为紫色的醌型物质。

鉴别方法　取本品约 10mg，加发烟硝酸 5 滴，置水浴上蒸干，得黄色残渣，放冷，加乙醇 2～3 滴湿润，加固体氢氧化钾一小粒，即显深紫色。

3. 硫酸盐的鉴别反应

由于本品为阿托品的硫酸盐，所以水溶液显硫酸盐的鉴别反应。硫酸阿托品的原料、片剂、注射剂均采用此法鉴别。

鉴别方法　（1）取供试品溶液，滴加氯化钡试液，即生成白色沉淀；分离，沉淀在盐酸或硝酸中均不溶解。

（2）取供试品溶液，滴加醋酸铅试液，即生成白色沉淀；分离，沉淀在醋酸铵试液或氢氧化钠试液中溶解。

（3）取供试品溶液，加盐酸，不生成白色沉淀（与硫代硫酸盐区别）。

三、检查

本类药物在从植物中提取、半合成或合成过程中会引入特殊杂质——其他生物碱或有关物质。例如，硫酸阿托品可能有莨菪碱，咖啡因中可能含有茶碱和可可豆碱。

硫酸阿托品的片剂、注射剂也采用此法鉴别。硫酸阿托品片的鉴别：取本品的细粉适量（约相当于硫酸阿托品 1mg），置分液漏斗中，加氨试液约 5ml，混匀，用乙醚 10ml 振摇提取后，分取乙醚层，置白瓷皿中，挥尽乙醚后，残渣显托烷生物碱类的鉴别反应（通则 0301）。硫酸阿托品注射液的鉴别：取本品适量（约相当于硫酸阿托品 5mg），置水浴上蒸干，残渣显托烷生物碱类的鉴别反应（通则 0301）。《中国药典》对氢溴酸东莨菪碱、消旋山莨菪碱也采用此法鉴别。

（一）硫酸阿托品的杂质检查

《中国药典》在硫酸阿托品项下规定检查“酸度”“莨菪碱”“有关物质”“干燥失重”及“炽灼残渣”等项目。

1. 酸度

因分子中含有酯的结构，可被水解成莨菪醇和消旋莨菪酸而失效，碱性条件下更为显著。因此本品需要控制酸度，采用酸碱滴定法控制杂质限量。

检查方法　取本品 0.50g，加水 10ml 溶解后，加甲基红指示液 1 滴，如显红色，加氢氧化钠滴定液（0.02mol/L）0.15ml，应变为黄色。

2. 莨菪碱

莨菪碱为生产中消旋化不完全引入的杂质，毒性较大，应控制限量，因其为左旋体，而阿托品为消旋体，无旋光性，故要求硫酸阿托品供试品溶液（50mg/ml）的旋光度不得超过−0.40°。

检查方法　取本品，按干燥品计算，加水溶解并制成每 1ml 中含 50mg 的溶液，依法测定（通则 0621），旋光度不得过−0.40°。

3. 有关物质

本法采用离子抑制色谱法（ISC）抑制阿托品的解离，增加疏水缔合作用，促进分离；采用不加校正因子的主成分自身对照法进行限量检查。

检查方法　取本品，加水溶解并稀释成每 1ml 中含 0.5mg 的溶液，作为供试品溶液；精密量取 1ml，置 100ml 量瓶中，用水稀释至刻度，摇匀，作为对照溶液。照高效液相色谱法试验。用十八烷基硅烷键合硅胶为填充剂，以 0.05mol/L 磷酸二氢钾溶液（含 0.0025mol/L 庚烷磺酸钠）-乙腈（84∶16）（用磷酸或氢氧化钠试液调节 pH 值至 5.0）为流动相，检测波长为 225nm，阿托品峰与相邻杂质峰的分离度应符合要求。精密量取对照溶液与供试品溶液各 20μl，分别注入液相色谱仪，记录色谱图至主成分峰保留时间的 2 倍。供试品溶液色谱图中如显杂质峰，扣除相对保留时间 0.17 之前的色谱峰，各杂质峰面积的和不得大于对照溶液主峰面积（1.0%）。

（二）硫酸阿托品片的杂质检查

《中国药典》在硫酸阿托品片项下规定检查“含量均匀度”及其他（应符合片剂项下有关的各项规定）。

1. 含量均匀度

取本品 1 片，置具塞试管中，精密加水 6.0ml，密塞，充分振摇 30min 使硫酸阿托品溶解，离心，取上清液作为供试品溶液，照含量测定项下的方法测定含量，应符合规定（通则 0941）。

2. 其他

应符合片剂项下有关的各项规定（通则 0101）。

（三）硫酸阿托品注射液的杂质检查

《中国药典》在硫酸阿托品注射液项下规定检查“pH 值”“有关物质”“细菌内毒素”及其他（应符合注射液项下有关的各项规定）。

1. pH 值

pH 值应为 3.5～5.5。

2. 有关物质

本法照硫酸阿托品有关物质项下的方法测定。

检查方法　取本品，用水稀释制成每1ml中含硫酸阿托品0.5mg的溶液，作为供试品溶液；精密量取3ml，置100ml量瓶中，用水稀释至刻度，摇匀，作为对照溶液；照硫酸阿托品有关物质项下的方法测定，供试品溶液的色谱图中如有杂质峰，扣除相对保留时间0.17之前的色谱峰，各杂质峰面积的和不得大于对照溶液主峰面积（3.0%）。

3. **其他**

应符合注射液项下有关的各项规定（通则0102）。

四、含量测定

（一）硫酸阿托品的含量测定

非水滴定法　本品具有碱性，但碱性较弱，在水溶液中用酸直接滴定没有明显的突跃，采用在非水酸性介质（如冰醋酸、醋酐）中用高氯酸滴定的方法，可获得满意的滴定结果。

原理　生物碱类药物大多利用碱性与酸成盐，以提高药物水溶性。采用高氯酸滴定法的时候，多为对生物碱盐的滴定。其滴定过程，实际上是高氯酸置换出与生物碱结合的较弱的酸的置换反应。

$$BH^{+}A^{-} + HClO_4 \rightleftharpoons BH^{+}ClO_4^{-} + HA$$

式中，$BH^{+}A^{-}$表示生物碱盐类；HA表示被置换出的弱酸。

由于在冰醋酸中被置换出的HA的酸性强度不同，滴定中的终点情况有较大差别，对不同的生物碱盐应根据实际情况采取相应的测定条件，以使滴定反应能顺利完成。

硫酸阿托品的滴定反应式为：

$$(C_{17}N_{23}NO_3)_2 \cdot H_2SO_4 + HClO_4 \longrightarrow C_{17}H_{23}NO_3H^{+} \cdot ClO_4^{-} + C_{17}H_{23}NO_3H^{+} \cdot HSO_4^{-}$$

硫酸盐在乙酸中仅滴定至硫酸氢盐，1mol的硫酸阿托品可与1mol的高氯酸反应，每1ml高氯酸滴定液（0.1mol/L）相当于67.68mg的$(C_{17}H_{23}NO_3)_2 \cdot H_2SO_4$。

测定方法　取本品约0.5g，精密称定，加冰醋酸与醋酐各10ml溶解后，加结晶紫指示液1～2滴，用高氯酸滴定液（0.1mol/L）滴定至溶液显纯蓝色，并将滴定的结果用空白试验校正。每1ml高氯酸滴定液（0.1mol/L）相当于67.68mg的$(C_{17}H_{23}NO_3)_2 \cdot H_2SO_4$。

（二）硫酸阿托品片的含量测定

硫酸阿托品制剂（片剂，注射剂）的分析方法：酸性染料比色法。

基本原理　在适当的pH值介质中，一些酸性染料（常用磺酸酞类指示剂，如溴麝香草酚蓝、溴甲酚绿等）解离为阴离子（In^{-}），而生物碱类（B）与氢离子生成盐（BH^{+}），二者结合成易溶于有机溶剂、难溶于水的配位化合物，即离子对。此离子对被有机溶剂定量提取，生成有色溶液，测定有色溶液的吸光度，即可按比色法计算生物碱含量。生物碱能否以离子对的形式被提取到有机溶剂中，是本法成败的关键，它决定于离子对提取常数大小，可通过对酸性染料、有机溶剂及pH值的选择来获得较大的提取常数。反应过程如下：

$$B + H^{+} \rightleftharpoons BH^{+}$$

$$+$$

$$HIn \rightleftharpoons H^{+} + In^{-}$$

$$\Downarrow$$

$$(BH^{+} \cdot In^{-}) \rightleftharpoons (BH^{+} \cdot In^{-})$$

水相　　　　　　有机相

测定方法　供试品溶液的制备　取本品20片，精密称定，研细，精密称取适量（约相当于硫酸阿托品2.5mg），置50ml量瓶中，加水振摇使硫酸阿托品溶解并稀释至刻度，滤过，取续滤液，作为供试品溶液。

对照品溶液的制备　另取硫酸阿托品对照品25mg，精密称定，置25ml量瓶中，加水溶解并稀释至刻度，摇匀，精密量取5ml，置100ml量瓶中，用水稀释至刻度，摇匀，作为对照品溶液。

测定法　精密量取供试品溶液与对照品溶液各2ml，分别置预先精密加入三氯甲烷10ml的分液漏斗中，各加溴甲酚绿溶液（取溴甲酚绿50mg与邻苯二甲酸氢钾1.021g，加0.2mol/L氢氧化钠溶液6.0ml使溶解，再加水稀释至100ml，摇匀，必要时滤过）2.0ml，振摇提取2min后，静置使分层，分取澄清的三氯甲烷液，照紫外-可见分光光度法（通则0401），在420nm波长处分别测定吸光度，计算，并将结果与1.027相乘，即得。

结果计算

$$标示量(\%)=\frac{c_R\times\dfrac{\dfrac{A_X}{A_R}\times D\times 50\times 1.027}{W}\times\overline{W}}{标示量}\times 100\%$$

式中，A_X和A_R分别为供试品和对照品溶液的吸光度；c_R为对照品溶液的浓度；50为供试品溶液的体积；W为供试品称样量；1.027为相对分子质量换算因数，指1g无水硫酸阿托品相当于硫酸阿托品$(C_{17}H_{23}NO_3)_2\cdot H_2SO_4\cdot H_2O$的克数。

影响因素　（1）试验最佳pH的选择　酸性染料比色法测定的关键是离子对(BH^+In^-)的定量生成，要求生物碱性药物能全部转化为阳离子(BH^+)，溶液中的有机酸性染料能够解离出足够数量的阴离子(In^-)，而阴阳离子的解离，与水溶液的pH密切相关，pH过低，抑制酸性染料的解离，In^-浓度太低，BH^+不能全部转化为离子对；pH过高，生物碱的解离受到抑制，生物碱不能全部转化为BH^+，上述两种情况都会使测定结果偏低。

最佳pH值应当能够使生物碱药物全部以BH^+存在，而溶液中产生的In^-足够与其定量结合。此值可通过药物和染料的pK，以及二者在有机相和水相的分配系数制定。《中国药典》多采用邻苯二甲酸氢钾缓冲液。

（2）适宜的酸性染料及浓度的选择　常用的酸性染料有溴麝香草酚蓝、甲基橙、溴甲酚绿等。《中国药典》中，托烷类药物的含量测定所选用的酸性染料为溴甲酚绿。

（3）提取溶剂的选择　本法测定的准确度和灵敏度的关键还在于有机相对离子能否具有较大的提取常数E。适宜的有机溶剂应对所形成的离子对具有较高的提取效率，不与水混溶，或能够与离子对形成氢键。常用的溶剂有三氯甲烷、二氯甲烷、苯、甲苯、四氯化碳等。三氯甲烷因提取效率高，选择性好，水中溶解度小，可形成氢键，最为常用。

（4）水分的干扰及排除　在离子对的提取过程中，应当严格避免水分进入到有机相，因为水相中过量的有机染料会干扰测定结果，其次，水分的存在会使溶液混浊，影响入射光的通透性，使测定出现误差。当待测有机相存在少许水分时，可采用加入脱水剂（如无水硫酸钠）或用干燥滤纸过滤的方法除去。

（三）硫酸阿托品注射液的含量测定

测定方法　精密量取本品适量（约相当于硫酸阿托品2.5mg），置50ml量瓶中，用水稀释至刻度，摇匀，作为供试品溶液，另取硫酸阿托品对照品约25mg，精密称定，置25ml量瓶中，用水溶解并稀释至刻度，摇匀，精密量取5ml，置100ml量瓶中，用水稀释至刻度，摇匀，作为对照品溶液。精密量取供试品溶液与对照品溶液各2ml，分别置预先精密加入三氯甲烷10ml的分液漏斗中，各加溴甲酚绿溶液（取溴甲酚绿50mg与邻苯二甲酸氢钾

1.021g，加0.2mol/L氢氧化钠溶液6.0ml使溶解，再用水稀释至100ml，摇匀，必要时滤过）2.0ml，振摇提取2min后，静置使分层，分取澄清的三氯甲烷液，照紫外－可见分光光度法（通则0401），在420nm的波长处分别测定吸光度，计算，并将结果乘以1.027，即得。

结果计算

$$标示量(\%)=\frac{c_R\times\frac{A_X}{A_R}\times 50\times 1.027}{V_S\times c_{标示}}\times 100\%$$

式中，V_S为取样量，ml；$c_{标示}$为注射液的标示浓度或规格，g/ml；其他符号含义同片剂。

【实例13-1】　硫酸阿托品注射液的含量测定

精密量取本品（规格：5mg/1ml）0.5ml（约相当于硫酸阿托品2.5mg），置50ml量瓶中，加水稀释至刻度，摇匀，作为供试品溶液，另取硫酸阿托品对照品25.04mg，精密称定，置25ml量瓶中，加水溶解并稀释至刻度，摇匀，精密量取5ml，置100ml量瓶中，加水稀释至刻度，摇匀，作为对照品溶液。精密量取对照品溶液与供试品溶液各2ml，分别置预先精密加入三氯甲烷10ml的分液漏斗中，各加溴甲酚绿溶液2.0ml，振摇提取2min后，静置使分层，分取澄清的三氯甲烷液，照紫外-可见分光光度法，在420nm波长处分别测定吸光度，对照液与供试液的吸光度分别为0.420和0.402，依法计算含量。

结果计算：

$$标示量(\%)=\frac{c_R\times\frac{A_X}{A_R}\times 50\times 1.027}{V_S\times c_{标示}}\times 100\%$$

$$=\frac{\frac{25.04}{25}\times\frac{5}{100}\times\frac{0.402}{0.420}\times 50\times 1.027}{0.5\times 5}\times 100\%=98.46\%$$

结论：本品含硫酸阿托品为标示量的98.46％。

课堂思考

1. 为什么采用非水滴定法测定硫酸阿托品的含量？而其片剂及注射剂采用酸性染料比色法？
2. 采用非水滴定法测定硫酸阿托品的含量时为何要做空白试验校正？空白试验如何操作？
3. 硫酸阿托品为什么要检查有关物质？

第四节　盐酸小檗碱及其片剂的质量检验

小檗碱为一种季铵型异喹啉生物碱，又称黄连素，系由黄连、黄柏、三棵针等天然植物中提取的有效成分，存在于小檗科等4科10属的许多植物中，小檗碱从乙醚中可析出黄色针状晶体，熔点145℃。溶于水，难溶于苯、乙醚和三氯甲烷。小檗碱用不同的碱处理，可得到季铵式、醛式和醇式等三种不同形式的小檗碱，其中以季铵式最稳定。小檗碱对溶血性链球菌、金黄色葡萄球菌、淋球菌和弗氏、志贺痢疾杆菌均有抗菌作用，并有增强白细胞吞噬作用。小檗碱的盐酸盐（俗称盐酸黄连素）已广泛用于治疗胃肠炎、细菌性痢疾等，对肺结核、猩红热、急性扁桃体炎和呼吸道感染也有一定疗效。《中国药典》收载有盐酸小檗碱、盐酸小檗碱片和盐酸小檗碱胶囊等药物。本节主要介绍盐酸小檗碱及其片剂的质量检验。

盐酸小檗碱

Yansuan Xiaobojian

Berberine Hydrochloride

$C_{20}H_{18}ClNO_4 \cdot 2H_2O$　407.85

一、性状

本品为黄色结晶性粉末；无臭。本品在热水中溶解，在水或乙醇中微溶，在乙醚中不溶。

二、鉴别

1. 碱性溶液与丙酮作用生成沉淀

本品水溶液与氢氧化钠试液作用生成季铵碱型小檗碱而呈橙红色，再与丙酮作用生成黄色的丙酮小檗碱沉淀。

鉴别方法　取本品约 0.1g，加水 10ml，缓缓加热溶解后，加氢氧化钠试液 4 滴，放冷（必要时滤过），加丙酮 8 滴，即发生混浊。

盐酸小檗碱片的鉴别方法：取本品的细粉适量（约相当于盐酸小檗碱 0.1g），加水 10ml，缓缓加热使盐酸小檗碱溶解，滤过，取滤液，照盐酸小檗碱项下的鉴别（1）（2）（4）项试验，显相同的反应。

2. 氧化显色

本品溶于稀盐酸，可被漂白粉氧化而显樱红色。

鉴别方法　取本品约 5mg，加稀盐酸 2ml，搅拌，加漂白粉少量，即显樱红色。

3. 红外光谱法

盐酸小檗碱供试品的红外光吸收图谱应与光谱集 320 图（图 13-2）一致。

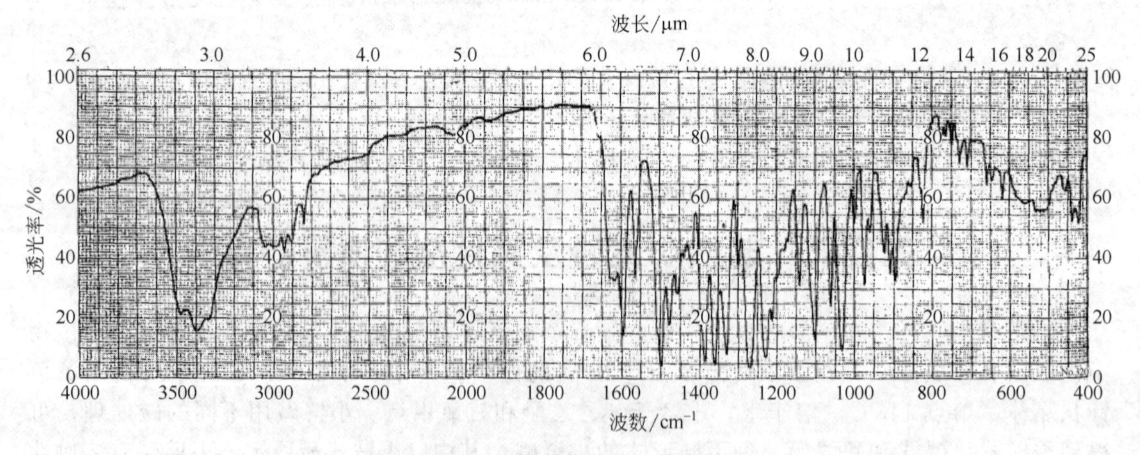

图 13-2　盐酸小檗碱的红外光谱图

4. **氯化物的鉴别反应**

本品水溶液加硝酸，冷却放置，滤过，溶液显氯化物的鉴别反应。

鉴别方法　取本品约 0.1g，加水 20ml，缓缓加热溶解后，加硝酸 0.5ml，冷却，放置 10min，滤过，滤液显氯化物的鉴别（1）反应（通则 0301）。

5. **高效液相色谱法**

《中国药典》采用高效液相色谱法鉴别盐酸小檗碱胶囊，规定在含量测定项下记录的色谱图中，供试品溶液主峰的保留时间应与对照品溶液主峰的保留时间一致。

三、检查

（一）盐酸小檗碱的杂质检查

《中国药典》在盐酸小檗碱项下规定检查“有关物质”“氰化物”“有机腈”“水分”“炽灼残渣”及“重金属”等项目。

1. **有关物质**

黄连中除了小檗碱，其他含量比较高的生物碱为药根碱、刺檗碱、黄连碱等，另外还有巴马汀，提取过程中还会引入其他有关物质。《中国药典》采用高效液相色谱法检查。

检查方法　取本品适量，精密称定，加流动相溶解并定量稀释制成每 1ml 中含 1mg 的溶液，作为供试品溶液；另取盐酸药根碱对照品和盐酸巴马汀对照品适量，精密称定，加流动相溶解并定量稀释制成每 1ml 中含 0.1mg 的溶液，分别作为对照品溶液（1）和（2）；精密量取供试品溶液 2ml 和对照品溶液（1）和（2）各 10ml，置 100ml 量瓶中，用流动相稀释至刻度，摇匀，作为对照溶液；取对照品溶液（2）1ml，用供试品溶液稀释至 10ml，摇匀，作为系统适用性溶液。照高效液相色谱法测定（通则 0512），用十八烷基硅烷键合硅胶为填充剂；以 0.01mol/L 磷酸二氢铵溶液（用磷酸调节 pH 值至 2.8）-乙腈（75：25）为流动相；检测波长为 345nm。取系统适用性溶液 10μl，注入液相色谱仪，巴马汀峰与小檗碱峰间的分离度应符合要求。精密量取对照溶液与供试品溶液各 10μl，分别注入液相色谱仪，记录色谱图至主成分色谱峰保留时间的 2 倍。供试品溶液的色谱图中，如有与药根碱峰和巴马汀峰保留时间一致的色谱峰，按外标法以峰面积计算，均不得过 1.0%；其他杂质峰面积的和不得大于对照溶液中小檗碱峰的峰面积（2.0%）。

2. **氰化物**

对于小檗碱的合成品，可能引入氰化物杂质，需要进行检查。

原理　氰化物能与亚铁盐发生化学反应，生成稳定的络合物。反应中，氰化物在酸性条件下生成氢氰酸，氢氰根与亚铁离子作用生成亚铁氰根络离子，络合物亚铁氰化钠（俗称黄血盐）是无毒的；在碱性溶液中，亚铁氰根络离子能与三价铁盐发生化学反应，生成深蓝色的普鲁士蓝沉淀。

仪器装置　照砷盐检查法（通则 0822）项下第一法的仪器装置（参考第五章图 5-1）；但在使用时，导气管 C 中不装醋酸铅棉花，并将旋塞 D 的顶端平面上的溴化汞试纸改用碱性硫酸亚铁试纸（临用前，取滤纸片，加硫酸亚铁试液与氢氧化钠试液各 1 滴，使湿透，即得）。

检查方法　取本品 0.50g，置 A 瓶中，加水 10ml 与 10%酒石酸溶液 3ml，迅速将照上法装妥的导气管 C 密塞于 A 瓶上，摇匀，小火加热，微沸 1min。取下碱性硫酸亚铁试纸，加三氯化铁试液与盐酸各 1 滴，15min 内不得显绿色或蓝色。

3. **有机腈**

对于小檗碱的合成品，合成过程中会用到一些有毒的有机腈类试剂，所以要控制有机腈的限量。

检查方法　取研细的本品约0.25g，精密称定，置25ml具塞锥形瓶中，加无水乙醚5ml，振摇5min，用垂熔漏斗（G5）滤过，用无水乙醚洗涤3～4次（每次2ml），合并滤液与洗液，浓缩至约0.5ml，作为供试品溶液；另取胡椒乙腈对照品适量，精密称定，加三氯甲烷溶解并稀释制成每1ml中约含0.1mg的溶液，作为对照品溶液。照薄层色谱法（通则0502）试验，吸取对照品溶液10μl与供试品溶液全量，分别点于同一硅胶G（厚度0.5mm）薄层板上，以苯-冰醋酸（25∶0.1）为展开剂，展开，晾干，喷以5%钼酸铵硫酸溶液，在105℃加热10～20min，检视，供试品溶液在与对照品溶液所显主斑点的相应位置上，不得显杂质斑点（合成品）。

（二）盐酸小檗碱片的检查

《中国药典》在盐酸小檗碱片项下规定检查“溶出度”及其他（应符合片剂项下有关各项规定）。

1. 溶出度

检查方法　取本品，照溶出度与释放度测定法（通则0931第一法），以水1000ml为溶出介质，转速为每分钟120转，依法操作，经45min时，取溶液滤过，精密量取续滤液适量，用水稀释制成每1ml中约含盐酸小檗碱5μg的溶液，摇匀，照紫外-可见分光光度法（通则0401），在263nm的波长处测定吸光度，按$C_{20}H_{18}ClNO_4 \cdot 2H_2O$的吸收系数（$E_{1cm}^{1\%}$）为724计算每片的溶出量。限度为标示量的70%，应符合规定。

2. 其他

应符合片剂项下有关各项规定（通则0101）。

四、含量测定

（一）盐酸小檗碱的含量测定

原理　小檗碱能与重铬酸钾反应产生沉淀，分子组成为2mol小檗碱与1mol重铬酸钾，可采用重铬酸钾法测定小檗碱的含量（间接法）。重铬酸钾滴定液采用（0.01667mol/L）浓度，重铬酸钾在反应中获得6个电子。每1mol $K_2Cr_2O_7$相当于6mol $Na_2S_2O_3$，所用硫代硫酸钠滴定液（0.1mol/L）的毫升数即可代表重铬酸钾滴定液（0.01667mol/L）的毫升数。

每1ml硫代硫酸钠滴定液（0.1mol/L）相当于1ml重铬酸钾滴定液（0.01667mol/L）。

结果计算

$$盐酸小檗碱(\%)=\frac{F \times T \times (V_0 - V)}{W \times \frac{100}{250}} \times 100\%$$

式中，V_0为空白实验消耗的滴定液的体积，ml。

测定方法　取本品约0.3g，精密称定，置烧杯中，加沸水150ml使溶解，放冷，移置250ml量瓶中，精密加重铬酸钾滴定液（0.01667mol/L）50ml，加水稀释至刻度，振摇5min，用干燥滤纸滤过，精密量取续滤液100ml，置250ml具塞锥形瓶中，加碘化钾2g，振摇使溶解，加盐酸溶液（1→2）10ml，密塞，摇匀，在暗处放置10min，用硫代硫酸钠滴定液（0.1mol/L）滴定，至近终点时，加淀粉指示液2ml，继续滴定至蓝色消失，溶液显亮绿色，并将滴定的结果用空白试验校正。每1ml重铬酸钾滴定液（0.01667mol/L）相当于12.39mg的$C_{20}H_{18}ClNO_4$。

【实例 13-2】 盐酸小檗碱的含量测定

按《中国药典》方法测定盐酸小檗碱的含量，已知供试品的取样量为 0.3024g，供试品消耗硫代硫酸钠滴定液（0.1039mol/L）10.64ml，空白实验消耗硫代硫酸钠滴定液（0.1039mol/L）20.05ml。求盐酸小檗碱含量。

结果计算：

$$盐酸小檗碱(\%)=\frac{0.1039\times12.39\times(20.05-10.64)\times250}{0.1\times0.3024\times100\times10^3}\times100\%=100.15\%$$

（二）盐酸小檗碱片的含量测定

《中国药典》采用高效液相色谱法测定盐酸小檗碱片及盐酸小檗碱胶囊的含量，可分离杂质及辅料，选择性测定盐酸小檗碱的含量。

色谱条件与系统适用性试验 用十八烷基硅烷键合硅胶为填充剂；以磷酸盐缓冲液[0.05mol/L 磷酸二氢钾溶液和 0.05mol/L 庚烷磺酸钠溶液（1∶1），含 0.2%三乙胺，并用磷酸调节 pH 值至 3.0] -乙腈（60∶40）为流动相；检测波长为 263nm。理论板数按盐酸小檗碱峰计算不低于 3000，盐酸小檗碱峰与相邻杂质峰的分离度应符合要求。

测定方法 取本品 20 片，如为糖衣片，除去糖衣，精密称定，研细，精密称取细粉适量（约相当于盐酸小檗碱 40mg），置 100ml 量瓶中，加沸水适量使盐酸小檗碱溶解，放冷，用水稀释至刻度，摇匀，滤过，弃去初滤液约 8ml，精密量取续滤液 5ml，置 50ml 量瓶中，用水稀释至刻度，摇匀，作为供试品溶液，精密量取 20μl，注入液相色谱仪，记录色谱图；另取盐酸小檗碱对照品适量，精密称定，用沸水溶解，放冷，用水定量稀释制成每 1ml 中约含 40μg 的溶液，同法测定。按外标法以峰面积计算，即得。

课堂思考

1. 什么是生物碱？它们的通性是什么？

2. 盐酸小檗碱为什么要检查有关物质？《中国药典》采用什么方法检查其他生物碱？试述该法的优缺点。

3.《中国药典》用重铬酸钾法测定盐酸小檗碱的含量，为什么要做空白试验？如何操作？

思考与训练

习题

PPT 课件

第十四章　维生素类药物分析

维生素是维持人体正常代谢和机体所必需的一类有生物活性的有机物质，主要用于治疗维生素缺乏症和营养补充。它们的结构不属于同一类物质，有些是醇、酚、酯，有些是醛、胺、酸，各自有不同的理化性质和生理作用。

第一节　药物的结构分类及理化性质

通常按维生素的溶解性，将维生素分为脂溶性维生素和水溶性维生素。脂溶性维生素有维生素 A、维生素 D_2、维生素 D_3、维生素 E、维生素 K_1 等，水溶性维生素有维生素 B 族（维生素 B_1、维生素 B_2、维生素 B_6、维生素 B_{12}）、维生素 C、叶酸（维生素 M）、烟酸、烟酰胺（维生素 PP）。

一、脂溶性维生素类

（一）典型药物

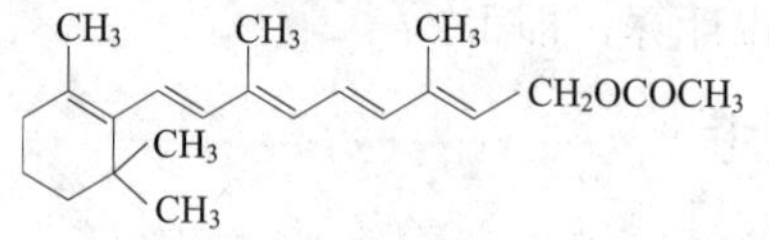

CH_3　CH_3　CH_3　CH_2OCOCH_3　CH_3　CH_3

维生素 A

CH_3　CH_3　$C_{16}H_{33}$　CH_3　CH_3COO　CH_3

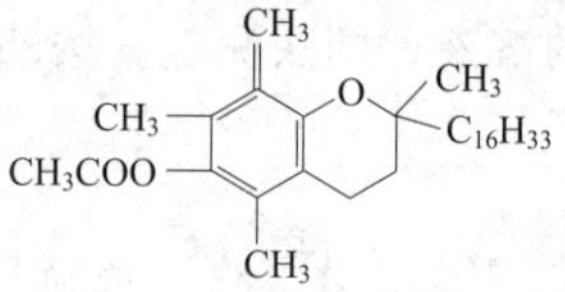

维生素 E

（二）理化性质

1. 溶解性

维生素 A 能与三氯甲烷、乙醚、环乙烷或石油醚任意混合，在乙醚中微溶，在水中不溶。维生素 E 易溶于乙醇、丙酮、乙醚、石油醚中，不溶于水。

2. 不稳定性

维生素 A 中含多个不饱和键，性质不稳定，可被空气中氧或氧化剂氧化，也能被紫外光裂解，特别在加热和金属离子存在时，更易氧化变质。

3. 与三氯化锑呈色

维生素 A 在三氯甲烷中能与三氯化锑试剂作用，产生不稳定的蓝色。

4. 水解性及还原性

维生素 E 苯环上有一个乙酰化的酚羟基，在酸性或碱性溶液中，加热可水解生成游离生育酚，在有氧或其他氧化剂存在的条件下，则进一步被氧化生成醌型化合物。

5. 紫外吸收特性

维生素 A 具共轭多烯结构，在 325～328nm 的范围内有最大吸收，可用于鉴别和含量测定。维生素 E 结构中苯环上有酚羟基，在紫外光区有特征吸收，其无水乙醇液在 284nm 的波长处有最大吸收。

二、水溶性维生素类

(一) 典型药物

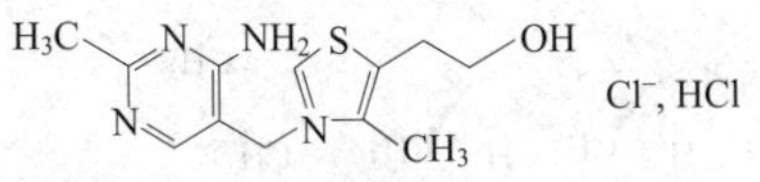

维生素 B_1 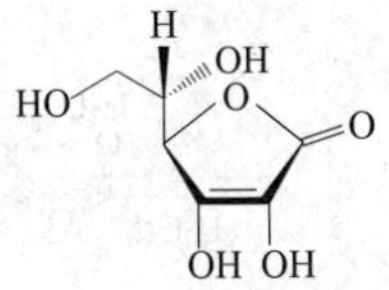　　　　维生素 C

(二) 理化性质

1. **溶解性**

维生素 B_1 在水中易溶，在乙醇中微溶，在乙醚中不溶，本品水溶液显酸性。维生素 C 在水中易溶，在乙醇中略溶，在三氯甲烷或乙醚中不溶。

2. **碱性**

维生素 B_1 噻唑环上的季铵及嘧啶环上的氨基，为两个碱性基团，可与酸成盐。

3. **与生物碱沉淀试剂反应**

维生素 B_1 分子中含有两个杂环（嘧啶环和噻唑环），可与某些生物碱沉淀试剂反应。

4. **硫色素反应**

维生素 B_1 分子中噻唑环在碱中可开环，再与嘧啶环上氨基环合，遇氧化剂（如铁氰化钾），可被氧化为具有荧光的硫色素，后者溶于正丁醇显蓝色荧光。

5. **酸性**

维生素 C 分子中 3 位碳原子上的羟基受共轭效应的影响，易解离出氢离子，呈酸性（$pK_1=4.17$），可与碳酸氢钠作用生成钠盐。

6. **还原性**

维生素 C 结构中具有二烯醇结构，具强还原性，易被氧化为二酮基而成为去氢抗坏血酸。

7. **旋光性**

维生素 C 具有两个手性碳原子（C_4、C_5），具有 4 个旋光异构体，其中以 L 构型右旋体的生物活性最强。比旋度为 $+20.5°\sim+21.5°$。

8. **紫外吸收特性**

维生素 B_1 具共轭结构，本品的盐酸溶液（9→1000）在 246nm 波长处有最大吸收，吸收系数（$E_{1cm}^{1\%}$）为 406～436 。维生素 C 具共轭双键，其稀盐酸溶液在 243nm 波长处有最大吸收，吸收系数（$E_{1cm}^{1\%}$）为 560。

第二节　维生素 E 及其片剂、注射剂的分析

维生素 E 为苯并二氢吡喃醇衍生物，主要有 α、β、γ 和 δ 四种异构体，其中以 α 异构体的生理作用最强。α-生育酚乙酸酯有天然品和合成品之分，天然品为右旋体（d-α），合成品为消旋体（dl-α），右旋体和消旋体的效价比为 1.4∶10，一般药用为合成品。《中国药典》收载的维生素 E 是合成型或天然型的 α-生育酚乙酸酯，还收载维生素 E 粉、片剂、软

胶囊与注射液等药物。本节重点介绍维生素 E 及其片剂、注射剂的质量检验。

维生素 E

Weishengsu E

Vitamin E

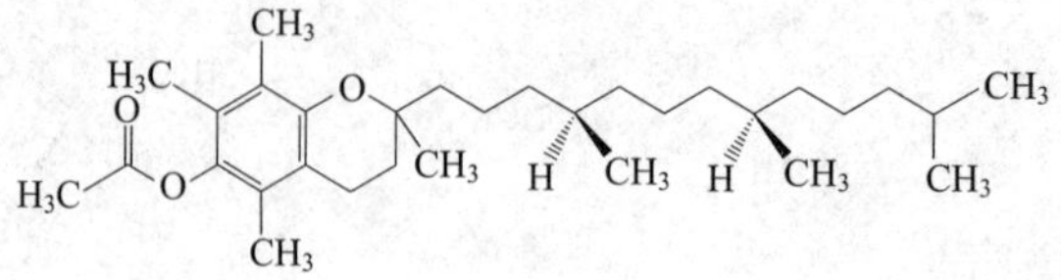

合成型

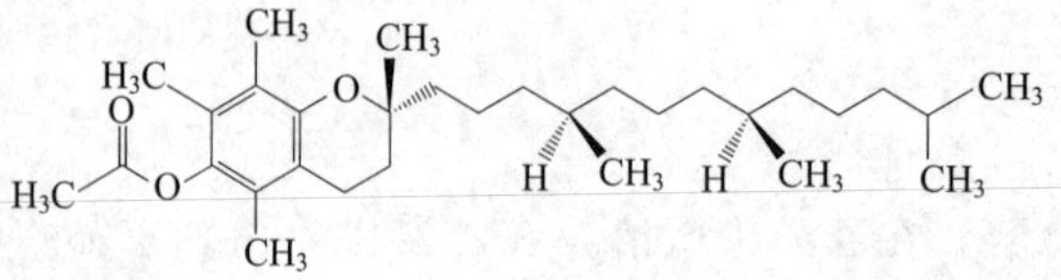

天然型

$C_{31}H_{52}O_{3}$　472.75

本品为合成型或天然型维生素 E；合成型为（±）-2,5,7,8-四甲基-2-（4,8,12-三甲基十三烷基）-6-苯并二氢吡喃醇乙酸酯或 *dl*-*α*-生育酚乙酸酯，天然型为（+）-2,5,7,8-四甲基-2-（4,8,12-三甲基十三烷基）-6-苯并二氢吡喃醇乙酸酯或 *d*-*α*-生育酚乙酸酯。

一、性状

维生素 E 为微黄色至黄色或黄绿色澄清的黏稠液体；几乎无臭；遇光色渐变深。天然型放置会固化，25℃左右熔化。

本品在无水乙醇、丙酮、乙醚或植物油中易溶，在水中不溶。

比旋度　避光操作。取本品约 0.4g，精密称定，置 150ml 具塞圆底烧瓶中，加无水乙醇 25ml 使溶解，加硫酸乙醇溶液（1 → 7）20ml，水浴回流 3h，放冷，用硫酸乙醇溶液（1 → 72）定量转移至 200ml 量瓶中并稀释至刻度，摇匀。精密量取 100ml，置分液漏斗中，加水 200ml，用乙醚提取 2 次（75ml，25ml），合并乙醚液，加铁氰化钾氢氧化钠溶液［取铁氰化钾 50g，加氢氧化钠溶液（1 → 125）溶解并稀释至 500ml］50ml，振摇 3min；取乙醚层，用水洗涤 4 次，每次 50ml，弃去洗涤液，乙醚液经无水硫酸钠脱水后，置水浴上减压或在氮气流下蒸干至 7～8ml 时，停止加热，继续挥干乙醚，残渣立即加异辛烷溶解并定量转移至 25ml 量瓶中，用异辛烷稀释至刻度，依法测定，比旋度（按 *d*-*α*-生育酚计，即测得结果除以换算系数 0.911）不得低于 +24°（天然型）。

折光率　本品的折光率（通则 0622）为 1.494～1.499。

吸收系数　取本品，精密称定，加无水乙醇溶解并定量稀释制成每 1ml 中约含 0.1mg 的溶液，照紫外-可见分光光度法（通则 0401），在 284nm 波长处测定吸光度，吸收系数（$E_{1cm}^{1\%}$）为 41.0～45.0。

二、鉴别

1. 氧化显色硝酸反应

原理　本品的乙醇溶液与硝酸在 75℃加热 15min，先水解为 *α*-生育酚，再被氧化成生育红而显橙色。

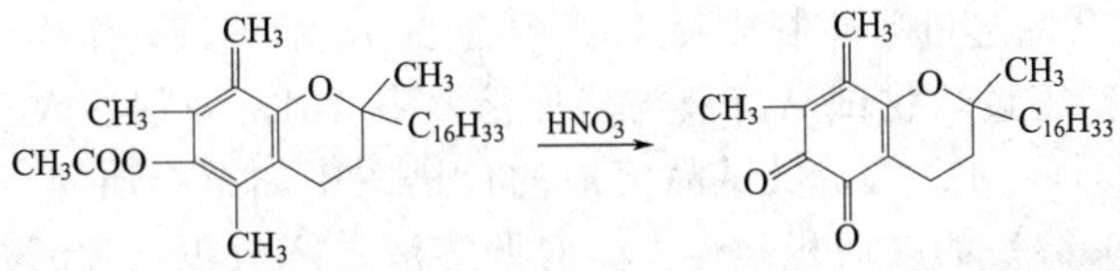

本法简便、快速，呈色反应明显。《中国药典》、JP(18）均采用本法进行鉴别。

鉴别方法　取本品约 30mg，加无水乙醇 10ml 溶解后，加硝酸 2ml，摇匀，在 75℃加热约 15min，溶液显橙红色。维生素 E 注射液可照维生素 E 鉴别试验，显相同的反应。

维生素 E 片采用本法鉴别时，糖衣对测定有干扰，应在测定前剥去，同时应消除辅料的干扰。方法如下：取本品 2 片，除去糖衣，研细，加无水乙醇 10ml，振摇使维生素 E 溶解，滤过，滤液加硝酸 2ml，摇匀，在 75℃加热约 15min，溶液显橙红色。

2. **红外光谱法**

维生素 E 的红外吸收光谱应与对照的图谱（光谱集 1206 图）一致。

三、检查

（一）维生素 E 的杂质检查

维生素 E 项下检查“酸度”“生育酚（天然型）”“有关物质（合成型）”“残留溶剂正己烷”等项目。

1. **酸度**

采用酸碱反应原理检查维生素 E 在制备过程中引入的游离乙酸，限量为每 1g 供试品中含酸不得过 0.05mmol。

《中国药典》采用酸碱滴定法检查酸度。以乙醇和乙醚（对酚酞指示剂显中性）为溶剂，供试品消耗氢氧化钠滴定液（0.1mol/L）不得过 0.5ml。

检查方法　取乙醇与乙醚各 15ml，置锥形瓶中，加酚酞指示液 0.5ml，滴加氢氧化钠滴定液（0.1mol/L）至微显粉红色，加本品 1.0g，溶解后，用氢氧化钠滴定液（0.1mol/L）滴定，消耗的氢氧化钠滴定液（0.1mol/L）不得过 0.5ml。

2. **生育酚**

《中国药典》采用硫酸铈滴定法检查维生素 E 在制备过程中未酯化的生育酚。

原理　利用游离生育酚的还原性，将硫酸铈还原成硫酸亚铈。微过量的硫酸铈可将指示剂二苯胺氧化为蓝色，根据消耗硫酸铈滴定液的体积控制杂质限量。

游离生育酚被氧化成生育醌后失去 2 个电子，滴定反应的摩尔比为 1∶2，生育酚的相对分子质量为 430.7，即 1ml 的硫酸铈滴定液（0.01mol/L）相当于 0.002154g 的生育酚。

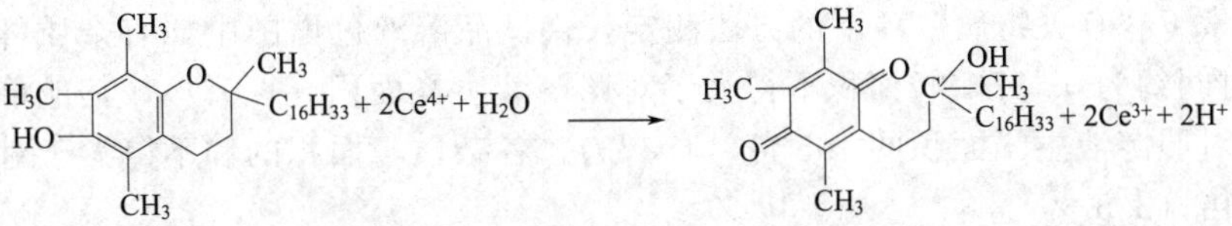

检查方法　取本品 0.10g，加无水乙醇 5ml 溶解后，加二苯胺试液 1 滴，用硫酸铈滴定液（0.01mol/L）滴定，消耗的硫酸铈滴定液（0.01mol/L）不得过 1.0ml。

3. **有关物质**

合成型的维生素 E 需检查“有关物质”，采用气相色谱法中的不加校正因子的主成分自身对照法检查。

检查方法　取本品，用正己烷稀释制成每 1ml 中约含 2.5mg 的溶液，作为供试品溶液；

精密量取适量，用正己烷定量稀释制成每1ml中含25μg的溶液，作为对照溶液。照含量测定项下的色谱条件，精密量取供试品溶液与对照溶液各1μl，分别注入气相色谱仪，记录色谱图至主成分峰保留时间的2倍，供试品溶液的色谱图中如有杂质峰，α-生育酚（杂质Ⅰ）（相对保留时间约为0.87）的峰面积不得大于对照溶液主峰面积（1.0%），其他单个杂质峰面积不得大于对照溶液主峰面积的1.5倍（1.5%），各杂质峰面积的和不得大于对照溶液主峰面积的2.5倍（2.5%）。

4. 残留溶剂——正己烷

天然型维生素E检查残留溶剂，是为了控制生产过程中引入的有害有机溶剂正己烷的残留量。《中国药典》采用气相色谱法（外标法）检查该杂质。

检查方法 取本品，精密称定，加*N*，*N*-二甲基甲酰胺溶解并定量稀释制成每1ml中约含50mg的溶液，作为供试品溶液；另取正己烷，加*N*，*N*-二甲基甲酰胺定量稀释制成每1ml中约含10μg的溶液，作为对照品溶液。照残留溶剂测定法（通则0861第一法）试验，以5%苯基甲基聚硅氧烷为固定液（或极性相近的固定液），起始柱温为50℃，维持8min，然后以每分钟45℃的速率升温至260℃，维持15min。正己烷的残留量应符合规定（天然型）。

（二）维生素E片的杂质检查

维生素E片项下规定检查“有关物质”及其他（应符合片剂项下有关的各项规定）。

1. 有关物质[原料药为维生素E（合成型）]

取本品细粉适量（相当于维生素E 25mg），加正己烷10ml，振摇使维生素E溶解，滤过，取滤液作为供试品溶液；精密量取1ml，置100ml棕色量瓶中，用正己烷稀释至刻度，摇匀，作为对照溶液。照维生素E“有关物质”项下的方法试验，供试品溶液的色谱图中如有杂质峰，α-生育酚（相对保留时间约为0.87）峰面积不得大于对照溶液主峰面积的1.5倍（1.5%），其他单个杂质峰面积不得大于对照溶液主峰面积的1.5倍（1.5%），各杂质峰面积的和不得大于对照溶液主峰面积的3.0倍（3.0%）。

2. 其他

应符合片剂项下有关的各项规定（通则0101）。

（三）维生素E注射液的杂质检查

维生素E注射液项下检查“有关物质”及其他（应符合注射剂项下有关的各项规定）。

1. 有关物质[原料药为维生素E（合成型）]

取本品适量，用正己烷稀释制成每1ml中约含维生素E 2.5mg的溶液，作为供试品溶液；精密量取适量，用正己烷定量稀释制成每1ml中含维生素E 25μg的溶液，作为对照溶液。照维生素E“有关物质”项下的方法测定，供试品溶液色谱图中如有杂质峰，α-生育酚（相对保留时间约为0.87）峰面积不得大于对照溶液主峰面积（1.0%），其他单个杂质峰面积不得大于对照溶液主峰面积的1.5倍（1.5%），各杂质峰面积的和不得大于对照溶液主峰面积的2.5倍（2.5%）。

2. 其他

应符合注射剂项下有关的各项规定（通则0102）。

四、含量测定

维生素E及其制剂的含量可采用铈量法、比色法、气相色谱法等方法测定。近年来，《中国药典》多采用气相色谱法，该法具有高度选择性，可分离维生素E及其异构体，可选择性地测定维生素E，适用于维生素E及其制剂的分析。若采用铈量法，如果供试品含还原性杂质，会使结果偏高。

(一) 维生素E的含量测定

色谱条件与系统适用性试验　以硅酮（OV-17）为固定相，涂布浓度为2%的填充柱；或用100%二甲基聚硅氧烷为固定液的毛细管柱，柱温为265℃。理论板数按维生素E峰计算不低于500（填充柱）或5000（毛细管柱），维生素E峰与内标物质峰的分离度应符合要求。

校正因子的测定　取正三十二烷适量，加正己烷溶解并稀释成每1ml中含1.0mg的溶液，作为内标溶液。另取维生素E对照品约20mg，精密称定，置棕色具塞瓶中，精密加内标溶液10ml，密塞，振摇使溶解；取1～3μl注入气相色谱仪，计算校正因子。

测定方法　取本品约20mg，精密称定，置棕色具塞瓶中，精密加内标溶液10ml，密塞，振摇使溶解；取1～3μl注入气相色谱仪，测定，计算，即得。

(二) 维生素E片的含量测定

测作方法　取本品20片，精密称定，研细，精密称取适量（约相当于维生素E 20mg），置棕色具塞锥形瓶中，照维生素E含量测定项下的方法，精密加入内标溶液10ml，密塞，振摇使维生素E溶解，静置，取上清液1～3μl注入气相色谱仪，并依法测定校正因子，计算，即得。

(三) 维生素E注射剂的含量测定

测定方法　精密量取本品2ml，置棕色具塞锥形瓶中，照维生素E项下含量测定的方法，精密加入内标溶液5ml（规格1ml：5mg）或50ml（规格1ml：50mg），密塞，摇匀，作为供试品溶液，取1～3μl注入气相色谱仪，并依法测定校正因子，计算，即得。

结果计算（内标法加校正因子）

$$\text{校正因子}(f)=\frac{A_S/c_S}{A_R/c_R}$$

$$\text{含量}(c_X)=f\times\frac{A_X}{A'_S/c'_S}$$

$$\text{标示量}(\%)=\frac{c_X}{c_{\text{标示}}}\times100\%$$

式中，A_S、A'_S为内标溶液的峰面积或峰高；A_R为对照品溶液的峰面积或峰高；c_S、c'_S为内标物质的浓度；c_R为对照品溶液的浓度；A_X为供试品溶液的峰面积或峰高；c_X为供试品溶液的浓度；$c_{\text{标示}}$为供试品的标示量。

注意事项　按《中国药典》规定，维生素E峰与内标物质峰的分离度应大于1.5。测定时对照品溶液和供试品溶液每份溶液应进样2次。数据结果要求如下：内标法测定时，对照品溶液4个数据的相对标准偏差（RSD）不得大于1.5%，供试品溶液4个数据的相对标准偏差（RSD）不得大于1.5%。

【实例14-1】　维生素E的含量测定

按《中国药典》(2020年版）测定维生素E的含量。实验数据如下：

正三十二烷内标溶液的浓度为1.021mg/ml。

精密称取维生素E对照品20.14mg，置棕色具塞瓶中，精密加内标溶液10ml，密塞，振摇使溶解，作为对照品溶液。测定维生素E对照品的保留时间为16.15min，峰面积为217426.1，内标物质的保留时间为17.45min，峰面积为131925.8。

精密称取维生素E供试品20.18mg，置棕色具塞锥形瓶中，精密加入内标溶液10ml，密塞，振摇使溶解，作为供试品溶液。测得供试品中维生素E的保留时间为16.20min，峰面积为 218036.4，内标物质的保留时间为 17.45min，峰面积为 132806.5。

按本法测得的色谱图见图 14-1。

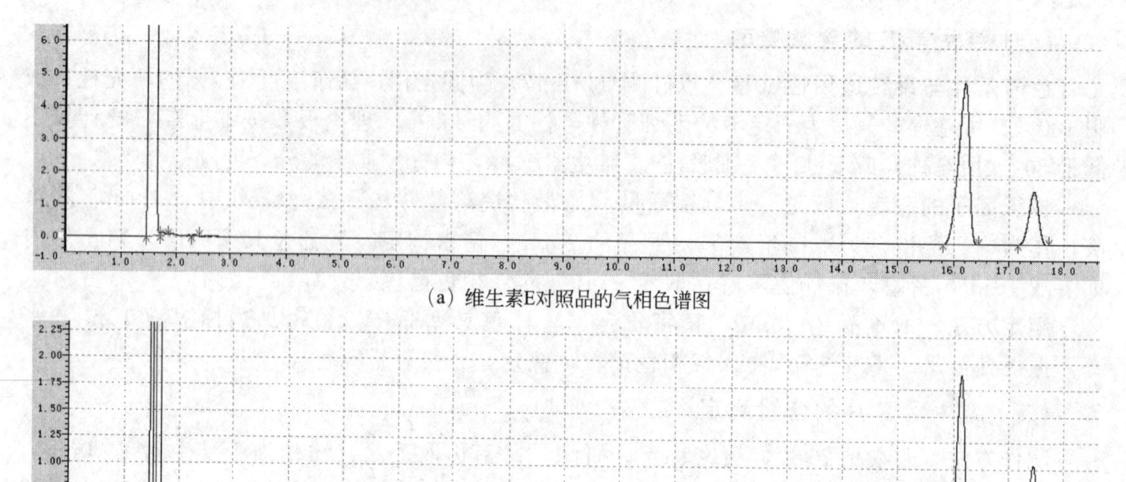

(a) 维生素E对照品的气相色谱图

(b) 维生素E供试品的气相色谱图

图 14-1　气相色谱图

结果计算：

$$f=\frac{A_S/c_S}{A_R/c_R}=\frac{131925.8/1.021}{217426.1/(20.14\div10.0)}=1.197$$

$$\text{维生素 E}(\%)=\frac{f\times\frac{A_X}{A'_S}\times c'_S}{c_X}\times100\%=\frac{f\times\frac{A_X}{A'_S}\times m'_S}{m_X}\times100\%$$

$$=\frac{1.197\times\frac{218036.4}{132806.5}\times10.21}{20.18}\times100\%=99.43\%$$

课堂思考

1. 维生素 E 中为什么要检查游离生育酚?《中国药典》用什么方法检查游离生育酚?请计算杂质生育酚的限量?

2.《中国药典》用 GC 法测定维生素 E 含量，在操作上应注意什么?

第三节　维生素 B_1 及其片剂、注射剂的质量检验

维生素 B_1 为氯化 4-甲基-3-［（2-甲基-4-氨基-5-嘧啶基）甲基］-5-（2-羟基乙基）噻唑鎓盐酸盐。按干燥品计算，含 $C_{12}H_{17}ClN_4OS\cdot HCl$ 不得少于 99.0%。维生素 B_1 又名盐酸硫胺，广泛存在于米糠、麦麸、酵母中，此外来自于人工合成。本品具有维持糖代谢及神经传导与消化的正常功能，主要用于治疗脚气病、多发性神经炎和胃肠道疾病。《中国药典》

收载有维生素 B_1 原料、片剂及其注射液。

维生素 B_1

Weishengsu B_1

Vitamin B_1

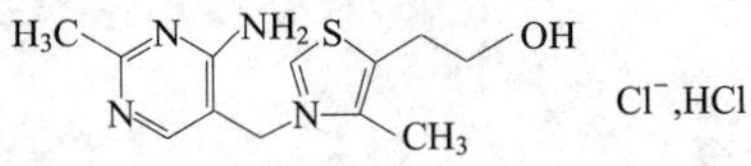

$C_{12}H_{17}ClN_4OS \cdot HCl$　337.27

一、性状

本品为白色结晶或结晶性粉末；有微弱的特臭，味苦；干燥品在空气中迅即吸收约 4% 的水分。本品在水中易溶，在乙醇中微溶，在乙醚中不溶。

吸收系数　取本品，精密称定，加盐酸溶液（9 → 1000）溶解并定量稀释制成每 1ml 约含 12.5μg 的溶液，照紫外-可见分光光度法（通则 0401），在 246nm 波长处测定吸光度，吸收系数（$E_{1cm}^{1\%}$）为 406～436。

二、鉴别

1. 硫色素反应

原理　硫色素反应为维生素 B_1 的专属反应。维生素 B_1 在碱性溶液中，易被铁氰化钾氧化成硫色素，后者易溶于正丁醇中，显强烈的蓝色荧光。加酸荧光消失，加碱荧光恢复。

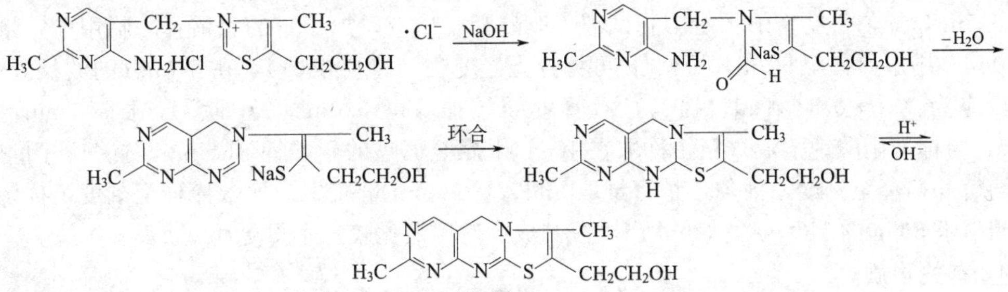

（硫色素）

鉴别方法　取本品约 5mg，加氢氧化钠试液 2.5ml 溶解后，加铁氰化钾试液 0.5ml 与正丁醇 5ml，强力振摇 2min，放置使分层，上面的醇层显强烈的蓝色荧光；加酸使成酸性，荧光即消失；再加碱使成碱性，荧光又显出。

2. 红外吸收光谱法

《中国药典》采用红外吸收光谱法鉴别维生素 B_1。鉴别方法：取本品适量，加水溶解，水浴蒸干，在 105℃干燥 2h 测定。本品的红外光吸收图谱应与对照的图谱（光谱集 1205 图）一致。

3. 氯化物

维生素 B_1 为盐酸盐，维生素 B_1 的水溶液显氯化物的鉴别反应。

（1）取供试品溶液，加稀硝酸使成酸性后，滴加硝酸银试液，即生成白色凝乳状沉淀；分离，沉淀加氨试液即溶解，再加稀硝酸酸化后，沉淀复生成。反应式如下：

$$Cl^- + Ag^+ \xrightarrow{HNO_3} AgCl\downarrow$$

$$AgCl + 2NH_3 \cdot H_2O \longrightarrow [Ag(NH_3)_2]^+ + Cl^- + 2H_2O$$

$$[Ag(NH_3)_2]^+ + 2H^+ \longrightarrow AgCl\downarrow + 2NH_4^+$$

(2) 取供试品少量，置试管中，加等量的二氧化锰，混匀，加硫酸湿润，缓缓加热，即发生氯气，能使用水湿润的碘化钾淀粉试纸显蓝色。反应式如下：

$$MnO_2 + 4HCl \longrightarrow MnCl_2 + Cl_2 + 2H_2O$$

$$Cl_2 + 2I^- \longrightarrow 2Cl^- + I_2$$

三、检查

(一) 维生素 B_1 的杂质检查

维生素 B_1 项下检查“酸度”“溶液的澄清度与颜色”“硫酸盐”“硝酸盐”“有关物质”“干燥失重”“炽灼残渣”“铁盐”“重金属”“总氯量”等项目。

1. 酸度

维生素 B_1 为硫胺的盐酸盐，水解显酸性。

检查方法 取本品 0.50g，加水 20ml 溶解后，依法测定（通则 0631），pH 值应为 2.8～3.3。

2. 溶液的澄清度与颜色

取本品 1.0g，加水 10ml 溶解后，溶液应澄清无色；如显色，与对照液（取比色用重铬酸钾液 0.1ml，加水适量使成 10ml）比较，不得更深。

3. 硝酸盐

维生素 B_1 在合成过程中使用了硝酸盐，《中国药典》采用靛胭脂法检查其限量。

检查方法 取本品 1.0g，加水溶解并稀释至 100ml，取 1.0ml，加水 4.0ml 与 10%氯化钠溶液 0.5ml，摇匀，精密加稀靛胭脂试液［取靛胭脂试液，加等量的水稀释。临用前，量取本液 1.0ml，用水稀释至 50ml，照紫外-可见分光光度法（通则 0401），在 610nm 的波长处测定，吸光度应为 0.3～0.4］1ml，摇匀，沿管壁缓缓加硫酸 5.0ml，立即缓缓振摇 1min，放置 10min，与标准硝酸钾溶液（精密称取在 105℃干燥至恒重的硝酸钾 81.5mg，置 50ml 量瓶中，加水溶解并稀释至刻度，摇匀，精密量取 5ml，置 100ml 量瓶中，加水稀释至刻度，摇匀。每 1ml 相当于 50μg 的 NO_3^-）0.50ml 用同法制成的对照液比较，不得更浅（0.25%）。

4. 有关物质

采用高效液相色谱法不加校正因子的主成分自身对照法检查维生素 B_1 中的有关物质。

检查方法 取本品，精密称定，用流动相溶解并稀释制成每 1ml 中约含 1mg 的溶液，作为供试品溶液；精密量取 1ml，置 100ml 量瓶中，用流动相稀释至刻度，摇匀，作为对照溶液。照高效液相色谱法（通则 0512）试验，用十八烷基硅烷键合硅胶为填充剂，以甲醇-乙腈-0.02mol/L 庚烷磺酸钠溶液（含 1% 三乙胺，用磷酸调节 pH 值至 5.5）（9：9：82）为流动相，检测波长为 254nm，理论板数按维生素 B_1 峰计算不低于 2000，维生素 B_1 峰与相邻峰的分离度均应符合要求。精密量取供试品溶液与对照溶液各 20μl，分别注入液相色谱仪，记录色谱图至主峰保留时间的 3 倍。供试品溶液色谱图中如有杂质峰，各杂质峰面积的和不得大于对照溶液主峰面积的 0.5 倍（0.5%）。

5. 干燥失重

维生素 B_1 的干燥品在空气中迅速吸收约 4%的水分，检查在生产和贮存中引入的水分和其他挥发性杂质，按恒温干燥法检查干燥失重。

检查方法 取本品，在 105℃干燥至恒重，减失重量不得过 5.0%（通则 0831）。

6. 总氯量

本品为盐酸盐，理论总氯量为 21.02%。《中国药典》采用银量法检查总氯量，限量为

20.6%～21.2%，依此控制本品的纯度。

检查方法 取本品约0.2g，精密称定，加水20ml溶解后，加稀乙酸2ml与溴酚蓝指示液8～10滴，用硝酸银滴定液（0.1mol/L）滴定至显蓝紫色。每1ml硝酸银滴定液（0.1mol/L）相当于3.54mg的氯（Cl）。按干燥品计算，含总氯量应为20.6%～21.2%。

（二）维生素B_1片的杂质检查

维生素B_1片项下检查“有关物质”及其他（应符合片剂项下有关的各项规定）。

1. 有关物质

取本品细粉适量，加流动相适量，振摇使维生素B_1溶解，用流动相稀释制成每1ml中含维生素B_1 1mg的溶液，滤过，取续滤液作为供试品溶液；精密量取1ml，置100ml量瓶中，用流动相稀释至刻度，摇匀，作为对照溶液。照维生素B_1“有关物质”项下的方法试验，供试品溶液色谱图中如有杂质峰，各杂质峰面积的和不得大于对照溶液主峰面积的1.5倍（1.5%）。

2. 其他

应符合片剂项下有关的各项规定（通则0101）。

（三）维生素B_1注射液的杂质检查

维生素B_1注射液项下检查“pH值”“有关物质”及其他（应符合注射剂项下有关的各项规定）。

1. pH值

pH值应为2.5～4.0（通则0631）。

2. 有关物质

取本品适量，用流动相稀释制成每1ml中含维生素B_1 1mg的溶液，作为供试品溶液；精密量取1ml，置100ml量瓶中，用流动相稀释至刻度，摇匀，作为对照溶液。照维生素B_1“有关物质”项下的方法试验，供试品溶液色谱图中如有杂质峰，各杂质峰面积的和不得大于对照溶液主峰面积的2倍（2.0%）。

3. 其他

应符合注射剂项下有关的各项规定（通则0102）。

四、含量测定

（一）维生素B_1的含量测定

非水碱量法 维生素B_1两个碱性的、已成盐的伯胺与季胺的基团，在非水溶液、醋酐存在下，均可与高氯酸作用，根据消耗高氯酸的量进行计算。维生素B_1具有两个碱性基团，故与高氯酸反应的摩尔比为1∶2。

测定方法 取本品约0.12g，精密称定，加冰醋酸20ml微热使溶解，放冷，加醋酐30ml，照电位滴定法（通则0701），用高氯酸滴定液（0.1mol/L）滴定，并将滴定的结果用空白试验校正。每1ml高氯酸滴定液（0.1mol/L）相当于16.86mg的$C_{12}H_{17}ClN_4OS \cdot HCl$。

结果计算

$$含量(\%)=\frac{FT(V-V_0)}{W}\times 100\%$$

式中，T为滴定度；V为样品消耗高氯酸滴定液的体积，ml；V_0为空白试验消耗高氯酸滴定液的体积，ml；F 为高氯酸滴定液浓度校正因子；W 为维生素 B_1 样品的取样量，g。

（二）维生素 B_1 片的含量测定

紫外分光光度法：《中国药典》采用紫外分光光度法测定维生素 B_1 片剂和注射剂含量。维生素 B_1 具共轭结构，在紫外光区有特征吸收，易溶于盐酸溶液（9→1000），在 246nm 的波长处有最大吸收，$C_{12}H_{17}ClN_4OS \cdot HCl$ 的吸收系数（$E_{1cm}^{1\%}$）为 421，据此，可测定维生素 B_1 片剂和注射剂的含量。

测定方法　取本品 20 片，精密称定，研细，精密称取适量（约相当于维生素 B_1 25mg），置 100ml 量瓶中，加盐酸溶液（9→1000）约 70ml，振摇 15min 使维生素 B_1 溶解，用上述溶剂稀释至刻度，摇匀，用干燥滤纸滤过，精密量取续滤液 5ml，置另一 100ml 量瓶中，再加上述溶剂稀释至刻度，摇匀，照紫外-可见分光光度法（通则 0401），在 246nm 的波长处测定吸光度，按 $C_{12}H_{17}ClN_4OS \cdot HCl$ 的吸收系数（$E_{1cm}^{1\%}$）为 421 计算，即得。

结果计算

$$标示量(\%)=\frac{\frac{A\times 1\%}{E_{1cm}^{1\%}\times L}DV\overline{W}}{WW_{标}}\times 100\%$$

式中，A 为供试品溶液的吸光度；$E_{1cm}^{1\%}$ 为供试品溶液的百分吸收系数；L 为吸收池的厚度，cm；V 为供试液的体积，ml；D 为供试品的稀释倍数；$\overline{W}$ 为平均片重，g；W 为取样量，g；$W_{标}$ 为标示量。

（三）维生素 B_1 注射剂的含量测定

测定方法　精密量取本品适量（约相当于维生素 B_1 50mg），置 200ml 量瓶中，加水稀释至刻度，摇匀，精密量取 5ml，置 100ml 量瓶中，加盐酸溶液（9→1000）稀释至刻度，照紫外-可见分光光度法（通则 0401），在 246nm 的波长处测定吸光度，按 $C_{12}H_{17}ClN_4OS \cdot HCl$ 的吸收系数（$E_{1cm}^{1\%}$）为 421 计算，即得。

结果计算

$$标示量(\%)=\frac{\frac{A\times 1\%}{E_{1cm}^{1\%}\times L}\times D}{c_{标示}}\times 100\%$$

式中，A 为供试品在 246nm 波长处测定的吸光度；D 为供试液的稀释倍数；$c_{标示}$ 为标示量浓度，g/ml。

【实例 14-2】　维生素 B_1 片的含量测定

取本品 20 片，精密称定 2.2013g，研细，精密称取 0.2603g，置 100ml 量瓶中，加盐酸溶液（9→1000）约 70ml，振摇 15min 使维生素 B_1 溶解，用上述溶剂稀释至刻度，混匀。用干燥滤纸滤过，弃去初滤液，精密量取续滤液 5ml，置另一 100ml 量瓶中，再加上述溶剂稀释至刻度，摇匀，照紫外-可见分光光度法，在 246nm 波长处测定吸光度为 0.503，按 $C_{12}H_{17}ClN_4OS \cdot HCl$ 的吸收系数（$E_{1cm}^{1\%}$）为 421 计算，即得。

已知维生素 B_1 片的标示量为 10mg，求维生素 B_1 的标示百分含量。

解：

$$标示量(\%)=\frac{\frac{A\times 1\%}{E_{1cm}^{1\%}\times L}\times D\times V\times \overline{W}}{W\times W_{标}}\times 100\%$$

$$=\frac{\frac{0.503\times 1\%}{421\times 1}\times\frac{100}{5}\times 100\times\frac{2.2013}{20}}{0.2603\times 10\times 10^{-3}}\times 100\%=101.04\%$$

课堂思考

1. 鉴别维生素 B_1 的专属反应是什么？反应现象是什么？

2.《中国药典》收载维生素 B_1 的重金属检查法中，标准铅溶液（每 1ml 相当于 Pb10μg）的取用量应为多少毫升？

3. 维生素 B_1 原料和制剂各用什么方法测定含量？为什么？

第四节　维生素 C 及其片剂、注射剂的质量检验

维生素 C 又称 L-抗坏血酸为维生素类药。本品分子中具有二烯醇基（HO—C═C—OH），具极强的还原性，能被空气中的氧、硝酸银、二氯靛酚和碘等物质氧化为二酮基（O═C—C═O）成为去氢抗坏血酸。本品的水溶液极不稳定，尤其在碱性介质中或有微量 Cu^{2+} 或 Fe^{3+} 存在时，极易被氧化而失效。本品分子中具有两个手性碳原子，有四个旋光异构体，其中以 L 构型右旋体的生物活性最强。本品分子中 3 位碳原子上的羟基受共轭效应的影响，易解离出氢离子，呈酸性（$pK_1=4.17$），可与碳酸氢钠作用生成钠盐。《中国药典》收载有维生素 C 及其片剂、泡腾片、泡腾颗粒、颗粒剂和注射剂等药物。本节重点介绍维生素 C 及其片剂、注射剂的质量检验。

维生素 C

Weishengsu C

Vitamin C

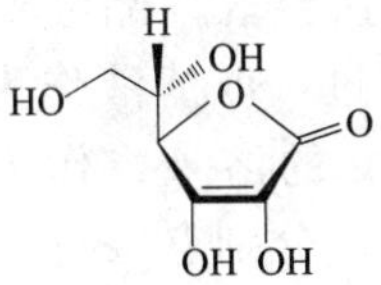

$C_6H_8O_6$　176.13

一、性状

本品为白色结晶或结晶性粉末；无臭，味酸；久置色渐变微黄；水溶液显酸性反应。

本品在水中易溶，在乙醇中略溶，在三氯甲烷或乙醚中不溶。

熔点　本品的熔点为 190～192℃，熔融时同时分解。

比旋度　取本品，精密称定，加水溶解并定量稀释制成每 1ml 中含 0.10g 的溶液，依法测定（通则 0612），比旋度为＋20.5°～＋21.5°。

二、鉴别

1. 氧化还原反应

维生素 C 结构中二烯醇基具有较强的还原性，可与硝酸银、二氯靛酚、亚甲蓝等氧化剂反应。《中国药典》采用还原硝酸银及还原二氯靛酚的方法鉴别维生素 C 及其片剂，采用还原亚甲蓝鉴别维生素 C 注射液。

（1）还原硝酸银

原理　维生素 C 的水溶液可将硝酸银试液还原为银的黑色沉淀。反应式如下：

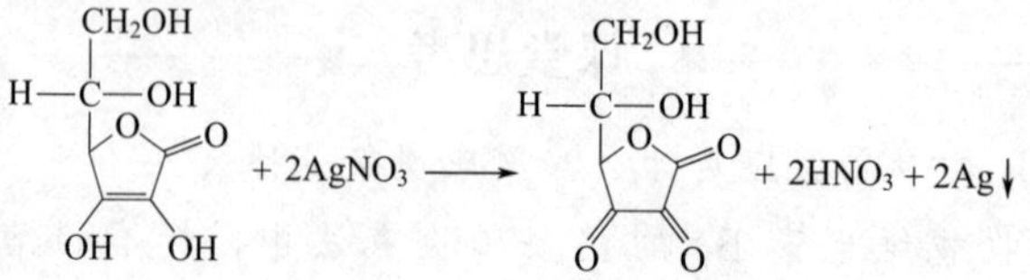

$$\text{维生素C} + 2AgNO_3 \longrightarrow \text{去氢维生素C} + 2HNO_3 + 2Ag\downarrow$$

（2）还原二氯靛酚

原理　本品的水溶液可将蓝色的二氯靛酚试液还原成无色的酚亚胺溶液。

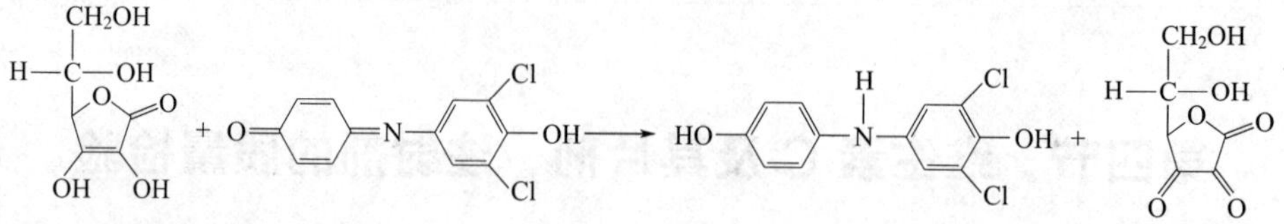

$$\text{维生素C} + O{=}C_6H_4{=}N{-}C_6H_2Cl_2{-}OH \longrightarrow HO{-}C_6H_4{-}NH{-}C_6H_2Cl_2{-}OH + \text{去氢维生素C}$$

鉴别方法　维生素 C 的鉴别方法：取本品 0.2g，加水 10ml 溶解后，分成二等份，在一份中加硝酸银试液 0.5ml，即生成银的黑色沉淀。在另一份中，加二氯靛酚钠试液 1～2 滴，试液的颜色即消失。

维生素 C 片的鉴别方法：取本品的细粉适量（约相当于维生素 C 0.2g），加水 10ml，振摇使维生素 C 溶解，滤过，滤液照维生素 C 鉴别试验，显相同的反应。

（3）还原亚甲蓝

2. 红外光谱法

《中国药典》采用红外吸收光谱法鉴别维生素 C。鉴别方法：本品的红外光吸收图谱应与对照的图谱（光谱集 450 图）一致。

3. 薄层色谱法

维生素 C 片及维生素 C 注射液采用薄层色谱法鉴别。

鉴别方法　维生素 C 片的鉴别方法：取本品细粉适量（约相当于取维生素 C 10mg），加水 10ml，振摇使维生素 C 溶解，滤过，取滤液作为供试品溶液；另取维生素 C 对照品，加水溶解并稀释制成 1ml 中约含 1mg 的溶液，作为对照品溶液。照薄层色谱法（通则 0502）试验，吸取上述两种溶液各 2μl，分别点于同一硅胶 GF_{254} 薄层板上，以乙酸乙酯-乙醇-水（5∶4∶1）为展开剂，展开，晾干，立即（1h 内）置紫外光灯（254nm）下检视。供试品溶液所显主斑点的位置和颜色应与对照品溶液的主斑点相同。

维生素 C 注射液的鉴别方法：取本品，用水稀释制成 1ml 中约含维生素 C 1mg 的溶液，作为供试品溶液；另取维生素 C 对照品，加水溶解并稀释制成 1ml 中约含 1mg 的溶液，作为对照品溶液。照薄层色谱法（通则 0502）试验，吸取上述两种溶液各 2μl，分别点于同一硅胶 GF_{254} 薄层板上，以乙酸乙酯-乙醇-水（5∶4∶1）为展开剂，展开，晾干，立即（1h 内）置紫外光灯（254nm）下检视。供试品溶液所显主斑点的位置和颜色应与对照品溶液的主斑点相同。

三、检查

（一）维生素 C 的杂质检查

维生素 C 需检查溶液的“澄清度与颜色”“草酸”“炽灼残渣”“铁”“铜”和“重金属”等杂质。

1. 溶液的澄清度与颜色

本品在贮存过程中，由于发生内酯环水解、脱羧、聚合等反应而呈色，其颜色随贮存时间的延长而逐渐加深，为保证产品质量，对溶液的颜色必须加以控制，采用测定吸光度的方法。因本品的20%溶液不完全澄清，影响吸光度的测定结果，故规定用4号垂熔玻璃漏斗滤过。本品的中性溶液在265nm波长有最大吸收，在420nm波长处无吸收。

检查方法　取维生素C 3.0g，加水15ml，振摇使溶解，溶液应澄清无色；如显色，将溶液经4号垂熔玻璃漏斗滤过，取滤液，照紫外-可见分光光度法（通则0401），在420nm的波长处测定吸光度，不得过0.03。

2. **草酸**

检查方法　取维生素C 0.25g，加水4.5ml，振摇使维生素C溶解，加氢氧化钠试液0.5ml、稀乙酸1ml与氯化钙试液0.5ml，摇匀，放置1h，作为供试品溶液；另精密称取草酸75mg，置500ml量瓶中，加水溶解并稀释至刻度，摇匀，精密量取5ml，加稀乙酸1ml与氯化钙试液0.5ml，摇匀，放置1h，作为对照溶液。供试品溶液产生的混浊不得浓于对照溶液（0.3%）。

3. **铁（原子吸收分光光度法）**

检查方法　取维生素C 5.0g两份，分别置25ml量瓶中，一份中加0.1mol/L硝酸溶液溶解并稀释至刻度，摇匀，作为供试品溶液B；另一份中加标准铁溶液（精密称取硫酸铁铵863mg，置1000ml量瓶中，加1mol/L硫酸溶液25ml，加水稀释至刻度，摇匀，精密量取10ml，置100ml量瓶中，加水稀释至刻度，摇匀）1.0ml，加0.1mol/L硝酸溶液溶解并稀释至刻度，摇匀，作为对照溶液A。照原子吸收分光光度法（通则0406），在248.3nm的波长处分别测定，应符合规定。即：将对照溶液A喷入火焰，调节仪器使具合适的读数a；在相同的条件下喷入供试品溶液B，读数为b；b值应小于a－b。

4. **铜（原子吸收分光光度法）**

检查方法　取维生素C 2.0g两份，分别置25ml量瓶中，一份中加0.1mol/L硝酸溶液溶解并稀释至刻度，摇匀，作为供试品溶液B；另一份中加标准铜溶液（精密称取硫酸铜393mg，置1000ml量瓶中，加水稀释至刻度，摇匀，精密量取10ml，置100ml量瓶中，加水稀释至刻度，摇匀）1.0ml，加0.1mol/L硝酸溶液溶解并稀释至刻度，摇匀，作为对照溶液A。照原子吸收分光光度法（通则0406），在324.8nm的波长处分别测定，应符合规定。

（二）维生素C片的杂质检查

维生素C片需检查溶液的颜色及应符合片剂项下有关的各项规定。

溶液的颜色　取维生素C片的细粉适量（相当于维生素C 1.0g）加水20ml，振摇使维生素C溶解，滤过，滤液照紫外-可见分光光度法在440nm的波长处测定吸光度，不得过0.07。

（三）维生素C注射液的杂质检查

维生素C注射液需检查pH值、溶液的颜色、草酸及应符合注射剂项下有关的各项规定。

1. **pH值**

pH值应为5.0～7.0。

2. **溶液的颜色**

取维生素C注射液适量，加水稀释成每1ml中含维生素C 50mg的溶液，照紫外-可见分光光度法，在420nm的波长处测定，吸光度不得过0.06。

3. **草酸**

取维生素C注射液适量，加水稀释成每1ml中含维生素C 50mg的溶液，精密量取

5ml，加稀乙酸1ml与氯化钙试液0.5ml，摇匀，放置1h，作为供试品溶液；另精密称取草酸75mg，置500ml量瓶中，加水溶解并稀释至刻度，摇匀，精密量取5ml，加稀乙酸1ml与氯化钙试液0.5ml，摇匀，放置1h，作为对照溶液。供试品溶液产生的混浊不得浓于对照溶液（0.3%）。

四、含量测定

（一）维生素C的含量测定

碘量法：《中国药典》采用碘量法测定维生素C原料及制剂的含量。

原理 采用碘量法。本品具有强还原性，在酸性水溶液中与碘发生氧化还原反应，生成去氢维生素C和碘化氢，终点时微过量的碘遇淀粉指示液变蓝色。

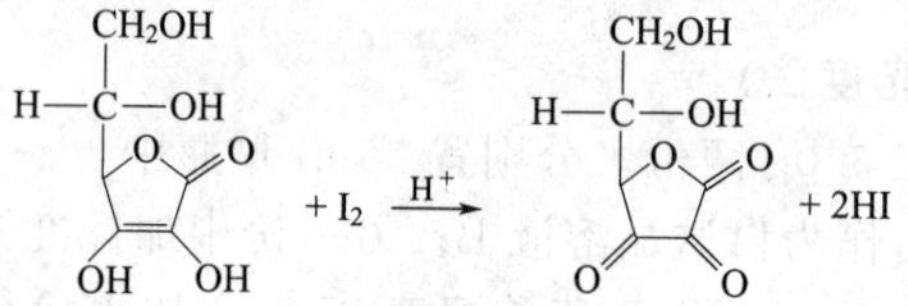

$$+ I_2 \xrightarrow{H^+} \quad + 2HI$$

加稀乙酸的目的是使滴定在酸性介质中进行，使本品受空气中氧的氧化作用减慢。加新沸过的冷水溶解是为了减少溶解氧的影响。溶液显蓝色并持续30s不褪为终点。如有还原性物质存在时，易使结果偏高。

测定方法 取本品约0.2g，精密称定，加新沸过的冷水100ml与稀乙酸10ml使溶解，加淀粉指示液1ml，立即用碘滴定液（0.05mol/L）滴定，至溶液显蓝色并在30s内不褪。每1ml碘滴定液（0.05mol/L）相当于8.806mg的$C_6H_8O_6$。

结果计算

$$含量(\%)=\frac{FTV}{W}\times 100\%$$

式中，T为滴定度；V为试验消耗碘滴定液的体积，ml；F为碘滴定液浓度校正因子；W为维生素C样品的取样量，mg。

（二）维生素C片的含量测定

测定方法 取本品20片，精密称定，研细，精密称取适量（约相当于维生素C0.2g），置100ml量瓶中，加新沸过的冷水100ml与稀乙酸10ml的混合液适量，振摇使维生素C溶解并稀释至刻度，摇匀，经干燥滤纸迅速滤过，精密量取续滤液50ml，加淀粉指示液1ml，用碘滴定液（0.05mol/L）滴定，至溶液显蓝色并持续30s不褪。每1ml碘滴定液（0.05mol/L）相当于8.806mg的$C_6H_8O_6$。

结果计算

$$标示量(\%)=\frac{FTV\overline{W}}{WW_{标}}\times 100\%$$

式中，T为滴定度；V为试验消耗碘滴定液的体积，ml；F为滴定液浓度校正因子；W为供试品的取样量，g；$\overline{W}$为平均片重，g；$W_{标}$为标示量。

（三）维生素C注射液的含量测定

由于处方中加入稳定剂焦亚硫酸钠，而焦亚硫酸钠易水解生成亚硫酸氢钠，消耗一定量的碘液，对测定结果有影响，故在滴定前加入丙酮消除这种干扰。

$$Na_2S_2O_5 + H_2O \longrightarrow 2NaHSO_3$$

$$CH_3COCH_3 + NaHSO_3 \longrightarrow H_3C-\overset{OH}{\underset{CH_3}{C}}-SO_3Na$$

测定方法　精密量取本品适量（约相当于维生素C0.2g），加水15ml与丙酮2ml，摇匀，放置5min，加稀乙酸4ml与淀粉指示液1ml，用碘滴定液（0.05mol/L）滴定，至溶液显蓝色并持续30s不褪。每1ml碘滴定液（0.05mol/L）相当于8.806mg的$C_6H_8O_6$。

结果计算

$$\text{标示量}(\%)=\frac{FTV}{V_S c_{\text{标示}}}\times 100\%$$

式中，V_S为维生素C供试品的取样量，ml；$c_{\text{标示}}$为标示量，g/ml或mg/ml。

注意事项　（1）碘液最好贮存在抗碱的棕色玻璃瓶中，不可用软木塞或橡皮塞，在阴凉处贮存。存放不用时应密塞，用时，开瓶时间尽可能短。

（2）本品易氧化变质，同时碘液也易挥发，含量测定操作速度应适当快些。

（3）平行测定2份，并计算本品含量，两次平行测定结果的相对偏差不得过0.2%，取其算术平均值为测定结果。

【实例14-3】　维生素C的含量测定

取本品按《中国药典》测定含量，实验数据如下：

供试品的取样量为0.1915g，碘滴定液的浓度为0.05030mol/L，供试品消耗碘滴定液的体积为21.28ml。

每1ml碘滴定液（0.05mol/L）相当于8.806mg的$C_6H_8O_6$。

结果计算：

$$\text{含量}(\%)=\frac{FTV}{W}\times 100\%=\frac{0.05030\times 21.28\times 8.806\times 10^{-3}}{0.05\times 0.1915}\times 100\%=98.44\%$$

结论：本品含$C_6H_8O_6$为98.44%。

课堂思考

1. 鉴别维生素C可用什么化学鉴别法？其结构依据是什么？

2. 维生素C随着贮藏时间的延长其颜色逐渐变深的原因是什么？如何控制产品的颜色？

3. 试述采用碘量法测定维生素C原料、片剂、注射剂含量的异同点，为什么？

思考与训练

习题

PPT课件

第十五章　甾体激素类药物分析

甾体激素类药物是一类具有甾体结构的激素类药物，有着十分重要的生理作用，是临床上一类重要的药物。该类药物既具有相同的基本骨架，又具有各自不同的官能团和性质，可作为药物分析的依据。

第一节　基本结构与分类

甾体激素类药物均具有环戊烷并多氢菲的母核。其基本骨架及位次编号如下：

甾体激素类药物按药理作用可分为肾上腺皮质激素和性激素两大类。性激素又可分为雄性激素及蛋白同化激素、孕激素和雌激素。肾上腺皮质激素（简称皮质激素）在临床上应用广泛，《中国药典》收载的本类药物有醋酸可的松、氢化可的松、醋酸地塞米松、地塞米松磷酸钠等。收载的雄性激素有甲睾酮、丙酸睾酮；蛋白同化激素有苯丙酸诺龙、葵酸诺龙。收载的孕激素有黄体酮、醋酸甲地孕酮；雌激素有雌二醇、炔雌醇、戊酸雌二醇、苯甲酸雌二醇。本章重点介绍醋酸可的松及其片剂、注射剂，黄体酮及其注射剂的质量分析。

一、肾上腺皮质激素

1. 典型药物

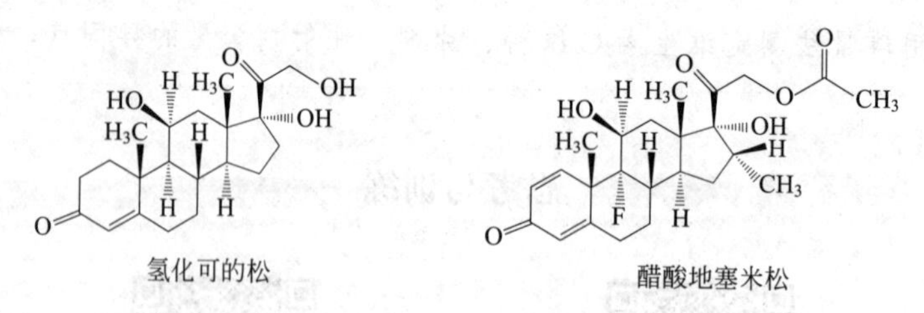

氢化可的松　　　　醋酸地塞米松

2. 结构特点

（1）A 环有 Δ^4-3-酮基，为共轭结构，具有紫外吸收特性。

（2）C_{17} 位上有 α-醇酮基，具有还原性，能和四氮唑盐发生显色反应；有的药物 C_{17} 位上还有 α-羟基。

（3）部分药物 C_{11} 位上有羟基或酮基，C_1、C_2 之间有双键，6α 或 9α 位有卤素取代，或有 C_{16}-α-羟基等。

二、雄性激素及蛋白同化激素

1. 典型药物

甲睾酮　　苯丙酸诺龙

2. 结构特点

（1）雄性激素的母核有 19 个碳原子，蛋白同化激素在 C_{10} 位上一般无角甲基，母核只有 18 个碳原子。

（2）本类药物 A 环上有 Δ^4-3-酮基，具有紫外吸收特性。

（3）C_{17} 位上有 β-羟基，或有它们形成的酯。

三、孕激素

1. 典型药物

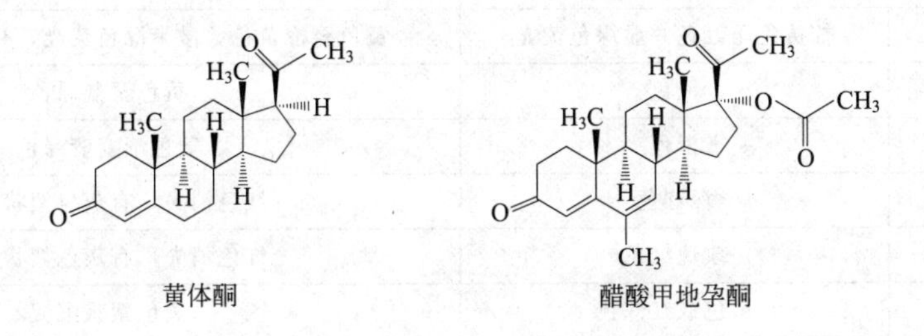

黄体酮　　醋酸甲地孕酮

2. 结构特点

（1）孕激素的母核有 21 个碳原子，A 环上有 Δ^4-3-酮基，具有紫外吸收特性。

（2）C_{17} 位上有甲基酮。

（3）有些药物 C_{17} 位上有 α-羟基，或与酸形成的酯。

四、雌激素

1. 典型药物

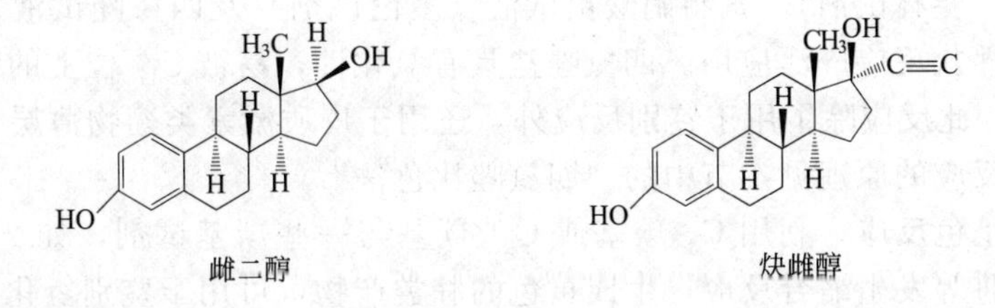

雌二醇　　炔雌醇

2. 结构特点

（1）雌激素的母核有 18 个碳原子。

（2）A 环为苯环，C_3 位上有酚羟基。

（3）C_{17} 位上有 β-羟基，有些药物的 C_{17}-羟基形成了酯，有的药物 C_{17} 位上有乙炔基。

第二节　分析方法

一、鉴别

甾体激素药物主要是根据它们的甾体结构以及各种官能团的反应进行鉴别的。母核结构以及各种官能团的呈色反应、沉淀反应、水解产物的反应、色谱法、紫外分光光度法、红外分光光度法等都是鉴别甾体激素药物常用的方法。

（一）化学鉴别法

1. 与强酸的呈色反应

许多甾体激素类药物能与硫酸、磷酸、盐酸、高氯酸等强酸反应呈色。其中甾体激素与硫酸的反应操作简便、反应灵敏，不同的药物形成不同的颜色或荧光而相互区别，目前为各国药典所应用。甾体激素与硫酸的反应机制是酮基先质子化，形成正碳离子，然后再与 HSO_4^- 作用显色。一些甾体激素与硫酸反应的结果列于表 15-1。

表 15-1　甾体激素类药物与硫酸的呈色反应

药品名称	颜色	加水稀释后
醋酸可的松	黄色或微带橙色	颜色消失，溶液澄清
氢化可的松	棕黄色至红色并显绿色荧光	黄色至橙黄色，微带绿色荧光，有少量絮状沉淀
泼尼松	橙色	黄色至蓝绿色
醋酸泼尼松	橙色	黄色渐变蓝绿色
泼尼松龙	深红色	红色消失，有灰色絮状沉淀
醋酸泼尼松龙	玫瑰红色	红色消失，有灰色絮状沉淀
地塞米松磷酸钠	黄色或红棕色	黄色絮状沉淀
炔雌醇	橙红色并显黄绿色荧光	玫瑰红色絮状沉淀
炔雌醚	橙红色并显黄绿色荧光	红色沉淀
苯甲酸雌二醇	黄绿色并显蓝色荧光	淡橙色
己酸羟孕酮	微黄色	由绿色经红色至带蓝荧光的红紫色

2. 官能团的反应

（1）C_{17}-α-醇酮基的呈色反应　皮质激素类药物 C_{17} 位上的 α-醇酮基具还原性，能与碱性酒石酸铜试液（斐林试剂）、氨制硝酸银试液（多伦试剂）及四氮唑试液发生氧化还原反应。其中与四氮唑盐反应广泛应用。四氮唑盐具有氧化性，易被 C_{17} 位上的 α-醇酮基还原为有色甲臜而呈色。此反应除了用于鉴别反应外，还用于皮质激素类药物薄层色谱的显色及比色法含量测定，反应的原理见本节中的“四氮唑比色法”。

（2）酮基的呈色反应　利用 C_3-羰基或 C_{20}-羰基与一些羰基试剂，如 2,4-二硝基苯肼、异烟肼、硫酸苯肼等发生缩合反应，生成黄色的腙类产物，可用于鉴别氢化可的松、黄体酮等含酮基的药物。

氢化可的松的鉴别：取本品约 0.1mg，加乙醇 1ml 溶解后，加临用新制的硫酸苯肼试液 8ml，在 70℃加热 15min，即显黄色。

（3）C_{17}-甲酮基的呈色反应　甾体激素类药物分子结构中含甲酮基或活泼亚甲基时，可与亚硝基铁氰化钠、间二硝基酚、芳香醛类反应呈色。其中与亚硝基铁氰化钠的反应是黄体酮灵敏而专属的鉴别反应，鉴别方法见第四节中“黄体酮的鉴别”。

（4）炔基的沉淀反应　具有炔基的药物，如炔雌醇、炔诺酮、炔诺孕酮等可与硝酸银试液反应生成炔银的白色沉淀，可用于鉴别。

炔雌醇的鉴别：取本品 10mg，加乙醇 1ml 溶解后，加硝酸银试液 5～6 滴，即生成白色沉淀。反应原理如下：

$$R—C\equiv CH + AgNO_3 \longrightarrow R—C\equiv CAg\downarrow + HNO_3$$

（5）酯的反应　具有酯结构的甾体激素类药物，可水解产生相应的羧酸，再根据羧酸的性质进行鉴别。

醋酸地塞米松的鉴别方法：取本品 50mg，加乙醇制氢氧化钾试液 2ml，置水浴中加热 5min，放冷，加硫酸溶液（1→2）2ml，缓缓煮沸 1min，即产生乙酸乙酯的香气。

（二）紫外光谱鉴别法

结构中具有 Δ^4-3-酮、苯环或其他共轭结构的甾体激素类药物可用该法鉴别。如丙酸倍氯米松的鉴别：取本品，精密称定，加乙醇溶解并定量稀释制成每 1ml 中约含 20μg 的溶液，照紫外-可见分光光度法测定，在 239nm 的波长处有最大吸收，吸光度为 0.57～0.60；在 239nm 与 263nm 的波长处的吸光度比值应为 2.25～2.45。

（三）红外光谱鉴别法

甾体激素类药物的结构复杂，有的药物之间结构上仅有很小的差异，仅靠化学鉴别法难以区别。红外光谱法特征性强，为本类药物鉴别的可靠手段。《中国药典》及国外药典中，几乎所有的甾体激素原料药都采用红外光谱法鉴别。

（四）色谱法

薄层色谱法具有简便、快速、分离效能高等特点。HPLC 法是甾体激素类药物原料和制剂广泛应用的含量测定方法，可同时对药物进行鉴别。如醋酸可的松、黄体酮等药物采用 HPLC 法鉴别。

二、检查

甾体激素类药物多由甾体母体或结构类似的其他甾体激素经结构改造而来，因而可能带来原料、中间体、异构体、降解产物等杂质，它们与该甾体药物结构相似，大多结构未知，通常称为“有关物质”。因此，甾体激素类药物除一般杂质的检查外，通常需要检查有关物质，有些甾体激素类药物还规定检查游离磷酸盐、硒及残留溶剂等项目。

《中国药典》收载的多数甾体激素类药物需检查有关物质。检查方法通常为薄层色谱法或高效液相色谱法，并用高低浓度对比法检查其限量。在用薄层色谱法检查时，药典对供试品规定了杂质斑点不得超过的数目和每个杂质斑点不得超过的限量；在用高效液相色谱法检查时，药典规定了杂质峰的个数、各个杂质峰及其峰面积总和的限量。

三、含量测定

甾体激素类药物的含量测定方法有高效液相色谱法、紫外-可见分光光度法、比色法等。

（一）高效液相色谱法

高效液相色谱法专属性强，目前被各国药典广泛应用于甾体激素类药物原料和制剂的含量测定。《中国药典》（2020 年版）收载的甾体激素类药物中，大多采用反相高效液相色谱法测定，并要求被测物与色谱行为相近的“其他甾体”有关物质的分离度符合规定。

（二）紫外-可见分光光度法

皮质激素、雄性激素、孕激素及许多口服避孕药的分子结构中具有 Δ^4-3-酮结构，有—C═C—C═O 共轭体系，在 240nm 附近有最大吸收；雌激素具有苯环，有—C═C—C═C 共轭体系，在 280nm 附近有最大吸收，它们均可用紫外-可见分光光度法测定其含量。

紫外-可见分光光度法准确、简便，曾经广泛应用于甾体激素类药物的含量测定，但专属性不强，不能区分药物和有关物质的紫外吸收，制剂中的一些辅料也有干扰。已逐步被高效液相色谱法取代，但《中国药典》中仍有部分药物及制剂采用该法测定含量。

（三）比色法

1. 四氮唑比色法

皮质激素类药物 C_{17} 位上 α-醇酮基具有的还原性，可以还原四氮唑盐成为有色甲臜，可用比色法测定其含量

常用的四氮唑盐有两种：①2,3,5-三苯基氯化四氮唑（TTC），其还原产物为不溶于水的深红色三苯甲臜，λ_{max} 在 480～490nm，也称红四氮唑（RT）；②3,3-二甲氧苯基-双-4,4-(3,5-二苯基）氯化四氮唑（BT），也称蓝四氮唑，其还原产物为暗蓝色的双甲臜衍生物，λ_{max} 在 525nm 左右。TTC 和 BT 的结构式如下。

2,3,5-三苯基氯化四氮唑(TTC)

3,3′-二甲氧苯基-双-4,4′-(3,5-二苯基)氯化四氮唑(BT)

反应原理　皮质激素类药物 C_{17} 位上 α-醇酮基失去两个电子被氧化为 20-酮-21-醛基，在碱催化下，四氮唑盐得到两个电子，环被打开，还原为相应的有色甲臜，其反应摩尔比为 1∶1。

TTC　$\xrightarrow[\text{[H]}]{2e^-}$　（红色）

醋酸去氧皮质酮的含量测定方法：取本品，精密称定，加无醛乙醇溶解并定量稀释制成每 1ml 中约含 35μg 的溶液，精密量取 10ml，置 25ml 量瓶中，加氯化三苯四氮唑试液 2ml，在氮气流下，迅速加入氢氧化四甲基铵试液 2ml，通氮气后，密塞，摇匀，在 30℃水浴中

放置 1h，迅速冷却，用无醛乙醇稀释至刻度，摇匀，照紫外-可见分光光度法，在 485nm 的波长处测定吸光度；另取醋酸去氧皮质酮对照品，同法测定，即得。

影响因素 本法广泛用于皮质激素类药物，特别是制剂的含量测定，但测定时受结构、溶剂、显色温度、时间、水分、碱的浓度和空气中氧等的影响，对反应速度、呈色强度和稳定性、皮质激素的结构也有作用。因此，在操作中应严格控制反应条件，才能获得准确的测定结果。

（1）基团的影响 C_{11}-酮基反应速度快于 C_{11}-羟基甾醇；C_{21}-羟基酯化后较其母体羟基的反应速度慢；当酯化了的基团为三甲基乙酸酯、磷酸酯或琥珀酸酯时，反应更慢。

（2）溶剂和水分的影响 含水量大时会使呈色速度减慢，但含水量不超过 5%时，对结果几乎无影响，故一般使用无水乙醇作溶剂。醛具有一定还原性，会使吸光度增高，所以最好采用无醛乙醇作溶剂。

（3）碱的种类和加入顺序的影响 在各类有机碱或无机碱中，氢氧化四甲基铵最为常用。但有研究表明，皮质激素和氢氧化四甲基铵长时间（24h）接触后，皮质激素有部分分解，因此，应先加四氮唑盐溶液再加碱液。

（4）空气中氧及光线的影响 反应及其产物对光敏感，因此必须用避光容器并置于暗处显色，同时达到最大显色时间后，立即测定吸收度。

（5）温度与时间影响 显色速度随温度升高而加快。一般于室温或 30℃恒温条件下显色，易得重现性较好的结果。《中国药典》多数在 25℃暗处反应 40～45min。

2. 异烟肼比色法

皮质激素、雄性激素、孕激素类药物的各种制剂，其 C_3-酮基及其他位置上的酮基能在酸性条件下与羰基试剂异烟肼缩合，形成黄色异烟腙，在一定波长处有最大吸收。可用异烟肼比色法测定其含量，反应方程式如下。

$+H_2O$

黄色腙

Δ^4-3-酮基的甾体激素在室温不到 1h 即可定量地与酸性异烟肼反应；其他长时间放置或加热后方可反应完全，因此在反应条件下，本法对 Δ^4-3-酮基甾体具有一定的专属性。

3. Kober 反应比色法

雌激素类药物可用 Kober 反应比色法测定其含量。反应分两步：与硫酸-乙醇共热产生黄色，在 465nm 处有最大吸收；加水或稀硫酸稀释重新加热显桃红色，在 515nm 处有最大吸收。其反应机制可能是雌激素分子的质子化、重排，然后被硫酸氧化形成具有较长共轭双键的发色团。

在 Kober 反应中，加少量铁盐可加速呈色反应的速率和提高稳定性，同时加入苯酚可消除反应产生的荧光，并加速红色产物的形成。改进后的 Kober 反应称为铁-酚试剂法。

用本法测定雌激素的各种制剂时，如果在比色法测定前采用分离提取步骤，严格控制反应条件，并扣除背景干扰，以减少误差，可获得良好结果。该方法目前仍然是低剂量雌激素制剂含量测定的重要方法。

第三节　醋酸可的松及其片剂、注射剂的质量检验

醋酸可的松为17α,21-二羟基孕甾-4-烯-3,11,20-三酮-21-乙酸酯，属肾上腺皮质激素类药物，主要用于肾上腺皮质功能减退症的替代治疗。《中国药典》(2020年版二部) 收载有本品，同时还收载有醋酸可的松片、醋酸可的松注射液。

醋酸可的松

Cusuan Kedisong

Cortisone Acetate

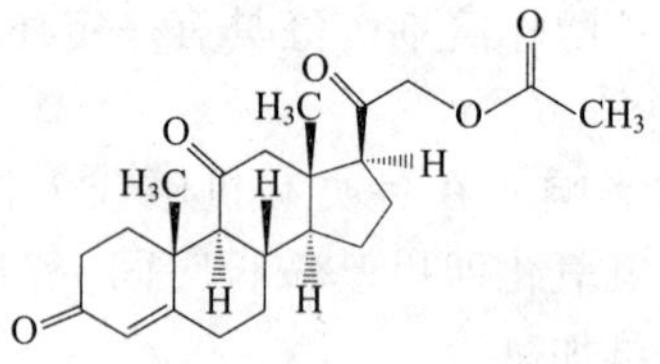

$C_{23}H_{30}O_6$　402.49

一、性状

本品为白色或类白色的结晶性粉末；无臭。在三氯甲烷中易溶，在丙酮或二氧六环中略溶，在乙醇或乙醚中微溶，在水中不溶。

比旋度　取本品，精密称定，加二氧六环溶解并定量稀释制成每1ml中约含10mg的溶液，依法测定，比旋度为+210°～+217°。

吸收系数　取本品，精密称定，加无水乙醇溶解并定量稀释制成每1ml中约含10μg的溶液，照紫外-可见分光光度法，在238nm波长处测定吸光度，吸收系数（$E_{1cm}^{1\%}$）为375～405。

二、鉴别

1. 酮基的呈色反应

皮质激素的C_3-羰基或C_{20}-羰基，能与一般羰基试剂如2,4-二硝基苯肼、异烟肼、硫酸苯肼等发生缩合反应。《中国药典》据此对本品进行鉴别。此处应用醋酸可的松的C_3-羰基与硫酸苯肼试液反应生成腙，显黄色。

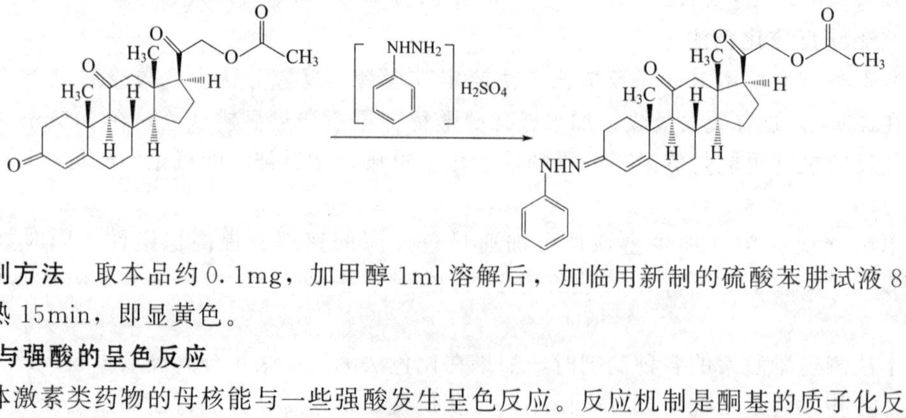

鉴别方法　取本品约0.1mg，加甲醇1ml溶解后，加临用新制的硫酸苯肼试液8ml，在70℃加热15min，即显黄色。

2. 与强酸的呈色反应

甾体激素类药物的母核能与一些强酸发生呈色反应。反应机制是酮基的质子化反应，形成正碳离子，然后进行HSO_4^-添加。

鉴别方法　取本品约 2mg，加硫酸 2ml 使溶解，放置 5min，显黄色或微带橙色；加水 10ml 稀释后，颜色即消失，溶液应澄清。

3. 高效液相色谱法

在含量测定项下记录的色谱图中，供试品溶液主峰的保留时间应与对照品溶液主峰的保留时间一致。

4. 红外光谱法

本品的红外光吸收图谱应与对照的图谱（光谱集 544 图）一致。醋酸可的松的红外光吸收图谱见图 15-1。

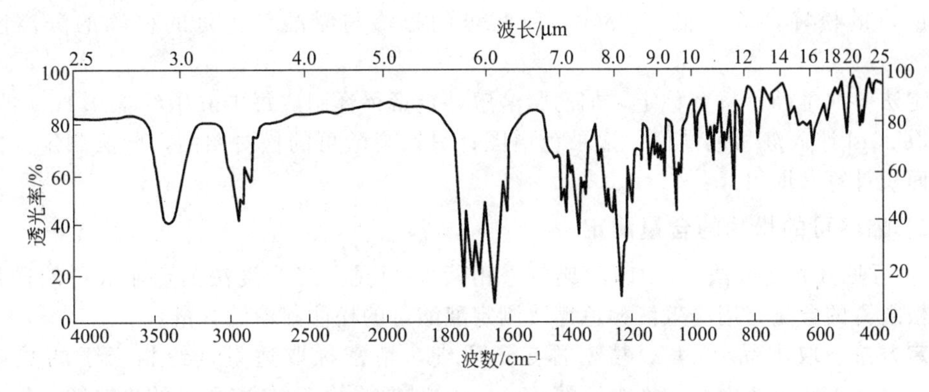

图 15-1　醋酸可的松的红外光吸收图谱

三、检查

(一) 醋酸可的松的杂质检查

醋酸可的松除规定检查一般杂质“干燥失重”外，还需检查特殊杂质“有关物质”。

有关物质　有关物质是药物中存在的、具有甾体结构的其他物质，可能是合成的原料、中间体、副产物及降解产物等，其结构一般是未知的。有关物质和药物结构类似，一般采用色谱法检查。

《中国药典》采用高效液相色谱法，并采用主成分自身对照法控制药物中的有关物质，即采用供试品溶液的稀释液作为对照，以对照溶液的主峰面积作为参考，来控制药物中杂质的量。

检查方法　取本品，加乙腈制成每 1ml 中约含 1mg 的溶液，作为供试品溶液；精密量取 1ml，置 100ml 量瓶中，用乙腈稀释至刻度，作为对照溶液。照含量测定项下的色谱条件，精密量取供试品溶液和对照溶液各 20μl，分别注入液相色谱仪，记录色谱图至主成分保留时间的 2.5 倍。供试品溶液的色谱峰中如有杂质峰，单个杂质峰面积不得大于对照溶液主峰面积的 0.5 倍（0.5%），各杂质峰面积的和不得大于对照溶液主峰面积的 1.5 倍（1.5%）。供试品溶液色谱图中任何小于对照溶液主峰面积 0.01 倍（0.01%）的峰可忽略不计。

(二) 醋酸可的松片的杂质检查

醋酸可的松片应符合片剂项下有关的各项规定。

(三) 醋酸可的松注射液的杂质检查

醋酸可的松注射液需检查 pH 值，还应符合注射剂项下有关的各项规定。

四、含量测定

(一) 醋酸可的松的含量测定

高效液相色谱法：《中国药典》采用高效液相色谱法测定本品含量，用外标法定量。本法专属性强，可分离有关物质等与药物结构类似的物质。

色谱条件与系统适用性试验　用十八烷基硅烷键合硅胶作为填充剂；以乙腈-水(36∶64）为流动相；检测波长为254nm。取醋酸可的松与醋酸氢化可的松，加乙腈溶解并稀释制成每1ml中各约含10μg的溶液，取20μl注入液相色谱仪，记录色谱图，理论板数按醋酸可的松峰计算不低于3500，醋酸可的松峰与醋酸氢化可的松峰的分离度应大于4.0。

测定法　取本品，精密称定，加乙腈溶解并定量稀释制成每1ml中约含0.1mg的溶液，精密量取20μl注入液相色谱仪，记录色谱图；另取醋酸可的松对照品，同法测定。按外标法以峰面积计算，即得。

(二) 醋酸可的松片的含量测定

紫外-可见分光光度法：《中国药典》采用紫外-可见分光光度法测定醋酸可的松片和醋酸可的松眼膏的含量，用高效液相色谱法测定醋酸可的松注射液的含量。

测定方法　取本品20片，精密称定，研细，精密称取适量（约相当于醋酸可的松20mg)，置100ml量瓶中，加无水乙醇75ml，时时振摇约1h使醋酸可的松溶解，用无水乙醇稀释至刻度，摇匀，滤过，精密量取续滤液5ml，置另一100ml量瓶中，用无水乙醇稀释至刻度，摇匀，照紫外-可见分光光度法，在238nm的波长处测定吸光度，按$C_{23}H_{30}O_6$的吸收系数（$E_{1cm}^{1\%}$）为390计算，即得。

(三) 醋酸可的松注射液的含量测定

《中国药典》采用高效液相色谱法测定醋酸可的松注射液的含量。

测定方法　取本品，摇匀，用内容量移液管精密量取适量（约相当于醋酸可的松50mg)，置50ml量瓶中，用乙腈分次洗涤移液管内壁，洗液并入量瓶中，加乙腈适量，振摇1h使醋酸可的松溶解，用乙腈稀释至刻度，摇匀，滤过，精密量取续滤液5ml，置50ml量瓶中，用乙腈稀释至刻度，摇匀，作为供试品溶液。精密量取20μl，照醋酸可的松含量测定项下的方法测定，即得。

课堂思考

1. 在甾体激素类药物中，哪些结构常用作质量分析？试举例说明。
2. 杂质“有关物质”检查的意义是什么？常用的检查方法有哪些？
3. 采用紫外-可见分光光度法测定醋酸可的松片的含量时，如何消除片剂中不溶性辅料的干扰？

第四节　黄体酮及其注射剂的质量检验

黄体酮为孕甾-4-烯-3,20-二酮，为孕激素类药物。《中国药典》收载有本品，同时还收载有黄体酮注射液。

黄体酮

Huangtitong

Progesterone

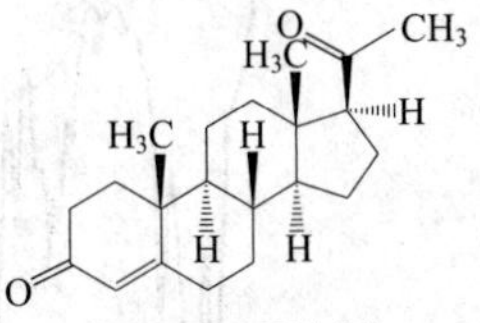

$C_{21}H_{30}O_2$　314.47

一、性状

本品为白色或类白色的结晶性粉末；无臭。本品在三氯甲烷中极易溶解，在乙醇、乙醚或植物油中溶解，在水中不溶。

熔点　本品的熔点为128～131℃。

比旋度　取本品，精密称定，加乙醇溶解并定量稀释制成每1ml中约含10mg的溶液，在25℃时，依法测定，比旋度为＋186°～＋198°。

二、鉴别

1. 亚硝基铁氰化钠显色反应

原理　黄体酮在C_{17}位上有一乙酰基，因而具有甲基酮的特性，在一定条件下，能与亚硝基铁氰化钠作用显蓝紫色，其他常用甾体激素均不显蓝紫色，而呈现淡橙色或不显色。该鉴别试验灵敏、专属。

鉴别方法　取本品约5mg，加甲醇0.2ml溶解后，加亚硝基铁氰化钠的细粉约3mg，碳酸钠与醋酸铵各约50mg，摇匀，放置10～30min，应显蓝紫色。

2. 异烟肼呈色反应

原理　本品具Δ^4-3-酮基，能在酸性条件下与羰基试剂异烟肼缩合，形成黄色异烟腙，反应式如下：

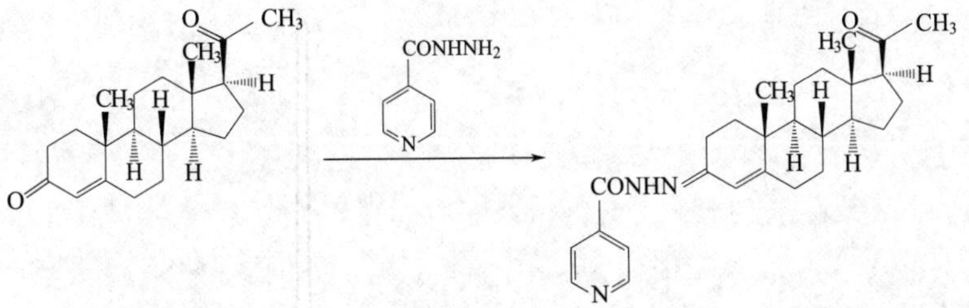

鉴别方法　取黄体酮约0.5mg，加异烟肼约1mg与甲醇1ml溶解后，加稀盐酸1滴，即显黄色。

3. 红外光谱法

黄体酮的红外光吸收图谱应与对照的图谱（光谱集434图）一致。黄体酮的红外吸收光谱见图15-2。

4. 高效液相色谱法

在一定的色谱条件下，比较黄体酮供试品与其对照品色谱峰的保留时间，可以鉴别药物。《中国药典》采用高效液相色谱法鉴别黄体酮及其注射液。在含量测定项下记录的色谱

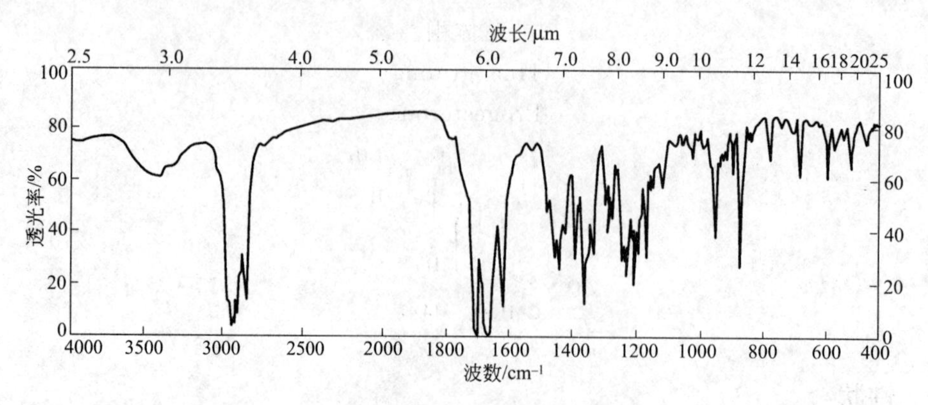

图 15-2　黄体酮的红外吸收光谱

图中，供试品溶液主峰的保留时间应与对照品溶液主峰的保留时间一致。

三、检查

（一）黄体酮的杂质检查

《中国药典》在黄体酮项下规定了“有关物质”“干燥失重”等检查项目。

有关物质　黄体酮在合成过程中，可能带来原料、中间体、异构体、降解产物等杂质，它们与该甾体药物结构相似，采用高效液相色谱法检查。

检查方法　取本品，加甲醇溶解并稀释制成每 1ml 中约含 1mg 的溶液，作为供试品溶液；精密量取 1ml，置 100ml 量瓶中，用甲醇稀释至刻度，摇匀，作为对照溶液。照含量测定项下的色谱条件，精密量取供试品溶液与对照品溶液各 10μl，分别注入液相色谱仪，记录色谱图至主成分峰保留时间的 2 倍，供试品溶液色谱图中如有杂质峰，单个杂质峰面积不得大于对照溶液主峰面积的 0.5 倍（0.5%），各杂质峰面积的和不得大于对照溶液主峰面积（1.0%）。供试品溶液色谱图中任何小于对照溶液主峰面积 0.05 倍的色谱峰可忽略不计。

黄体酮中有关物质检查图谱见图 15-3。

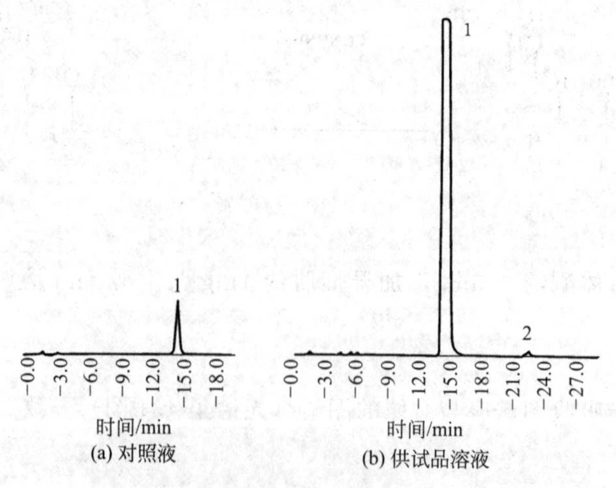

图 15-3　黄体酮中有关物质检查的色谱图

1—黄体酮 t_R=14.3min；2—有关物质 t_R=22.2min

(二) 黄体酮注射液的杂质检查

黄体酮注射液应检查有关物质，还应符合注射剂项下的有关规定。

有关物质　用内容量移液管精密量取本品适量（约相当于黄体酮 50mg），置 50ml 量瓶中，用乙醚分数次洗涤移液管内壁，洗液并入量瓶中，用乙醚稀释至刻度，摇匀，精密量取 25ml，置具塞离心管中，在温水浴中使乙醚挥散，用甲醇振摇提取 4 次（前 3 次每次 5ml，第 4 次 3ml），每次振摇 10min 后离心 15min，并将甲醇液移至 25ml 量瓶中，合并提取液，用甲醇稀释至刻度，摇匀，经 0.45μm 滤膜滤过，取续滤液作为供试品溶液；精密量取 1ml，置 100ml 量瓶中，用甲醇稀释至刻度，摇匀，作为对照溶液。照黄体酮有关物质项下的方法试验，供试品溶液色谱图中如有杂质峰，扣除相对保留时间 0.1 之前的辅料峰（如处方中含有苯甲醇，应扣除苯甲醇的色谱峰），单个杂质峰面积不得大于对照溶液主峰面积的 0.5 倍（0.5%），各杂质峰面积的和不得大于对照溶液主峰面积的 2 倍（2.0%）。供试品溶液色谱图中任何小于对照溶液主峰面积 0.05 倍的色谱峰可忽略不计。

四、含量测定

为了分离药物中的杂质，以及制剂中的辅料和稳定剂等，《中国药典》采用高效液相色谱法测定黄体酮及其注射剂的含量，按外标法计算含量。

(一) 黄体酮的含量测定

色谱条件与系统适用性试验　用辛基硅烷键合硅胶为填充剂；以甲醇-乙腈-水（25：35：40）为流动相；检测波长为 241nm。取本品 25mg，置 25ml 量瓶中，加 0.1mol/L 氢氧化钠甲醇溶液 10ml 使溶解，置 60℃水浴中保温 4h，放冷，用 1mol/L 盐酸溶液调节至中性，用甲醇稀释至刻度，摇匀，取 10μl 注入液相色谱仪，调节流速使黄体酮峰的保留时间约为 12min，调节检测灵敏度，使主成分色谱峰的峰高达到满量程，色谱图中黄体酮峰与相对保留时间约为 1.1 的降解产物峰的分离度应大于 4.0。

测定方法　取本品，精密称定，加甲醇溶解并定量稀释制成每 1ml 中约含 0.2mg 的溶液，精密量取 10μl 注入液相色谱仪，记录色谱图；另取黄体酮对照品，同法测定。按外标法以峰面积计算，即得。

(二) 黄体酮注射液的含量测定

测定法　用内容量移液管精密量取本品适量（约相当于黄体酮 50mg），置 50ml 量瓶中，用乙醚分数次洗涤移液管内壁，洗液并入量瓶中，用乙醚稀释至刻度，摇匀，精密量取 5ml，置具塞离心管中，在温水浴中使乙醚挥散，用甲醇振摇提取 4 次（第 1～3 次每次 5ml，第 4 次 3ml），每次振摇 10min 后离心 15min，并将甲醇液移置 25ml 量瓶中，合并提取液，用甲醇稀释至刻度，摇匀，精密量取 10μl，照黄体酮含量测定项下的方法测定，即得。

注射剂的含量测定要注意消除油溶剂的干扰。

结果计算

$$f=\frac{A_S/C_S}{A_R/C_R}$$

$$含量(c_X)=f\times\frac{A_X}{A'_S/c'_S}$$

$$标示量(\%)=\frac{c_X}{c_{标示}}\times100\%$$

式中，A_R 为对照品的峰面积；A_X 为供试品的峰面积；c_R 为对照品的浓度，g/ml 或

mg/ml；A_S、A'_S为内标物的峰面积；c_S、c'_S为内标物的浓度 g/ml 或 mg/ml；c_X 为供试品的浓度，g/ml 或 mg/ml；$c_{标示}$为供试品的标示量，g/ml 或 mg/ml。

课堂思考

1. 黄体酮除《中国药典》中规定的鉴别方法外，还可采用哪些方法鉴别？
2. 用 HPLC 法（内标法）测定黄体酮的含量时，影响结果准确性的因素有哪些？
3. 用 HPLC 法测定黄体酮注射液的含量时，样品的前处理与原料药有何不同？

思考与训练

习题

PPT 课件

第十六章　抗生素类药物分析

第一节　概　述

一、抗生素类药物的特点

抗生素是指“在低微浓度下即可对某些生物的生命活动有特异抑制作用的化学物质的总称”。抗生素主要由微生物发酵，经化学纯化、精制和化学修饰等过程，最后制成制剂。其中少数品种由化学合成制得，如喹诺酮类抗生素。和化学合成药物相比，抗生素类药物的特点如下。

① 生产工艺复杂，生产过程不易控制，异物污染可能性较大（虽经精制提纯，仍常含有杂质），因此化学纯度较低。发酵液可能带入的杂质有无机盐、脂肪、各种蛋白质、各种降解产物、色素、热原、毒性物质等。

② 结构、组成复杂。同系物多，如庆大霉素含有四个主要成分；异构体多，如半合成β-内酰胺类抗生素均存在旋光异构体；降解物多，如四环素类存在脱水、差向异构体。

③ 产品稳定性差。如青霉素类、头孢菌素类结构中的β-内酰胺环，链霉素结构中的醛基等均具有稳定性差的特点，而这些基团也是抗生素的活性中心。

二、抗生素类药物的检验项目

抗生素类药物的质量控制方法与一般化学药品一样，通过性状、鉴别、检查及含量（效价）测定等方面判断其质量的优劣，其分析方法可分为理化方法和生物学法两大类。由于抗生素类药物的性质及生产方法的特殊性和复杂性，除规定检查水分、溶液的澄清度与颜色、酸碱度、乙醇中不溶物、硫酸盐、炽灼残渣、重金属等项目外，还规定检查异常毒性、热原、降压物质、无菌等。此外，还规定了结晶性、抽针试验、悬浮时间、吸碘物质等检查项目。

三、含量或效价测定方法

1. **微生物检定法**

本法是在适宜的条件下，根据量反应平行线原理设计，通过检测抗生素对微生物的抑制作用，计算抗生素活性（效价）的方法。测定方法分为管碟法和浊度法。

本法的优点是灵敏度高、样品用量少、测定结果较为直观；测定原理和临床应用的要求一致，更能够确定抗生素的医疗价值。而且本法应用范围广，对供试品的纯度要求低，适用于已知或新发现的抗生素；对同一类型的抗生素不需分离，可一次测定总效价，是抗生素类药物效价测定的最基本的方法。但其存在操作步骤多、测定时间长、误差大等缺点。随着抗生素类药物的发展和分析方法的进步，理化方法逐渐取代了生物学方法，但对于分子结构复杂、多组分的抗生素，生物学法仍然是首选的效价测定方法。

2. **化学及物理化学法**

本法是利用其特有的化学或物理化学性质及反应而进行测定。适用于提纯的及化学结构已确定的抗生素的测定，本法迅速、准确、专属性强。但本法也存在不足，如化学反应一定要运用其化学结构中的官能团的特殊化学反应，对含有同样官能团杂质的供试品就不适用。故本法对供试品的纯度要求高，与某一类型抗生素的共同结构反应时，所测得的结果，只能代表药物的总含量，不一定代表抗生素的生物效价。通常在以理化方法测定抗生素含量时，要求方法正确可靠、专属性强、操作简便、省时、试剂易得、样品用量少、测定结果与生物效价一致。

抗生素活性表示方法：抗生素的活性以效价单位表示，即每毫升或每毫克中含有某种抗生素的有效成分是多少。用单位（U）或微克（μg）表示。各种抗生素的效价基准是人们为了生产科研方便而规定的，如 1mg 青霉素钠定为 1670U；1mg 庆大霉素定为 590U。

知识链接：抗生素检验所用对照品和标准品

对于一些化学或化学合成的纯度较高、化学结构明确的抗生素，可用化学分析的手段测定该化合物的含量，使用的是对照品，以该分子所占的百分率表示，如青霉素类、头孢菌素类、喹诺酮类。对于一些由微生物发酵而来的多组分的抗生素，早期难以明确结构和确定分子量，是通过效价法进行标定，使用的是标准品，以单位/克表示，如氨基糖苷类、大环内酯类及四环素类。目前随着分析手段的完善，主要活性结构及分子量得到确证，各组分能有效分离和测定，使大环内酯类、四环素类和部分氨基糖苷类使用化学对照品成为可能。

四、抗生素类药物的分类

抗生素的种类繁多，结构各异，根据化学结构分类仅局限于化学结构明确的抗生素，通常习惯将抗生素分为：β-内酰胺类（青霉素、头孢菌素类）、氨基糖苷类（链霉素、庆大霉素、卡那霉素等）、四环素类（四环素、金霉素、土霉素等）、大环内酯类（红霉素、螺旋霉素、乙酰螺旋霉素、麦迪霉素等）、氯霉素类（氯霉素、甲砜霉素等）、多肽类（多黏霉素、放线菌素等）、抗肿瘤类（阿柔比星、柔红霉素等）、林可霉素类（林可霉素、氯洁霉素等）、其他抗生素类。本章主要讨论β-内酰胺类抗生素、氨基糖苷类及四环素类。

课堂思考

抗生素含量或效价测定方法有哪些？试述其优缺点。

第二节　β-内酰胺类抗生素

一、β-内酰胺类抗生素的结构与性质

青霉素族和头孢菌素族，分子中均含有β-内酰胺环，统称β-内酰胺类。

（一）化学结构

具有游离羧基和酰胺侧链。氢化噻唑环或氢化噻嗪环与β-内酰胺类合并的杂环，分别构成二者的母核。青霉素族中的母核称为 6-氨基青霉烷酸（6-aminopenicillanic acid，简称 6-APA）；头孢菌素族中的母核称为 7-氨基头孢菌烷酸（7-aminocephalo-sporanic acid，简称 7-ACA）。由于酰氨基上 R 和 R^1 不同，构成不同的青霉素族和头孢菌素族药物。《中国药典》收载的部分青霉素类药物及头孢菌素类药物见表 16-1 和表 16-2。

母核(6-氨基青霉烷酸)

母核(7-氨基头孢菌烷酸)

表 16-1 《中国药典》(2020 年版) 收载的部分青霉素类药物

药物名称	R 基	药物名称	R 基
青霉素钾(钠,普鲁卡因青霉素)	$C_6H_5-CH_2-$	哌拉西林	$C_6H_5-CH(NHCO-N\langle$2,3-二氧代-4-C_2H_5-哌嗪$\rangle)-$
阿莫西林	$HO-C_6H_4-CH(NH_2)-$		
氨苄西林钠	$C_6H_5-CH(NH_2)-$		
苯唑西林钠	3-苯基-5-CH_3-异噁唑-4-基	磺苄西林钠	$C_6H_5-CH(SO_3Na)-$

表 16-2 《中国药典》(2020 年版) 收载的部分头孢菌素类药物

药物名称	R 基	R^1 基	药物名称	R 基	R^1 基
头孢氨苄	$C_6H_5-CH(NH_2)-$	H	头孢噻吩钠	2-噻吩基$-CH_2-$	$-OCOCH_3$
头孢羟氨苄	$HO-C_6H_4-CH(NH_2)-$	H	头孢噻肟钠	H_2N-噻唑-4-基$-C(=N-OCH_3)-$	$-OCOCH_3$
头孢拉定	环己-1,4-二烯基$-CH(NH_2)-$	H			

(二) 性质

1. 酸性和溶解性

游离羧基显酸性（大多青霉素的 pK_a 在 2.5～2.8)，能与无机碱或某些有机碱成盐。其碱金属盐溶于水，而有机碱盐易溶于甲醇等有机溶剂。青霉素的碱金属盐遇酸则析出白色沉淀。

2. 旋光性

青霉素分子中含有 3 个手性碳原子（C_3、C_5、C_6)，头孢菌素分子中含有 2 个手性碳原子（C_6、C_7)。故青霉素族和头孢菌素都具有旋光性，可用于定性和定量分析。

3. 紫外吸收特征

青霉素母核无紫外吸收，但取代基有紫外吸收，如青霉素钾（钠）的 R 为苄基，其水溶液在 264nm 波长处有最大吸收；头孢菌素族由于母核有 O═C—N—C═C 结构，R 取代基具有苯环等共轭系统，故有紫外吸收特性，如头孢氨苄的水溶液在 262nm 处，头孢唑林钠在 272nm 处有最大吸收。

4. β-内酰胺环的不稳定性

β-内酰胺环是该类抗生素的结构活性中心，其性质活泼，是分子结构中最不稳定部分，其稳定性与含水量和纯度有很大关系。

青霉素类：干燥条件下稳定。室温，可保存 3 年以上；60℃，放置 6 周性质稳定；150℃，放置 1.5h 性质稳定。水溶液在 pH 6～6.8 时较稳定。遇酸、碱、青霉素酶、羟胺及某些金属离子（铜、铅、汞和银）等作用，易发生水解和分子重排，导致 β-内酰胺环的破坏而失去抗菌活性，一系列降解产物为青霉噻唑酸、青霉酸、青霉醛、青霉胺、α-青霉噻唑酰基羟胺酸和青霉烯酸等。

头孢菌素类：干燥条件下稳定。室温，可保存 3 年以上；水溶液于 25℃、24h 失活性 8%，酸碱介质、β-内酰胺酶、胺类（氨、氨基酸、羟胺等）均能使本品降解。与青霉素类相比，头孢菌素分子不易发生开环降解反应，对青霉素酶和稀酸也较稳定。

二、鉴别方法

（一）呈色反应

1. 羟肟酸铁反应

青霉素及头孢菌素在碱性中与羟胺作用，β-内酰胺环破裂生成羟肟酸，在稀酸中与高铁离子呈色。

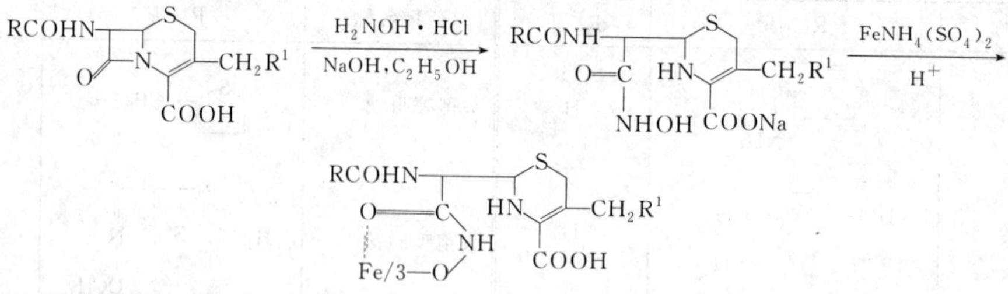

RCOHN– S –CH_2R^1 COOH　$\xrightarrow[NaOH,C_2H_5OH]{H_2NOH \cdot HCl}$　RCONH– S O=C HN –CH_2R^1 NHOH COONa　$\xrightarrow[H^+]{FeNH_4(SO_4)_2}$

RCOHN– S O=C HN –CH_2R^1 NH Fe/3—O COOH

2. 类似肽键反应

本类药物具有—CONH—结构，一些取代基有 α-氨基酸结构，可显双缩脲和茚三酮反应。《中国药典》对头孢克洛、头孢拉定采用 TLC 鉴别时，以茚三酮为显色剂。

（二）各种盐的反应

1. 钾、钠离子的火焰反应

青霉素类、头孢菌素类药品中，许多制成钾盐或钠盐供临床使用，因而可利用钾、钠离子的火焰反应进行鉴别。

2. 重氮化-偶合反应

普鲁卡因青霉素水溶液酸化后，显普鲁卡因芳伯氨基的重氮化-偶合反应，生成红色的偶氮染料沉淀。

3. 青霉素盐的沉淀反应

青霉素钾和青霉素钠，加水溶解后，加稀盐酸 2 滴，即生成难溶于水的游离基白色沉淀。

（三）光谱法

1. 红外吸收光谱法（IR）

红外吸收光谱法反映了分子的结构特征，该法具有专属性高的特点，各国药典对收载的 β-内酰胺类抗生素均采用了本法鉴别。

2. 紫外吸收光谱（UV）

本类药物的紫外光谱鉴别法常用：①利用最大吸收波长鉴定法；②利用水解产物的最大吸收波长鉴定法。

（四）色谱法

高效液相色谱法（HPLC）和薄层色谱法（TLC）被广泛应用于本类药物的鉴别。利用比较供试品与对照品主峰的保留时间（t_R）或斑点的比移值（R_f）是否一致进行鉴别。《中国药典》收载的β-内酰胺类抗生素均采用 HPLC 法进行鉴别。

三、检查方法

β-内酰胺类抗生素的检查项目见表 16-3。

表 16-3　β-内酰胺类抗生素的检查项目

影响产品稳定性的指标	结晶性、酸碱度、水分或干燥失重等
控制有机和无机杂质的指标	溶液的澄清度与颜色、有关物质、残留溶剂、炽灼残渣、重金属等
与临床安全性密切相关的指标	异常毒性、热原或细菌内毒素、降压物质、无菌等
影响产品生物利用度的指标	溶出度等
其他指标	悬浮时间与抽针试验、吸碘物质、聚合物、杂质吸光度等

（一）高分子聚合物的测定

抗生素类药物是临床常用的药物，也是较易发生不良反应的药物之一，其不良反应主要是药物所致的过敏反应，尤以β-内酰胺类抗生素最为严重。导致过敏反应的主要致敏物质是青霉噻唑基，来自青霉素分子中β-内酰胺环打开后形成的衍生物，包括青霉噻唑蛋白、青霉噻唑多肽或青霉噻唑聚合物。青霉素类有二聚物、三聚物、四聚物和五聚物等，聚合度愈大，引起过敏反应能力愈强。抗生素所致的速发型的过敏反应主要和药物中存在的高分子聚合物有关，因此检查高分子聚合物是控制产品内在质量的重要环节。

阿莫西林、青霉素 V、头孢他啶、头孢曲松钠、头孢呋辛钠、头孢拉定、头孢噻肟等药物应检查相关药物的聚合物，采用分子排阻色谱法，葡聚糖凝胶 G-10 为填充剂，检测波长为 254nm。检查时采用不同质的对照品法，分别以不同的流动相进行测定后比较。

分子排阻色谱法又称凝胶色谱法，是利用被分离物质分子大小的不同导致在凝胶上渗透程度不同使组分分离。凝胶是一种由有机物组成的分子筛，使用前将其浸泡在溶剂中充分膨胀，然后装入色谱柱中。在洗脱过程中组分的保留程度决定于分子的大小。小分子可以完全渗透进入凝胶内部孔穴而被滞留，中等分子可以部分进入较大一些的孔穴中，大分子则完全不能进入孔穴中，只是沿凝胶颗粒之间的空隙随溶剂流出。

采用自身外标对照法检查高分子聚合物。该法利用在特定条件下β-内酰胺类抗生素可以缔合成与高分子杂质有相似色谱行为的缔合物。以药物自身为对照品，测定其在特定条件下缔合时的峰响应指标，然后改变条件，测定样品，记录样品色谱图中高分子杂质峰的响应指标，按外标法计算，即得样品中高分子杂质相当于药物本身的相对含量。

（二）有关物质和异构体

β-内酰胺类抗生素中的有关物质和异构体通常采用色谱法检查。本类药物多数规定有关物质检查，部分还检查异构体杂质。

【实例 16-1】　头孢氨苄中有关物质的检查

头孢氨苄是以青霉素钾为原料，经氧化、扩环、裂解得 7-氨基去乙酰氧基头孢烷酸，再与侧链α-苯甘氨酸缩合而成。该两种原料有可能作为主要杂质残留在成品中。该法检查制备工艺中可能引入α-苯甘氨酸、7-氨基去乙酰氧基头孢烷酸及其他杂质。

采用反相高效液相色谱法，以7-氨基去乙酰氧基头孢烷酸对照品、α-苯甘氨酸对照品适量制成的杂质对照品溶液以及供试品自身稀释溶液为对照，以控制杂质限量。

检查方法　精密称取本品适量，加流动相A溶解并稀释制成每1ml中约含1.0mg的溶液，作为供试品溶液；精密量取1ml，置100ml量瓶中，用流动相A稀释至刻度，摇匀，作为对照溶液；取7-氨基去乙酰氧基头孢烷酸对照品和α-苯甘氨酸对照品各约10mg，精密称定，置同一100ml量瓶中，加pH7.0磷酸盐缓冲液约20ml超声使溶解，再用流动相A稀释至刻度，摇匀。精密量取2.0ml，置20ml量瓶中，用流动相A稀释至刻度，摇匀，作为杂质对照品溶液。

照高效液相色谱法测定，用十八烷基硅烷键合硅胶为填充剂；流动相A为0.2mol/L磷酸二氢钠溶液（用氢氧化钠试液调节pH值至5.0），流动相B为甲醇，按下表进行线性梯度洗脱；检测波长为220nm，取杂质对照品溶液20μl注入液相色谱仪，记录色谱图，7-氨基去乙酰氧基头孢烷酸峰与α-苯甘氨酸峰的分离度应符合要求；取供试品溶液适量，在80℃水浴中加热60min，冷却，取20μl注入液相色谱仪，记录色谱图，头孢氨苄峰与相邻杂质峰的分离度应符合要求。精密量取供试品溶液、对照溶液及杂质对照品溶液各20μl，分别注入液相色谱仪，供试品溶液色谱图中如有杂质峰，含7-氨基去乙酰氧基头孢烷酸峰与α-苯甘氨酸峰按外标法以峰面积计算，均不得过1.0%；其他单个杂质的峰面积不得大于对照溶液主峰面积的1.5倍（1.5%），其他各杂质峰面积的和不得大于对照溶液主峰面积的2.5倍（2.5%），供试品溶液色谱图中任何小于对照溶液主峰面积0.05倍的峰可忽略不计。

时间/min	流动相A/%	流动相B/%
0	98	2
1	98	2
20	70	30
23	98	2
30	98	2

（三）溶出度自身对照法

采用自身对照法可以有效地对多组分抗生素进行溶出度检查。具体操作为：取供试品10片（粒、袋），精密称定，研细，精密称取适量（约相当于平均片重或平均装量），按各品种项下规定的浓度直接溶解稀释，过滤，作为溶出度测定的自身对照溶液，自身对照溶液主药的含量从所称取供试品的量及稀释倍数计算得到，其中平均片重或平均装量的供试品的主药含量以100%标示量计。

$$溶出量(\%)=\frac{AW_rS}{A_rWS_r}\times100\%$$

其中，A为供试品的吸光度或峰面积；W_r为自身对照的取用量（即约相当于平均片重或平均装量的供试品量），g；S为供试品溶液的稀释倍数；A_r为自身对照溶液的吸光度或峰面积；W为供试品的平均片重或平均装量，g；S_r为自身对照溶液的稀释倍数。

【实例16-2】　阿莫西林胶囊溶出度测定

取本品，照溶出度与释放度测定法（通则0931第一法），以水900ml为溶出介质，转速为每分钟100转，依法操作，经45min时，取溶液适量，滤过，精密量取续滤液适量，用水定量稀释成每1ml中约含阿莫西林（按$C_{16}H_{19}N_3O_5S$计）130μg的溶液，照紫外-可见分光光度法，在272nm波长处测定吸光度，另取装量差异项下的内容物，混合均匀，精密称取适量（约相当于1粒的平均装量），按标示量加水溶解并定量稀释成每1ml中约含130μg的溶液，滤过，取续滤液作为对照溶液，同法测定，计算每粒的溶出量。限度为80%，应符合规定。

四、含量或效价测定方法

随着β-内酰胺类抗生素结构及理化性质的确定，理化测定方法逐步取代了微生物检定法。《中国药典》（2020年版）中收载的β-内酰胺类抗生素的原料及制剂共一百多种，其中大多数药物采用高效液相色谱法测定含量，少数药物采用微生物检定法测定含量或效价，如磺苄西林钠的原料、注射用无菌冻干粉末的效价测定采用微生物检定法。高效液相色谱法能有效分离供试品中可能存在的降解产物、残留的原料及中间体等杂质，并能准确定量，适用于β-内酰胺类抗生素的原料及制剂的分析测定。

如头孢氨苄的含量测定采用HPLC法，测定方法如下。

色谱条件与系统适用性试验　用十八烷基硅烷键合硅胶为填充剂；以水-甲醇-3.86%乙酸钠溶液-4%乙酸溶液（742：240：15：3）为流动相；检测波长为254nm；取供试品溶液适量，在80℃水浴中加热60min，冷却，取20μl注入液相色谱仪，记录色谱图，头孢氨苄峰与相邻杂质峰的分离度应符合要求。

测定方法　取本品约50mg，精密称定，置50ml量瓶中，加流动相溶解并稀释至刻度，摇匀，精密量取10ml，置50ml量瓶中，用流动相稀释至刻度，摇匀，精密量取10μl注入液相色谱仪，记录色谱图；另取头孢氨苄对照品适量，同法测定。按外标法以峰面积计算即得。

五、青霉素钠的质量检验

青霉素钠为（2*S*,5*R*,6*R*）-3,3-二甲基-6-(2-苯乙酰氨基)-7-氧代-4-硫杂-1-氮杂双环[3.2.0]庚烷-2-甲酸钠盐，是β-内酰胺类抗生素青霉素类药物。《中国药典》收载有青霉素钠、注射用青霉素钠。

青霉素钠

Qingmeisuna

Benzylpenicillin Sodium

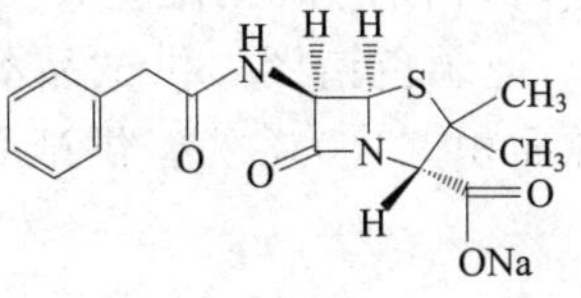

$C_{16}H_{17}N_2NaO_4S$　356.38

（一）性状

本品为白色结晶性粉末；无臭或微有特异性臭；有引湿性；遇酸、碱或氧化剂等即迅速失效，水溶液在室温放置易失效。本品在水中极易溶解，在乙醇中溶解，在脂肪油或液体石蜡中不溶。

（二）鉴别

1. 高效液相色谱法

在相同的色谱条件下，利用比较供试品与对照品主峰的保留时间（t_R）是否一致进行鉴别。

鉴别方法　在含量测定项下记录的色谱图中，供试品溶液主峰的保留时间应与对照品溶液主峰的保留时间一致。

2. **红外分光光度法**

取本品按红外分光光度法测定本品的红外光吸收图谱，与标准图谱（光谱集 222 图）对照，应符合规定。

3. **钠盐的火焰反应**

本品为钠盐，显钠盐鉴别（1）反应。

鉴别方法　取铂丝，用盐酸湿润后，蘸取供试品，在无色火焰中燃烧，火焰即显鲜黄色。

（三）检查

本品规定检查“结晶性”“酸碱度”“溶液的澄清度与颜色”“吸光度”“有关物质”“青霉素聚合物”“干燥失重”“可见异物”“不溶性微粒”“细菌内毒素”及“无菌”等项目。

1. **吸光度**

本品采用测定药物及杂质吸光度的方法来控制杂质限量。此法中 264nm 处吸光度值用来控制青霉素钠的含量，280nm 与 325nm 处吸光度值用来控制产品中杂质的量。

检查方法　取本品，精密称定，加水溶解并定量稀释制成每 1ml 中约含 1.80mg 的溶液，照紫外-可见分光光度法，在 280nm 与 325nm 波长处测定，吸光度均不得大于 0.10；在 264nm 波长处有最大吸收，吸光度应为 0.80～0.88。

2. **有关物质**

检查方法　取本品适量，加水溶解并稀释制成每 1ml 中约含 4mg 的溶液作为供试品溶液；精密量取 1ml，置 100ml 量瓶中，用水稀释至刻度，作为对照溶液。精密量取对照溶液适量，用水定量稀释制成每 1ml 中约含 1.0μg 的溶液，作为灵敏度溶液。照高效液相色谱法（通则 0512）试验。用十八烷基硅烷键合硅胶为填充剂；以磷酸盐缓冲液（取磷酸二氢钾 10.6g，加水至 1000ml，用磷酸调节 pH 值至 3.4）-甲醇（72∶14）为流动相 A、乙腈为流动相 B，检测波长为 225nm，流速为每分钟 1.0ml，柱温为 34℃。取青霉素系统适用性对照品适量，加水溶解并稀释制成每 1ml 中约含 4mg 的溶液，取 20μl 注入液相色谱仪，先以流动相 A-流动相 B（86.5∶13.5）等度洗脱，待杂质 E 的第 3 个色谱峰（见参考图谱）洗脱完毕后，立即按下表进行线性梯度洗脱，记录的色谱图应与标准图谱一致。取灵敏度溶液 20μl 注入液相色谱仪，主成分色谱峰峰高的信噪比应大于 10。精密量取供试品溶液与对照溶液各 20μl 分别注入液相色谱仪，记录色谱图。供试品溶液色谱图中如有杂质峰，各杂质峰面积的和不得大于对照溶液主峰面积（1.0%）。供试品溶液色谱图中小于灵敏度溶液主峰面积的峰忽略不计。

时间/min	流动相 A/%	流动相 B/%
0	86.5	13.5
t_g[①]+2	86.5	13.5
t_g+26	64	36
t_g+38	64	36
t_g+39	86.5	13.5
t_g+50	86.5	13.5

①t_g：青霉素系统适用性对照品溶液中杂质 E 的第 3 个色谱峰的保留时间。

3. **青霉素聚合物**

药物自身的高分子聚合物是导致青霉素在使用过程中产生过敏性反应的主要致敏物质。高分子杂质是来源于生产、贮藏或使用多种途径的内源性杂质，可引发速发型过敏性反应，是检查的重点。《中国药典》以分子排阻色谱法测定。

检查方法 色谱条件与系统适用性试验 用葡聚糖凝胶 G-10（40～120μm）为填充剂，玻璃柱内径 1.0～1.4cm，柱高度 30～40cm。流动相 A 为 pH7.0 的 0.1mol/L 磷酸盐缓冲液［0.1mol/L 磷酸氢二钠溶液－0.1mol/L 磷酸二氢钠溶液（61∶39）］，流动相 B 为水；流速为每分钟 1.5ml；测定波长为 254nm。量取 0.1mg/ml 蓝色葡聚糖 2000 溶液 100～200μl，注入液相色谱仪，分别以流动相 A、流动相 B 进行测定，理论板数按蓝色葡聚糖 2000 峰计算均不低于 400，拖尾因子均应小于 2.0。

在两种流动相系统中蓝色葡聚糖 2000 峰保留时间的比值应在 0.93～1.07，对照溶液主峰与供试品溶液中聚合物峰与相应色谱系统中蓝色葡聚糖 2000 峰的保留时间的比值均应在 0.93～1.07。取本品约 0.4g 置 10ml 量瓶中，加 0.05mg/ml 的蓝色葡聚糖 2000 溶液溶解并稀释至刻度，摇匀。量取 100～200μl 注入液相色谱仪，用流动相 A 进行测定，记录色谱图。高聚体的峰高与单体与高聚体之间的谷高比应大于 2.0。另以流动相 B 为流动相，精密量取对照溶液 100～200μl，连续进样 5 次，峰面积的相对标准偏差应不大于 5.0%。

对照溶液的制备 取青霉素对照品适量，精密称定，加水溶解并定量稀释制成每 1ml 中约含青霉素 0.1mg 的溶液。

测定方法 取本品约 0.4g，精密称定，置 10ml 量瓶中，加水使溶解并稀释至刻度，摇匀，立即精密量取 100～200μl，注入色谱仪，以流动相 A 为流动相进行测定，记录色谱图；另精密量取对照溶液 100～200μl，注入色谱仪，以流动相 B 为流动相，同法测定。按外标法以峰面积计算，含青霉素聚合物以青霉素计不得过 0.08%。

(四) 含量测定

高效液相色谱法：能有效地分离供试品中可能存在的降解产物、未除尽的原料、中间体等杂质，并能准确定量，适用于本品原料及其注射用无菌粉末的测定。本法采用反相 HPLC 法测定，以外标法计算含量。外标法简便，但要求进样量准确及操作条件稳定。

色谱条件与系统适用性试验 用十八烷基硅烷键合硅胶为填充剂；以有关物质项下流动相 A-流动相 B（70∶30）为流动相，检测波长为 225nm；取青霉素系统适用性对照品适量，加水溶解并稀释制成每 1ml 中约含 1mg 的溶液，取 20μl 注入液相色谱仪，记录的色谱图应与标准图谱一致。

测定方法 取本品适量，精密称定，加水溶解并定量稀释制成每 1ml 中约含 1mg 的溶液，精密量取 20μl 注入液相色谱仪，记录色谱图；另取青霉素对照品适量，同法测定。按外标法以峰面积计算，其结果乘以 1.0658，即为供试品中 $C_{16}H_{17}N_2NaO_4S$ 的含量。

课堂思考

1. 试述 β-内酰胺类抗生素的结构特点及性质？
2. 抗生素类药物为什么要检查高分子聚合物、采用何法检查？试举例说明。

第三节 氨基糖苷类抗生素

氨基糖苷类抗生素是以碱性环己多元醇为苷元，与氨基糖缩合而成的苷，结构具有很多共性。主要有硫酸链霉素、硫酸庆大霉素、硫酸卡那霉素、硫酸新霉素、硫酸西索米星、硫酸阿米卡星、硫酸奈替米星、硫酸依替米星等。本节以硫酸链霉素为例讨论它们的鉴别和检查方法。

一、化学结构与性质

（一）化学结构

链霉素的结构为一分子链霉胍和一分子链霉双糖胺结合而成的碱性苷。其中链霉双糖胺是由链霉糖与 *N*-甲基-L-葡萄糖胺所组成。链霉胍与链霉双糖胺间的苷键结合较弱，链霉糖与 *N*-甲基-L-葡萄糖胺间的苷键结合较牢。

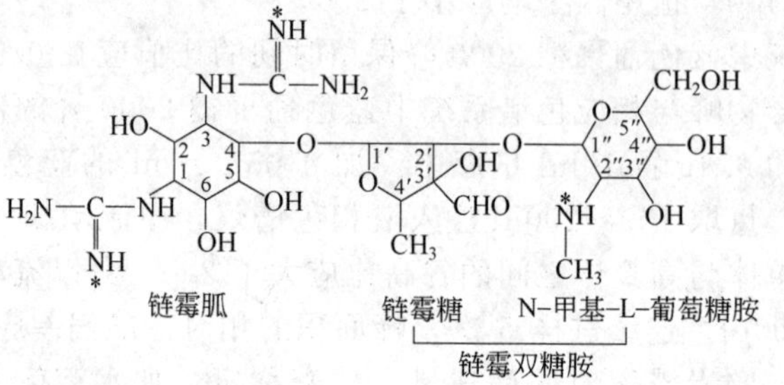

链霉胍　链霉糖　N-甲基-L-葡萄糖胺

链霉双糖胺

（二）性质

1. 碱性和溶解性

链霉素分子中有三个碱性中心（分子式中有＊号处），其中两个是链霉胍上的强碱性胍基（$pK_a=11.5$），第 3 个是葡萄糖胺上的甲氨基（$pK_a=7.7$）。因此，可与无机酸或有机酸形成可溶于水的盐，临床上多用其硫酸盐。硫酸链霉素在水中易溶，在乙醇或三氯甲烷中不溶。

2. 苷的水解与稳定性

硫酸链霉素的水溶液一般以 pH5～7.5 最为稳定，过酸或过碱条件下均易水解失效。由于链霉胍与链霉双糖胺间的苷键要比链霉糖与 *N*-甲基-L-葡萄糖胺间的苷键弱得多。在酸性条件下，链霉素先水解为链霉胍与链霉双糖胺，进一步得 *N*-甲基-L-葡萄糖胺。弱碱性也能使链霉素水解为链霉胍及链霉双糖胺，但随后链霉糖部分分子重排为麦芽酚，这一性质为链霉素特有，可用于鉴别和定量。

3. 紫外吸收光谱

链霉素在 230nm 的波长处有紫外吸收。

二、鉴别

1. 坂口反应

此为链霉素水解产物链霉胍的特有反应。本品水溶液加氢氧化钠试液水解生成链霉胍，链霉胍和 8-羟基喹啉（或 α-萘酚）作用，冷却后加次溴酸钠试液，生成橙红色化合物。反应原理如下。

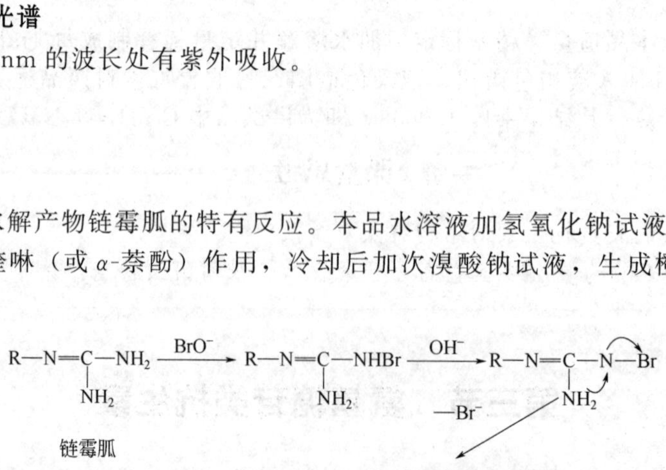

$$R{-}N{=}C(NH_2){-}NH_2 \xrightarrow{BrO^-} R{-}N{=}C(NH_2){-}NHBr \xrightarrow{OH^-} R{-}N{=}C(NH_2){-}\bar{N}{-}Br \xrightarrow{-Br^-} R{-}N{=}C{=}N{-}NH_2$$

链霉胍

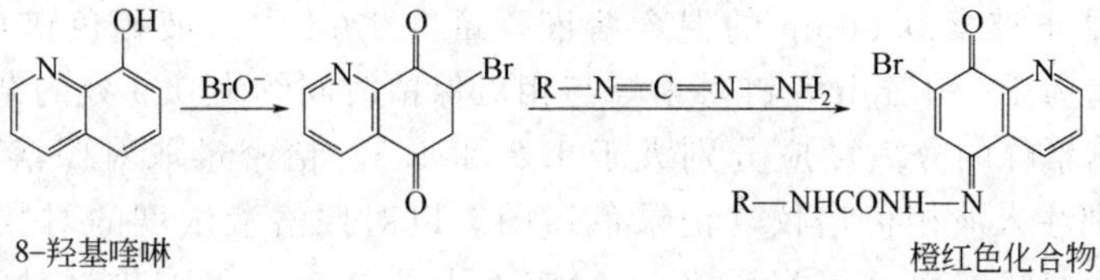

8-羟基喹啉　　　　　　　　　　　　　　　　　　　　　　　　　　　　橙红色化合物

鉴别方法　取本品约0.5mg，加水4ml溶解后，加氢氧化钠试液2.5ml与0.1％8-羟基喹啉的乙醇溶液1ml，放冷至约15℃，加次溴酸钠试液3滴，即显橙红色。

2. 麦芽酚反应

此为链霉素的特有反应。链霉素在碱性溶液中，链霉糖经分子重排使环扩大形成六元环，然后消除*N*-甲基葡萄糖胺，再消除链霉胍生成麦芽酚，麦芽酚与高铁离子在微酸性溶液中形成紫红色配位化合物。反应原理如下。

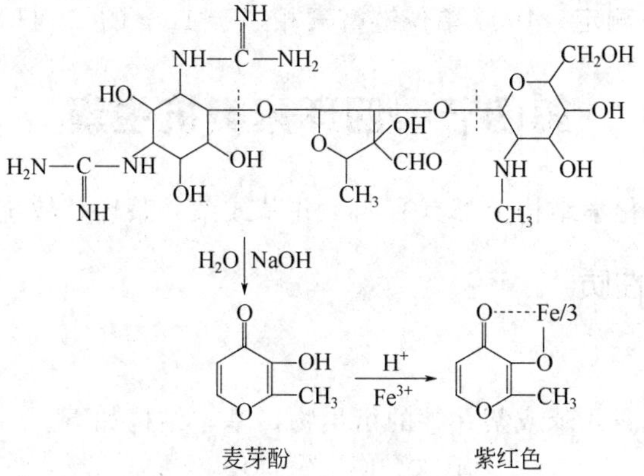

麦芽酚　　　　　　　　紫红色

鉴别方法　取本品约20mg，加水5ml溶解后，加氢氧化钠试液0.3ml，置水浴上加热5min，加硫酸铁铵溶液（取硫酸铁铵0.1g，加0.5mol/L硫酸溶液5ml使溶解）0.5ml，即显紫红色。

3. 红外吸收光谱法

本品的红外光吸收图谱应与对照的图谱（光谱集491图）一致。

4. 硫酸盐的鉴别反应

硫酸链霉素为硫酸盐，本品的水溶液显硫酸盐的鉴别反应。

三、检查

《中国药典》在硫酸链霉素项下检查“酸度”“溶液的澄清度与颜色”“硫酸盐”“有关物质”“干燥失重”“可见异物”“不溶性微粒”“异常毒性”“细菌内毒素”及“无菌”等项目。

硫酸链霉素中有关物质采用HPLC检查，方法如下。

取本品适量，加水溶解并稀释制成每1ml中约含链霉素3.5mg的溶液，作为供试品溶液；精密量取适量，用水定量稀释制成每1ml中约含链霉素35μg、70μg和140μg的溶液，作为对照溶液（1）、（2）和（3）。照高效液相色谱法测定，用十八烷基硅烷键合硅胶为填充剂，以0.15mol/L的三氟乙酸溶液为流动相，流速为每分钟0.5 ml，用蒸发光散射检测器检测（参考条件：漂移管温度为110℃，载气流速为每分钟2.8L）。取链霉素对照品适量，加水溶解并稀释制成每1ml中约含链霉素3.5mg的溶液，置日光灯（3000lx）下照射24h，作为分离度试验用溶液，取妥布霉素对照品适量，用分离度试验用溶液溶解并稀释制成每1ml中约含妥布霉素0.06mg的混合溶液，量取10μl注入液相色谱仪，记录色谱图。链霉素峰保留时间为10～12min，链霉素峰与相对保留时间约为0.9处的杂质峰的分离度和链霉素峰与妥布霉素峰的分离度应分别大于1.2和1.5。精密量取对照溶液（1）、（2）和（3）各10μl，分别注入液相色谱仪，记录色谱图。以对照溶液浓度的对数值与相应峰面积的对数值计算线性回归方程，相关系数（r）应不小于0.99。另取供试品溶液，同法测定，记录色谱图至主成分峰保留时间的2倍，供试品溶液色谱图中如有杂质峰（硫酸峰除外），用线性回归方程计算，单个杂质不得过2.0%，杂质总量不得过5.0%。

四、含量测定

《中国药典》对硫酸链霉素的效价测定采用微生物检定法，方法如下。

精密称取本品适量，加灭菌水定量制成每1ml中约含1000单位的溶液，照抗生素微生物检定法（通则1201）测定。1000单位链霉素相当于1mg的$C_{21}H_{39}N_7O_{12}$。

第四节　四环素类抗生素

四环素类抗生素在化学结构上都具有四个并苯或萘并萘环，故统称为四环素类抗生素。

一、化学结构与性质

（一）化学结构

四环素类抗生素是四并苯或萘并萘的衍生物，基本结构如下。

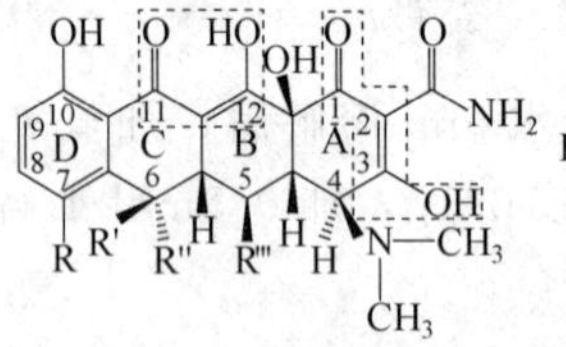

分子中的取代基R、R′、R″、R‴不同，构成各种四环素类抗生素。常见四环素类抗生素的结构列于表16-4中。本节重点讨论盐酸四环素的分析方法。

表16-4　常见四环素类抗生素的结构

药物名称	R	R′	R″	R‴
盐酸四环素	H	OH	CH_3	H
盐酸土霉素	H	OH	CH_3	OH
盐酸金霉素	Cl	OH	CH_3	H
盐酸多西环素	H	H	CH_3	OH
盐酸美他环素	H		$=CH_2$	OH

（二）性质

1. 酸碱性

四环素类抗生素的母核上，C_{10}位上的酚羟基和两个含有酮基和烯醇基的共轭双键系统显弱酸性，C_4位上的二甲氨基显弱碱性，故四环素类抗生素是两性化合物。遇酸及碱均能生成相应的盐，临床上多用其盐酸盐。

2. **旋光性**

四环素类抗生素分子中具有不对称碳原子，因此有旋光性，可用于定性、定量分析。如《中国药典》规定，盐酸土霉素在盐酸（9→1000）溶液中的比旋度为－188°～－200°；盐酸多西环素的比旋度为－105°～－120°［盐酸（9→1000）的甲醇溶液（1→10）］。

3. **紫外吸收和荧光性质**

本类抗生素分子内含有共轭双键系统，在紫外光区有吸收。如盐酸美他环素的水溶液在345nm、282nm和241nm的波长处有最大吸收，在264nm和222nm的波长处有最小吸收。这些抗生素在紫外光照射下产生荧光，它们的降解产物也有荧光。如盐酸四环素经碱降解后呈黄色荧光；盐酸土霉素经酸性降解后，在紫外光下呈绿色荧光，经碱降解后呈绿色荧光，加热，荧光转为蓝色。利用这一性质，可用于区分不同的四环素类抗生素，在TLC鉴别法中用于斑点检出。

4. **稳定性**

四环素类抗生素对各种氧化剂（包括空气中的氧在内）、酸、碱都是不稳定的。干燥的四环素类游离碱和它们的盐类避光条件下保存均较稳定，但其水溶液随pH的不同会发生差向异构化、降解等反应，尤其是碱性水溶液特别容易氧化，颜色很快变深，形成色素。

（1）差向异构化　四环素类抗生素在弱酸性（pH 2.0～6.0）溶液中，其A环上手性碳原子C_4构型改变，发生差向异构化，形成差向四环素。反应是可逆的，达到平衡时溶液中的差向化合物的含量可达40%～60%。某些阴离子（如磷酸根离子、枸橼酸根离子、乙酸根离子）的存在，可加速这种异构化反应进行。

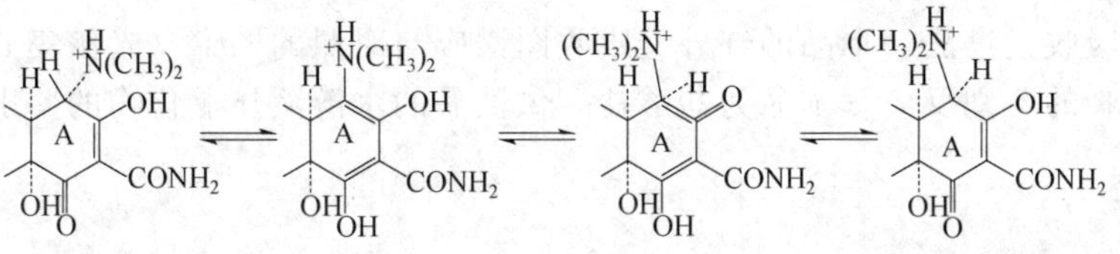

四环素(TC)　　　　差向四环素(ETC)

四环素和金霉素很容易差向异构化，产生差向四环素（ETC）和差向金霉素（具有蓝色荧光），其抗菌性能极弱或消失。而土霉素、多西环素、美他环素，由于C_5的羟基和C_4的二甲氨基形成氢键而比较稳定，C_4上不容易发生差向异构化。

（2）降解性质

① 酸性降解。在酸性条件（pH＜2）下，特别是在加热的条件下，四环素类抗生素C_6上的醇羟基和C_{5a}上的氢发生消去反应，生成脱水四环素（ATC），反应如下。

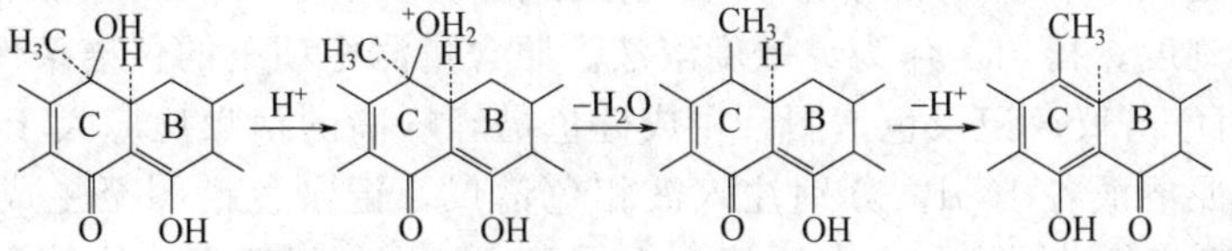

金霉素在酸性溶液中也能生成脱水金霉素。在脱水四环素和脱水金霉素的分子中，共轭双键的数目增加，因此色泽加深，对光的吸收程度也增人。橙黄色的脱水金霉素或脱水四环素，分别在435nm及445nm波长处有最大吸收。

② 碱性降解。在碱性溶液中，由于氢氧离子的作用，C_6上的羟基形成氧负离子，向C_{11}发生分子内亲核进攻，经电子转移，C环破裂，生成无活性的、具有内酯结构的异构体，反应如下。

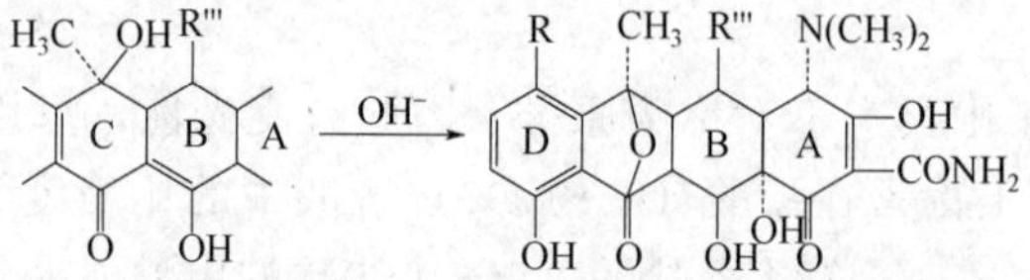

四环素类抗生素　　　　异四环素类抗生素

二、盐酸四环素的质量检验

盐酸四环素为（4*S*,4a*S*,5a*S*,6*S*,12a*S*）-6-甲基-4-(二甲氨基)-3,6,10,12,12*a*-五羟基-1,11-二氧代-1,4,4*a*,5,5*a*,6,11,12*a*-八氢-2-并四苯甲酰胺盐酸盐。

1. 性状

本品为黄色结晶性粉末；无臭；略有引湿性；遇光色渐变深，在碱性溶液中易破坏失效。本品在水中溶解，在乙醇中微溶，在三氯甲烷或乙醚中不溶。

比旋度　取本品，精密称定，加 0.01mol/L 盐酸溶液溶解并定量稀释制成每 1ml 中约含 10mg 的溶液，依法测定，比旋度为－240°～－258°。

2. 鉴别

（1）三氯化铁反应　药物结构中具有酚羟基，在酸性溶液中遇三氯化铁试液即显色。

鉴别方法　取本品约 0.5mg，加硫酸 2ml，即显深紫色，再加三氯化铁试液 1 滴，溶液变为红棕色。

（2）高效液相色谱法　在含量测定项下记录的色谱图中，供试品溶液主峰的保留时间应与对照品溶液主峰的保留时间一致。

（3）红外吸收光谱法　本品的红外光吸收图谱应与对照的图谱（光谱集 332 图）一致。

（4）氯化物的鉴别反应　本品为盐酸盐，供试品的水溶液显氯化物的鉴别反应。

三、检查

盐酸四环素检查“酸度”“溶液的澄清度”“有关物质”“杂质吸光度”“干燥失重”“热原”及“无菌”等项目。

1. 有关物质

盐酸四环素中的有关物质主要是指在生产和贮存过程中易形成的异构杂质、降解杂质（ETC、ATC、EATC）等。《中国药典》采用 HPLC 法控制盐酸四环素中的有关物质。

检查方法　临用新配。取本品，加 0.01mol/L 盐酸溶液溶解并稀释制成每 1ml 中约含 0.8mg 的溶液，作为供试品溶液；精密量取 2ml，置 100ml 量瓶中，用 0.01mol/L 盐酸溶液稀释至刻度，摇匀，作为对照溶液。取对照溶液 2ml，置 100ml 量瓶中，用 0.01mol/L 盐酸溶液稀释至刻度，摇匀，作为灵敏度溶液。照含量测定项下的色谱条件，量取灵敏度溶液 10μl 注入液相色谱仪，记录色谱图，主成分色谱峰峰高的信噪比应大于 10。再精密量取供试品溶液与对照溶液各 10μl，分别注入液相色谱仪，记录色谱图至主成分峰保留时间的 2.5 倍，供试品溶液色谱图中如有杂质峰，土霉素、4-差向四环素、盐酸金霉素、脱水四环素、差向脱水四环素按校正后的峰面积计算（分别乘以校正因子 1.0、1.42、1.39、0.48 和 0.62）分别不得大于对照溶液主峰面积的 0.25 倍（0.5%）、1.5 倍（3.0%）、0.5 倍（1.0%）、0.25 倍（0.5%）、0.25 倍（0.5%），其他各杂质峰面积的和不得大于对照溶液主峰面积的 0.5 倍（1.0%）。供试品溶液色谱图中小于灵敏度溶液主峰面积的峰忽略不计。

2. 杂质吸光度

盐酸四环素为黄色结晶性粉末；而异构体、降解产物颜色较深。如差向四环素为淡黄色，因其不稳定又易变成黑色；脱水四环素为橙红色；差向脱水四环素为砖红色。这些杂质的存在可使盐酸四环素的外观色泽变深。《中国药典》通过规定特定波长处杂质的吸光度来控制相关杂质。

检查方法　取本品，在20～25℃时，加0.8%氢氧化钠溶液制成每1ml中含10mg的溶液，照紫外-可见分光光度法，置4cm的吸收池中，自加0.8%氢氧化钠溶液起5min时，在530nm的波长处测定，吸光度不得过0.12（供注射用）。

四、含量测定

盐酸四环素的含量测定采用高效液相色谱法，测定方法如下。

色谱条件与系统适用性试验　用十八烷基硅烷键合硅胶为填充剂；醋酸铵溶液[0.15mol/L醋酸铵溶液－0.01mol/L乙二胺四乙酸二钠溶液-三乙胺（100∶10∶1），用乙酸调节pH值至8.5]-乙腈（83∶17）为流动相；检测波长为280nm。取4-差向四环素、土霉素、差向脱水四环素、盐酸金霉素及脱水四环素对照品各约3mg与盐酸四环素对照品约48mg，置100ml量瓶中，加0.1mol/L盐酸溶液10ml使溶解后，用水稀释至刻度，摇匀，作为系统适用性试验溶液，取10μl注入液相色谱仪，记录色谱图。出峰顺序：4-差向四环素、土霉素、差向脱水四环素、盐酸四环素、盐酸金霉素、脱水四环素，盐酸四环素峰的保留时间约为14min。4-差向四环素峰、土霉素峰、差向脱水四环素峰、盐酸四环素峰、盐酸金霉素峰间的分离度均应符合要求，盐酸金霉素及脱水四环素峰的分离度应大于1.0。

测定方法　取本品约25mg，精密称定，置50ml量瓶中，加0.01mol/L盐酸溶液溶解并稀释至刻度，摇匀，精密量取5ml，置25ml量瓶中，用0.01mol/L盐酸溶液稀释至刻度，摇匀，精密量取10μl注入液相色谱仪，记录色谱图；另取盐酸四环素对照品适量，同法测定。按外标法以峰面积计算，即得。

课堂思考

1. 盐酸四环素为什么需检查有关物质？有关物质是如何引入的？《中国药典》采用什么方法检查盐酸四环素中的有关物质？

2. 盐酸四环素用高效液相色谱法（外标法）测定含量，试述该法的主要实验条件及影响结果的因素。

思考与训练

习题

PPT课件

习题参考答案

药物检验技术实训指导

实训一 查阅《中国药典》

【实训目的】

1. 熟悉《中国药典》的基本结构。

2. 熟练查阅药品质量标准及相关内容，学会根据药品质量标准列出检验所需的试药、试液等，并学会查阅试液的制备方法。

3. 正确理解质量标准中的有关术语。

【实训内容】

请按要求查阅《中国药典》，列出完成各项检验项目所需的试药、试液等，并查阅试液、滴定液、缓冲液等的制备方法，记录在下列表格中。

查阅项目	1. 阿司匹林的含量测定(页码：)
查阅内容	(1)试药： (2)试液： (3)滴定液： (4)指示液：
查阅项目	2. 对乙酰氨基酚中对氨基酚的检查(页码：)
查阅内容	(1)试药： (2)对照品： (3)试液：
查阅项目	3. 盐酸普鲁卡因中酸度、铁盐、重金属的检查(页码：)
查阅内容	(1)试药： (2)标准溶液： (3)试液： (4)滴定液： (5)指示液： (6)缓冲液：
查阅项目	4. 异烟肼中游离肼的检查(页码：)
查阅内容	(1)试药： (2)对照品： (3)试液： (4)展开剂：

实训二 容量仪器的校正

【实训目的】

1. 了解容量仪器校正的意义。

2. 掌握容量仪器校正的方法。

【方法提要】

参见第二章第三节。

【实训内容】

1. 容量瓶的校正。

2. 移液管的校正。

3. 滴定管的校正。

（具体内容参见第二章第三节）

实训三　物理常数测定法

【实训目的】

1. 掌握藿香正气口服液相对密度、苯丙醇折光率的测定方法。

2. 学会正确使用比重瓶和折光仪。

【方法提要】

藿香正气口服液是由中药提取物制成的液体制剂，当制剂中提取物的成分及浓度发生改变时，其相对密度也发生改变。因此测定制剂的相对密度，可以控制药品的质量。

折光率系指光线在空气中进行的速度与在供试品中进行速度的比值。根据折射定律，折光率 n 是光线入射角的正弦与折射角的正弦的比值。苯丙醇的纯度发生改变，其折光率也发生改变。因此测定苯丙醇的折光率，可以检查药品的纯杂程度。

【实训内容】

（一）藿香正气口服液的相对密度测定（比重瓶法）

藿香正气口服液的相对密度应不低于 1.01。

1. 取洁净、干燥的比重瓶两个，分别编号并称定重量（准确至毫克数）。

2. 取上述已称定重量的比重瓶，装满供试品（温度应低于 20℃或各品种项下规定的温度）后，插入中心有毛细孔的瓶塞，用滤纸将从塞孔溢出的液体擦干，置 20℃的恒温水浴中，放置若干分钟，随着供试液温度的上升，过多的液体不断从孔塞溢出，随时用滤纸将瓶塞顶端擦干，待液体不再由塞孔溢出（此现象意味着温度已平衡），迅即将比重瓶自水浴中取出，再用滤纸擦干瓶壁外的水，迅速称定重量（准确至毫克数）。减去比重瓶的重量，求得供试品的重量。

3. 将比重瓶中的供试品倾去，洗净比重瓶，装满新沸过的冷水，再照上法测得同一温度时水的重量（准确至毫克数）。按下式计算，即得。

计算：$供试品的相对密度=\frac{供试品重量}{水重量}$

（二）苯丙醇的折光率测定

苯丙醇的折光率（《中国药典》2020 年版通则 0622）为 1.517 ～1.522。

1. 将仪器置于有充足光线的平台上，但不可受日光直射，装上温度计，置 20℃恒温室中至少 1h，或连接 20℃恒温水浴至少半小时，以保持稳定温度，然后使折射棱镜上透光处朝向光源，将镜筒拉向观察者，使成一适当倾斜度，对准反射镜，使视野内光线最明亮为止，见实训图 1、实训图 2。

2. 校正　折光计读数应用校正用棱镜或水进行校正，水的折光率 20℃时为 1.3330，25℃时为 1.3325，40℃时为 1.3305。

（1）用纯水校正　将上下棱镜拉开，用丙酮洗净，擦干，用玻棒或吸管蘸取纯化水约 1～2 滴，滴于下棱镜面上，然后将上下棱镜关合并拉紧扳手。转动反光镜，使目镜视野明亮，旋转折射率刻度调节手轮，使刻度标尺的读数在水的折光率附近，然后转动色散调节手轮，使虹彩色散消除，至视野的明暗分界线恰好移至十字交处之交点上为止。

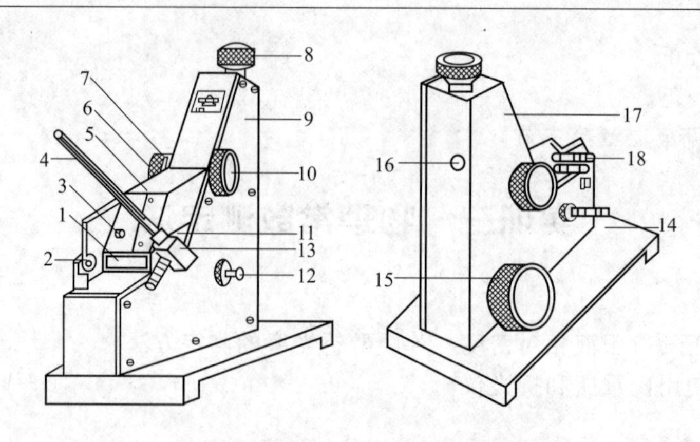

实训图1 折光仪示意图

1—反射镜；2—转轴；3—遮光板；4—温度计；5—进光棱座；6—色散调节手轮；7—色散值刻度圈；8—目镜；9—盖板；10—手轮；11—折射棱镜座；12—照明刻度盘聚光镜；13—温度计座；14—底座；15—折射率刻度调节手轮；16—小孔；17—壳体；18—恒温器接头

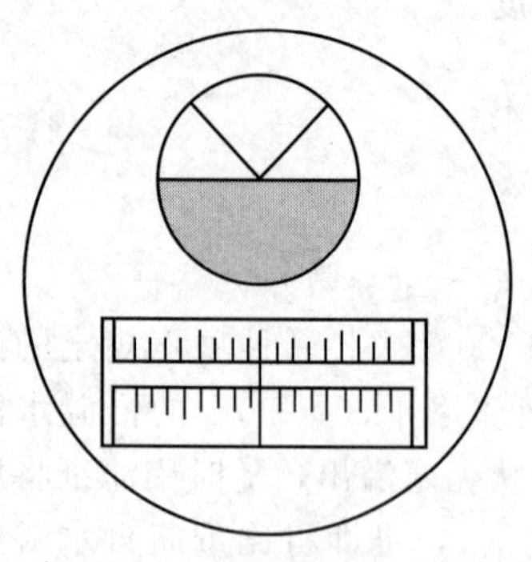

实训图2 折光仪视场示意图

（2）用校正用棱镜校正 将仪器置于上述1项所述环境中，向折射棱镜的抛光面加1～2滴溴萘，再贴在校正用棱镜的抛光面上，然后按上述2（1）项操作。

当读数值与水或校正用棱镜规定值一致时，则不必校正，否则将折光率读数调到规定值，再用螺丝刀微微旋转镜筒旁小方孔（16）内的螺丝，带动物镜偏摆，直至明暗分界线恰好移至十字交叉交点上为止。

3. 测定 将仪器置于上述1项所述环境中，通入循环水或在恒温室使棱镜的温度保持（20±0.5)℃。拉开棱镜，用棉球蘸取少量丙酮或乙醚将进光棱镜和折射棱镜揩净，再用擦镜纸擦干。滴入供试品约1～2滴，立即闭合棱镜。调节刻度调节手轮使镜筒内找到明暗交界线并与交叉线重合，若有虹彩则转动色散调节手轮使彩色渐渐消失，仅剩明暗清晰的分界线。重复测定3次，取其平均值，即为供试品的折光率（n_D^{20}）。

【注意事项】

1. 上下棱镜必须清洁，勿用粗糙的纸或酸性乙醚擦拭棱镜，勿用折光计测试强酸性或强碱性供试品，或有腐蚀性的供试品。

2. 滴加供试品时注意滴管不要触及棱镜，防止棱镜造成划痕。加入量要适中，使在棱镜上生成一均匀的薄层，检品过多，会流出棱镜外部，检品太少，能使视野模糊不清，同时勿使气泡进入样品，以免气泡影响折光率。

3. 读数时视野中的黑白交叉线必须明显，且明确地位于十字交叉线上，除调节色散补偿旋钮外，还应调整下部反射镜或上棱镜透光处的光亮强度。

4. 如果在目镜中看不到半明半暗，而是畸形的，这是因为棱镜间未充满液体。若出现弧形光环，则可能是有光线未经过棱镜面而直接照射在聚光透镜上。若液体折光率不在1.3～1.7范围内，则阿贝折射仪不能测定，也调不到明暗界线。

5. 测定结束时，必须用能溶解供试品的试剂如水、乙醇或乙醚将上下棱镜擦拭干净，晾干，放入仪器箱内，并放入硅胶防潮。

实训四　药物的鉴别试验

【实训目的】

1. 熟悉苯巴比妥、维生素 C（或维生素 C 片）、盐酸普鲁卡因注射液的鉴别方法和原理。

2. 掌握药物鉴别的操作，学会正确判断鉴别结果。

3. 学会采用红外分光光度法鉴别药物的实验方法和操作技能。

【方法提要】

参见教材相关内容。

【实训内容】

1. 苯巴比妥的鉴别

（1）取本品约 10mg，加硫酸 2 滴与亚硝酸钠约 5mg，混合，即显橙黄色，随即转橙红色。

（2）取本品约 50mg，置试管中，加甲醛试液 1ml，加热煮沸，冷却，沿管壁缓缓加硫酸 0.5ml，使成两液层，置水浴中加热，接界面显玫瑰红色。

（3）本品的红外光吸收图谱应与对照的图谱（光谱集 227 图）一致。

操作方法：取供试品约 1～1.5mg，置玛瑙研钵中，加入干燥的溴化钾细粉约 200～300mg（与供试品的比约为 200∶1）作为分散剂，充分研磨混匀，置于直径为 13mm 的压片模具中，使铺展均匀，抽真空约 2min，加压至 0.8×10^6 kPa，保持压力 2min，撤去压力并放气后取出制成的供试片，目视检测，片子应呈透明状，其中样品分布应均匀，并无明显的颗粒状样品。将供试片置于红外分光光度计的样品光路中，另在参比光路中置一按同法制成的溴化钾空白片作为补偿，录制光谱图。将所得的供试品图谱与标准图谱（光谱集 227 图）比较，应一致。

（4）丙二酰脲类的鉴别反应

① 取供试品约 0.1g，加碳酸钠试液 1ml 与水 10ml，振摇 2min，滤过，滤液中逐滴加入硝酸银试液，即生成白色沉淀，振摇，沉淀即溶解；继续滴加过量的硝酸银试液，沉淀不再溶解。

② 取供试品约 50mg，加吡啶溶液（1→10）5ml，溶解后，加铜吡啶试液 1ml，即显紫色或生成紫色沉淀。

2. 维生素 C 的鉴别

（1）取本品 0.2g，加水 10ml 溶解后，分成二等份，在一份中加硝酸银试液 0.5ml，即生成银的黑色沉淀。在另一份中，加二氯靛酚钠试液 1～2 滴，试液的颜色即消失。

（2）本品的红外光吸收图谱应与对照的图谱（光谱集 450 图）一致。

操作方法参见本实训内容 1（3）。

若为片剂，取细粉适量（约相当于维生素 C 0.2g），加水 10ml，振摇使维生素 C 溶解，滤过，滤液照维生素 C 项下的鉴别（1）试验，显相同的反应。

3. 盐酸普鲁卡因注射液的鉴别

（1）氯化物的鉴别反应

① 取供试品溶液，加稀硝酸使成酸性后，滴加硝酸银试液，即生成白色凝乳状沉淀；分离，沉淀加氨试液即溶解，再加稀硝酸酸化后，沉淀复生成。

② 取供试品少量，置试管中，加等量的二氧化锰，混匀，加硫酸湿润，缓缓加热，即

发生氯气，能使用水润湿的碘化钾淀粉试纸显蓝色。

(2) 芳香第一胺类的鉴别反应　取本品适量（约相当于盐酸普鲁卡因 50mg），加稀盐酸 1ml，加 0.1mol/L 亚硝酸钠溶液数滴，滴加碱性 β-萘酚试液数滴，生成猩红色沉淀。

【注意事项】

1. 试药、试液的加入量、方法和顺序均应按各试验项下的规定；如未做规定，试液应逐滴加入，边加边振摇，并注意观察反应现象。

2. 试验在试管或离心管中进行，如需加热，应小心仔细，并使用试管夹，边加热边振摇，试管口不要对着试验操作者。

3. 试验中需分离沉淀时，采用离心机分离，经离心沉降后，用吸出法或倾泻法分离沉淀。

4. 铜吡啶试液应临用时配制。

5. 红外光谱法中所使用的溴化钾在中红外区应无明显的干扰吸收；应预先研细，过 200 目筛，并在 120℃干燥 4h 后分装并在干燥器中保存备用。若发现结块，则需重新干燥。供试品研磨应适度，通常以 2～5μm 为宜，研磨过度会导致晶格结构的破坏或晶型转化，粒度不够则易引起光散射能量损失，使光谱基线倾斜，甚至严重变形。

实训五　葡萄糖的一般杂质检查法

【实训目的】

1. 掌握一般杂质检查的项目和意义。

2. 掌握溶液的澄清度与颜色、氯化物、硫酸盐、铁盐、重金属、砷盐等一般杂质检查的操作技能，学会正确判断结果。

3. 学会正确使用纳氏比色管及检砷器。

【方法提要】

参见第五章相关内容。

【实训内容】

1. 溶液的澄清度与颜色

取本品 5.0g，加热水溶解后，放冷，用水稀释至 10ml，溶液应澄清无色；如显混浊，与 1 号浊度标准液（《中国药典》2020 年版通则 0902）比较，不得更浓；如显色，与对照液（取比色用氯化钴液 3.0ml 、比色用重铬酸钾液 3.0ml 与比色用硫酸铜液 6.0ml ，加水稀释成 50ml）1.0ml 加水稀释至 10ml 比较，不得更深（1 号浊度标准液的配制：取浊度标准原液 5.0ml，加水 95.0ml 摇匀，即得）。

2. 氯化物

取本品 0.60g ，置 50ml 纳氏比色管中，加水溶解使成约 25ml（溶液如显碱性，可滴加硝酸，使遇 pH 试纸显中性），再加稀硝酸 10ml，溶液如不澄清，应滤过，加水使成约 40ml，摇匀，即得供试溶液。另取标准氯化钠溶液 6.0ml，置 50ml 纳氏比色管中，加稀硝酸 10ml，加水使成约 40ml，摇匀，即得对照溶液。于供试液与对照液中，分别加入硝酸银试液 1.0ml，用水稀释至 50ml，摇匀，在暗处放置 5min。同置黑色背景上，从比色管上方向下观察比较，比较供试溶液和对照溶液所显乳光。供试溶液不得比对照溶液更浓（0.01%）。

3. 硫酸盐

取本品 2.0g，置 50ml 纳氏比色管中，加水溶解使成约 40ml（溶液如显碱性，可滴加盐酸，使遇 pH 试纸显中性），溶液如不澄清，应滤过；加稀盐酸 2ml，摇匀，即得供试溶液。另取标准硫酸钾溶液 2.0ml，置 50ml 纳氏比色管中，加水使成约 40ml，再加稀盐酸

2ml，摇匀，即得对照溶液。于供试液与对照液中，分别加入25%的氯化钡溶液5ml，用水稀释至50ml，摇匀，放置10min。同置黑色背景上，从比色管上方向下观察比较，比较供试溶液和对照溶液所显乳光。供试溶液不得比对照溶液更浓（0.01%）。

4. 铁盐

取本品2.0g，加水20ml溶解后，加硝酸3滴，缓缓煮沸5min，放冷，转移至50ml纳氏比色管中，加水稀释使成45ml，加硫氰酸铵溶液（30→100）3ml，如显色，与标准铁溶液2.0ml用同一方法制成的对照液比较，不得更深（0.001%）。

5. 重金属

取25ml纳氏比色管三支，甲管中加标准铅溶液2.0ml，加乙酸盐缓冲液2ml，加水稀释成25ml。取本品4.0g，置于乙管中，加水适量溶解后，加乙酸盐缓冲液（pH3.5）2ml，加水稀释成25ml。丙管中加入与乙管相同重量的供试品，加水适量使溶解，再加标准铅溶液2.0ml，加乙酸盐缓冲液2ml，加水稀释成25ml。再在甲、乙、丙三管中分别加硫代乙酰胺试液各2ml，摇匀，放置2min，同置白纸上，自上向下透视，当丙管中显出的颜色不浅于甲管时，乙管中显示的颜色与甲管比较，不得更深。如丙管中显出的颜色浅于甲管，应取样按第二法重新检查（含重金属不得过百万分之五）。

6. 砷盐

装置的准备（参观第五章图5-2）　取醋酸铅棉花适量（60～100mg），撕成疏松状，每次少量，用细玻璃棒均匀地装入导气管C中，松紧要适度，装管高度为60～80mm。用玻璃棒夹取溴化汞试纸1片（其大小以能覆盖D顶端口径而不露出平面外为宜），置旋塞D顶端平面上，盖住孔径，盖上旋盖E并旋紧。

取本品2.0g置检砷瓶中，加水5ml溶解后，加稀硫酸5ml与溴化钾溴试液0.5ml，置水浴上加热约20min，使保持稍过量的溴存在，必要时，再补加溴化钾溴试液适量，并随时补充蒸散的水分，放冷，加盐酸5ml与水适量使成28ml，再加碘化钾试液5ml与酸性氯化亚锡试液5滴，在室温放置10min后，加锌粒2g，立即将装好的导气管C密塞于A瓶上，并将A瓶置25～40℃水浴中反应45min，取出溴化汞试纸，将生成的砷斑与定量标准砷溶液制成的标准砷斑比较，颜色不得更深（0.0001%）。

标准砷斑制备　精密量取标准砷溶液2ml，置另一检砷器中，照上述方法，依法检查，即得标准砷斑。

【注意事项】

参见第五章相关内容。

实训六　特殊杂质检查法

【实训目的】

1. 掌握目视比色法检查药物特殊杂质的操作技能，学会正确判断结果。

2. 掌握薄层色谱法检查药物特殊杂质的操作技能，学会正确判断结果。

【方法提要】

游离水杨酸是由阿司匹林生产过程中乙酰化不完全或贮藏过程中水解产生。利用阿司匹林无酚羟基，不能直接与高铁盐作用，而水杨酸则可与高铁盐反应生成紫堇色配合物的原理，采用目视比色法进行检查。

有关物质是指在合成盐酸氯丙嗪过程中，可能引入少量与药品有密切关系的原料、中间体、分解产物或氧化产物等特殊杂质。以供试液自身稀释液为对照，采用薄层色谱法中的高低浓度比较法（亦称自身对照法）进行检查。

【实训内容】

1. 阿司匹林中游离水杨酸的检查

取本品0.10g，加乙醇1ml溶解后，加冷水适量使成50ml，立即加新制的稀硫酸铁铵溶液［取盐酸溶液（9→100）1ml，加硫酸铁铵指示液2ml后，再加水适量使成100ml］1ml，摇匀；30s内如显色，与对照液（精密称取水杨酸0.1g，加水溶解后，加冰醋酸1ml，摇匀，再加水使成1000ml，摇匀，精密量取1ml，加乙醇1ml、水48ml与上述新制的稀硫酸铁铵溶液1ml，摇匀）比较，不得更深（0.1%）。

2. 盐酸氯丙嗪中有关物质的检查

（1）薄层板的制备　取硅胶GF_{254}适量，置研钵中，加三倍量的水向同一方向研磨混匀，去除表面气泡后，倒入涂布器中，在玻板上平稳地移动涂布器进行涂布（厚度0.2～0.3mm），取下涂好薄层的玻板，置水平台上于室温下晾干后，在110℃活化30min，即置有干燥剂的干燥箱中备用。使用前检查其均匀度（可通过透射光和反射光检视）。

（2）供试液的制备　避光操作。取本品，加甲醇制成每1ml中含10mg的溶液，作为供试品溶液。

（3）对照液的制备　精密量取供试品溶液适量，加甲醇稀释成每1ml中含0.1mg的溶液，作为对照溶液。

（4）检查　照薄层色谱法试验，吸取上述两种溶液各10μl，分别点于同一硅胶GF_{254}薄层板上，以环己烷-丙酮-二乙胺（80∶10∶10）为展开剂，展开后，晾干，置紫外光灯（254nm）下检视。供试品溶液如显杂质斑点，与对照溶液所显的主斑点比较，不得更深。

【注意事项】

1. 阿司匹林中游离水杨酸的检查

① 供试品须用乙醇溶解以后才可以加水稀释至刻度，否则供试品难以溶解。

② 加入的冷水应符合要求（10℃以下），否则造成阿司匹林水解，造成检验误差。

2. 盐酸氯丙嗪中有关物质的检查

① 展开剂临用前制备。制备展开剂时比例要准确，量小的溶剂应用移液管量取。

② 薄层色谱点样时，宜少量多次点加，每次点加后，待其自然干燥或温热气流吹干再点加。样点一般为圆点，应使点样位置正确、集中。点样时注意勿损伤薄板表面。

③ 一般薄层板展开前须预先饱和，以避免边缘效应，饱和时间一般为15～30min。

④ 浸入展开剂的深度为距原点0.5～1.0cm，切勿过多，更不允许展开剂浸没样点，以免被分离的组分被溶解下来。

⑤ 薄层板展开至规定距离（一般为10～15cm）后，立即取出薄板，迅速挥尽溶剂，以免斑点的扩散。

⑥ 注意温度、湿度对分离的影响。

实训七　维生素B_1片的重量差异和崩解时限检查法

【实训目的】

1. 掌握重量差异和崩解时限检查法的实验方法和注意事项。

2. 学会正确判断实验结果。

【方法提要】

重量差异是指以称重法测定每片的片重与平均片重或标示片重之间的差异程度。为了控制各片重量的一致性，保证用药剂量的准确，片剂要进行重量差异检查。

崩解系指口服固体制剂在规定条件下全部崩解溶散或成碎粒，除不溶性包衣材料或破碎的胶囊壳外，应全部通过筛网。片剂口服后，需经崩散、溶解，才能被机体吸收而达到治疗目的，崩解时限在一定程度上可以间接反映药品的生物利用度，是片剂等剂型的常规检查项目之一。

【实训内容】

1. 重量差异检查法

取空称量瓶，精密称定重量；再取供试品 20 片，置此称量瓶中，精密称定。两次称量值之差即为 20 片供试品的总重量，除以 20，得平均片重（$\overline{m}$）。从已称定总重量的 20 片供试品中，依次用镊子取出 1 片，分别精密称定重量，得各片重量。

结果判断参见第六章相关内容。

2. 崩解时限检查法

将吊篮通过上端的不锈钢轴悬挂于金属支架上，浸入 1000ml 烧杯中，并调节吊篮位置使其下降时筛网距烧杯底部 25mm，烧杯中盛有温度为（37±1）℃的水，调节液面高度使吊篮上升时筛网在液面下 15mm 处。除另有规定外，取供试品 6 片，分别置上述吊篮的玻璃管中，每管各加 1 片，立即启动崩解仪进行检查。

结果判断　各片均应在 15min 内全部崩解。如有 1 片不能完全崩解，应取 6 片复试，均应符合规定。

【注意事项】

参见第六章相关内容。

实训八　对乙酰氨基酚片的溶出度测定

【实训目的】

1. 掌握用转篮法测定药物溶出度的实验方法。
2. 熟悉溶出度测定仪的操作程序和注意事项。
3. 熟悉溶出度测定法的结果计算及结果判断。

【方法提要】

溶出度系指药物从片剂、胶囊剂或颗粒剂等固体制剂在规定条件下溶出的速率和程度。它是评价药物口服固体制剂质量的一个指标，是一种模拟口服固体制剂在胃肠道中崩解和溶出的体外简易试验方法。《中国药典》2020 年版收载三种测定方法，第一法为转篮法，第二法为桨法，第三法为小杯法。

【实训内容】

取本品，照溶出度测定法（《中国药典》2020 年版通则 0931 第一法），以稀盐酸 24ml 加水至 1000ml 为溶出介质，转速为每分钟 100 转，依法操作，经 30min 时，取溶液 5ml 滤过，精密量取续滤液 1ml，加 0.04%氢氧化钠溶液稀释至 50ml，摇匀，照紫外-可见分光光度法，在 257nm 波长处测定吸光度，按 $C_8H_9NO_2$ 的吸收系数（$E_{1cm}^{1\%}$）为 715 计算出每片的溶出量，限度为标示量的 80%，应符合规定。

【注意事项】

参见第六章相关内容。

实训九　阿司匹林的鉴别和含量测定

【实训目的】

1．掌握阿司匹林鉴别的操作技能，并能正确判断结果。

2．熟悉用直接中和法测定阿司匹林含量的基本原理及操作方法。

【方法提要】

1．鉴别　阿司匹林具酯键，水解生成水杨酸（具酚羟基），可与三氯化铁试液生成紫堇色配位化合物；阿司匹林加碳酸钠试液煮沸，水解生成水杨酸钠和乙酸钠。放冷后，加过量的稀硫酸，即析出白色的水杨酸沉淀，并产生乙酸的臭气。

2．本品分子中有游离羧基，其电离常数为 3.27×10^{-4}，可与标准碱溶液定量反应。

【实训内容】

1．鉴别

（1）取本品约0.1g，加水10ml，煮沸，放冷，加三氯化铁试液1滴，即显紫堇色。

（2）取本品约0.5g，加碳酸钠试液10ml，煮沸2min后，放冷，加过量的稀硫酸，即析出白色沉淀，并发生乙酸的臭气。

（3）本品的红外光吸收图谱应与对照的图谱（光谱集209图）一致。

操作方法参见实训四。

2．含量测定

取本品约0.4g，精密称定，加中性乙醇（对酚酞指示液显中性）20ml溶解后，加酚酞指示液3滴，用氢氧化钠滴定液（0.1mol/L）滴定。每1ml氢氧化钠滴定液（0.1mol/L）相当于18.02mg的 $C_9H_8O_4$。

本品含 $C_9H_8O_4$ 不得少于99.5%。

【注意事项】

1．三氯化铁反应极为灵敏，如供试品取用量大，颜色很深时，可加水稀释后观察。

2．含量测定时，注意掌握原料药的取样方法，本品取样范围为 $0.4\pm0.4\times10\%$（g）。

3．滴定应在10～40℃条件下，不断振摇稍快地进行，以防止局部碱度过大而促使阿司匹林水解。滴定到待测溶液显粉红色30s不褪为滴定终点。

实训十　亚硝酸钠滴定法测定药物的含量

【实训目的】

1．掌握亚硝酸钠滴定法测定药物含量的实验方法和操作技能。

2．掌握片剂或注射剂的取样方法。

3．学会采用永停滴定仪测定药物含量的操作方法和注意事项。

【方法提要】

具芳伯氨基结构的药物能在酸性下与亚硝酸钠滴定液定量作用生成重氮盐，根据消耗 $NaNO_2$ 的量，计算出药物的含量。

永停法采用铂-铂电极系统。测定时，将铂-铂电极插入待测溶液中，在两个电极间外加一小电压（约50mV），然后进行滴定。当达到滴定终点时，稍过量的亚硝酸钠滴定液使溶液中产生可逆电对，两个电极上发生了电解反应。电极去极化，电极之间有电流通过，电流计发生偏转，不再回复。

阳极　$NO + H_2O \longrightarrow HNO_2 + H^+ + e$

阴极　$HNO_2 + H^+ + e \longrightarrow NO + H_2O$

【实训内容】（以下两个实训内容供选择）

1. 盐酸普鲁卡因注射液的含量测定

精密量取本品适量（约相当于盐酸普鲁卡因 0.1g），加水 40ml 与盐酸溶液（1→2）15ml，然后置电磁搅拌器上，搅拌，再加溴化钾 2g，插入铂-铂电极后，将滴定管尖端插到液面下 2/3 处，在 15～20℃，用亚硝酸钠滴定液（0.05mol/L）迅速滴定，随滴随搅拌。至近终点时，将滴定管尖端提出液面，用少量水冲洗滴定管尖端，洗液并入溶液中，继续缓缓滴定，至电流计指针突然偏转，并不再回复，即为滴定终点。每 1ml 亚硝酸钠滴定液（0.05mol/L）相当于 13.64mg 的 $C_{13}H_{20}N_2O_2 \cdot HCl$。

本品含盐酸普鲁卡因（$C_{13}H_{20}N_2O_2 \cdot HCl$）应为标示量的 95.0%～105.0%。

2. 磺胺嘧啶片的含量测定

取本品 10 片，精密称定，研细，精密称取适量（约相当于磺胺嘧啶 0.5g），加水 40ml 与盐酸溶液（1→2）15ml，然后置电磁搅拌器上，搅拌，再加溴化钾 2g，插入铂-铂电极后，将滴定管尖端插到液面下 2/3 处，用亚硝酸钠滴定液（0.1mol/L）迅速滴定，随滴随搅拌。至近终点时，将滴定管尖端提出液面，用少量水冲洗滴定管尖端，洗液并入溶液中，继续缓缓滴定，至电流计指针突然偏转，并不再回复，即为滴定终点。每 1ml 亚硝酸钠滴定液（0.1mol/L）相当于 25.03mg 的 $C_{10}H_{10}N_4O_2S$。

本品含磺胺嘧啶（$C_{10}H_{10}N_4O_2S$）应为标示量的 95.0%～105.0%。

【注意事项】

1. 掌握注射剂的取样方法，并正确计算取样体积。

$$\text{取样量(ml)} = \frac{\text{主药规定量}}{\text{标示量(g/ml 或 mg/ml)}}$$

2. 掌握片剂的取样方法，并正确计算片粉的取样范围。

$$\text{取样量} = (1 \pm 10\%) \times \text{主药规定量} \times \text{平均片重}/\text{每片标示量}$$

3. 重氮化反应属分子反应，反应速度比较慢，滴定速度不能过快，尤其是近终点时，更要慢慢地滴定；近终点时，游离芳伯胺浓度非常低，反应速度就更慢，每加 1 滴标准液后，要搅拌 1～5min 后再判断终点。

4. 电极的清洁状态是滴定成功与否的关键，污染的电极在滴定时指示迟钝，终点时电流变化小，此时应重新处理电极。处理方法：可将电极插入 10ml 浓硝酸和 1 滴三氯化铁的溶液内，煮沸数分钟，或用洗液浸泡数分钟取出后用水洗干净。

实训十一　非水溶液滴定法测定有机碱的含量

【实训目的】

1. 掌握非水溶液滴定法的一般操作技术及注意事项。

2. 掌握非水滴定常用指示剂结晶紫的变色原理及终点的确定。

【方法提要】

有机碱具有碱性，但碱性较弱，在水溶液中用酸直接滴定没有明显的突跃，采用在非水酸性介质（如冰醋酸、醋酐）中用高氯酸滴定的方法，可获得满意的滴定结果。

有机碱类药物大多利用碱性与酸成盐，以提高药物的水溶性。采用非水溶液滴定法测定时，多为对有机碱盐的滴定。其滴定过程，实际是高氯酸置换出与有机碱结合的较弱的酸的置换反应。

$$HClO_4 + BH^+ \cdot A^- \rightleftharpoons HA + BH^+ \cdot ClO_4^-$$

【实训内容】 硫酸阿托品的含量测定

取本品约0.5g，精密称定，加冰醋酸与醋酐各10ml溶解后，加结晶紫指示液1～2滴，用高氯酸滴定液（0.1mol/L）滴定至溶液显纯蓝色，并将滴定的结果用空白试验校正。每1ml高氯酸滴定液（0.1mol/L）相当于67.68mg的 $(C_{17}H_{23}NO_3)_2 \cdot H_2SO_4$。

按干燥品计算，本品含 $(C_{17}H_{23}NO_3)_2 \cdot H_2SO_4$ 不得少于98.5%。

【注意事项】

参见第七章相关内容。

实训十二　紫外分光光度法测定维生素 B_1 片的含量

【实训目的】

1. 掌握紫外分光光度法测定维生素 B_1 片含量的实验方法和操作技能。
2. 熟悉片剂的取样方法及样品的前处理方法。
3. 学会采用紫外分光光度计测定药物含量的操作方法和注意事项。

【方法提要】

维生素 B_1 分子中具有共轭双键结构，在紫外光区有特征吸收。在pH2时，最大吸收在246nm处，$E_{1cm}^{1\%}=425$，据此，可用紫外分光光度法测定维生素 B_1 片的含量。

【实训内容】

取本品20片，精密称定，研细，精密称取适量（约相当于维生素 B_1 25mg），置100ml量瓶中，加盐酸溶液（9→1000）约70ml，振摇15min使维生素 B_1 溶解，加盐酸溶液（9→1000）稀释至刻度，摇匀，用干燥滤纸滤过，精密量取续滤液5ml，置另一100ml量瓶中，再加盐酸溶液（9→1000）稀释至刻度，摇匀，照紫外-可见分光光度法，在246nm波长处测定吸光度，按 $C_{12}H_{17}ClN_4OS \cdot HCl$ 的吸收系数（$E_{1cm}^{1\%}$）为421计算，即得。

本品含维生素 B_1（$C_{12}H_{17}ClN_4OS \cdot HCl$）应为标示量的90.0%～110.0%。

【注意事项】

1. 掌握片剂的取样方法，并正确计算片粉的取样范围。
2. 片剂中不溶性辅料对测定有干扰，需滤过消除辅料的干扰。
3. 本法采用吸收系数法定量，所用的分光光度计应经过严格检定，特别是波长准确度和吸光度精度要进行校正。要注明测定时的温度。
4. 吸收池应于临用时配对或做空白校正。
5. 做平行试验两份，两次平行结果的相对偏差不得超过0.5%，取其算术平均值为测定结果。

实训十三　碘量法测定维生素C注射液的含量

【实训目的】

1. 掌握碘量法测定维生素C注射液含量的实验方法和操作技能。
2. 熟悉注射剂的取样方法及样品的前处理方法。

【方法提要】

维生素C分子结构中具有连二烯醇基，具有强还原性，在酸性溶液中，可被碘定量氧化，因此，可采用碘量法测定本品含量。由于处方中加入稳定剂焦亚硫酸钠，而焦亚硫酸钠易水解生成亚硫酸氢钠，消耗一定量的碘液，对测定结果有影响，故在滴定前加入丙酮消除这种干扰。

$$Na_2S_2O_5 + H_2O \longrightarrow 2NaHSO_3$$

$$CH_3COCH_3 + NaHSO_3 \longrightarrow H_3C\text{—}\underset{\underset{\displaystyle CH_3}{|}}{\overset{\overset{\displaystyle OH}{|}}{C}}\text{—}SO_3Na$$

【实训内容】

精密量取本品适量（约相当于维生素C0.2g)，加水15ml与丙酮2ml，摇匀，放置5min，加稀乙酸4ml与淀粉指示液1ml，用碘滴定液（0.05mol/L）滴定，至溶液显蓝色并持续30s不褪。每1ml碘滴定液（0.05mol/L）相当于8.806mg的$C_6H_8O_6$。

本品含维生素C($C_6H_8O_6$）应为标示量的90.0%～110.0%。

【注意事项】

1. 掌握注射剂的取样方法，并正确计算取样量。

2. 加稀乙酸的目的是使滴定在酸性介质中进行，使本品受空气中氧的氧化作用减慢。加新沸过放冷的水溶解是为了减少溶解氧的影响。溶液显蓝色并持续30s不褪为终点。

3. 做平行试验两份，两次平行结果的相对偏差不得超过0.2%，取其算术平均值为测定结果。

实训十四　高效液相色谱法测定黄体酮注射液的含量

【实训目的】

1. 了解高效液相色谱仪的结构及一般操作技术。

2. 熟悉内标法测定药物含量的实验方法，熟悉供试品溶液、对照品溶液、内标溶液的制备方法。

3. 学会从高效液相色谱图上读取保留时间和峰响应值，并能利用实验数据计算理论板数、分离度和供试品含量。

【方法提要】

黄体酮为孕激素类药，具有共轭结构，在紫外光区有特征吸收。本法以反相高效液相色谱法（紫外检测器）分离药物，内标法定量，可消除药物中杂质的干扰。

【实训内容】

色谱条件与系统适用性试验　用十八烷基硅烷键合硅胶为填充剂；甲醇-水（65∶35）为流动相；检测波长为254nm。理论板数按黄体酮峰计算应不低于1000，黄体酮峰和内标物质峰的分离度应符合要求。

内标溶液的制备　取己烯雌酚约25mg，精密称定，置25ml量瓶中，以甲醇溶解并稀释至刻度，摇匀，即得。

对照品溶液的制备　取黄体酮对照品约25mg，精密称定，置25ml量瓶中，以甲醇溶解并稀释至刻度，摇匀；精密量取该溶液与内标溶液各5ml，置25ml量瓶中，以甲醇稀释至刻度，摇匀，即得。

测定法　用内容量移液管精密量取本品适量（约相当于黄体酮50mg)，置50ml量瓶中，用乙醚分数次洗涤移液管内壁，洗液并入量瓶中，加乙醚稀释至刻度，摇匀；精密量取5ml置具塞离心管中，在温水浴内使乙醚挥散；用甲醇振摇提取4次（第1～3次各5ml，第4次3ml），每次振摇10min后离心15min，并用滴管将甲醇液移置25ml量瓶中，合并提取液，精密加入内标溶液5ml，用甲醇稀释至刻度，摇匀；取5μl注入液相色谱仪，记录色谱图。按内标法以峰面积计算，即得。

本品含黄体酮（$C_{21}H_{30}O_2$）应为标示量的93.0％～107.0％。

【注意事项】

1. 供试液和对照液按规定方法分别配制2份。供试液在注入色谱柱前，一般应经适宜的0.45μm的滤膜滤过。

2. 供试液和对照液每份至少注样2次，由全部注样结果（$n \geqslant 4$）求得平均值，相对标准偏差（RSD）一般应不大于1.5％。

实训十五　气相色谱法测定维生素E胶囊的含量

【实训目的】

1. 了解气相色谱仪的结构及一般操作技术。

2. 掌握内标法测定药物含量的实验方法，熟悉供试品溶液、对照品溶液、内标溶液的制备方法。

3. 熟悉从气相色谱图中读取样品峰和内标峰的保留时间、峰响应值，并能计算理论塔板数，分离度、校正因子和样品含量。

【方法提要】

《中国药典》2020年版用气相色谱法（GC）测定维生素E胶囊的含量。GC法具有高度选择性，可分离维生素E及其异构体，选择性地测定维生素E。本法采用内标法定量，内标法不受进样量准确性和操作条件变化的影响。

【实训内容】

色谱条件与系统适用性试验　以硅酮（OV-17）为固定相，涂布浓度为2％；或以HP-1毛细管柱（100％二甲基聚硅氧烷）为分析柱，柱温为265℃。理论板数按维生素E峰计算应不低于500（填充柱）或5000（毛细管柱），维生素E峰与内标物质峰的分离度应符合要求。

校正因子的测定　取正三十二烷适量，加正已烷溶解并稀释成每1ml中含1.0mg的溶液，作为内标溶液。另取维生素E对照品约20mg，精密称定，置棕色具塞瓶中，精密加内标溶液10ml，密塞，振摇使溶解；取1～3μl注入气相色谱仪，计算校正因子。

测定法　取装量差异项下的内容物，混合均匀，取适量（约相当于维生素E 20mg），精密称定，置棕色具塞瓶中，精密加内标溶液10ml，密塞，振摇使溶解；取1～3μl注入气相色谱仪，测定，计算，即得。

本品含维生素E($C_{31}H_{52}O_3$）应为标示量的90.0％～110.0％。

【注意事项】

1. 精密称取供试品和对照品各2份，按规定方法准确制备供试液和对照液。

2. 正式测定前，每份校正因子测定溶液（或对照品溶液）各进样2次，2份共4个校正因子相应值的平均标准偏差不得大于2.0％。

3. 气相色谱仪操作时，要先开载气，这样可以保护检测器和色谱柱。分析完毕后，先关闭氢气和空气，再进行降温操作，待各组件的温度降到40℃以下时，依次关闭载气，关色谱站和气相色谱仪。

4. 在用微量进样器进样时，精密度取决于操作的熟练程度，各步操作应尽量一致。推注样品所用的时间越短越好，注射器在汽化室中停留的时间不宜长，而最重要的是留针时间应严格控制前后一致。

实训十六　高效液相色谱法测定六味地黄丸中丹皮酚的含量

【实训目的】

1. 掌握高效液相色谱法用于中药制剂含量测定的一般操作技术。

2. 掌握丸剂进行高效液相色谱法测定的样品的前处理方法。

3. 学会读取实验数据，并计算理论板数和供试品的含量。

【方法提要】

六味地黄丸为滋阴清虚之代表方，其组成特点是补中寓泻，而以补阴为主。牡丹皮是本方“三泻”之首，凉血清热而泻肝肾之火，为佐药。而由于牡丹皮所含有效成分丹皮酚易挥发而影响质量，故测定丹皮酚的含量以控制成品的内在质量。

六味地黄丸中丹皮酚用50%甲醇超声提取，以高效液相色谱法（紫外检测器）分离，外标法定量。

【实训内容】

1. 色谱条件与系统适用性试验　以十八烷基硅烷键合硅胶为填充剂；以甲醇-水（70∶30）为流动相；检测波长为274nm。理论板数按丹皮酚峰计算应不低于3500。

2. 对照品溶液的制备　取对照品丹皮酚适量，精密称定，加甲醇制成每1ml含20μg的溶液，即得。

3. 供试品溶液的制备　取本品水蜜丸或小蜜丸，切碎，取约0.3g，精密称定，或取重量差异项下的大蜜丸，剪碎，取约0.4g，精密称定。置具塞锥形瓶中，精密加入50%的甲醇50ml，密塞，称定重量，超声处理（功率250W，频率33kHz）45min，放冷，再称定重量，用50%甲醇补足减失的重量，摇匀，滤过，取续滤液，即得。

4. 分别精密吸取对照品溶液10μl与供试品溶液20μl，注入液相色谱仪，测定，即得。

本品含牡丹皮以丹皮酚（$C_9H_{10}O_3$）计，水蜜丸每1g不得少于0.90mg：小蜜丸每1g不得少于0.70mg；大蜜丸每丸不得少于6.3mg。

结果计算：

小蜜丸或水蜜丸

$$含量(mg/g)=\frac{c_R\times\frac{A_X}{2A_R}\times V\times10^{-3}}{W}=\frac{c_R\times\frac{A_X}{2A_R}\times50\times10^{-3}}{W}$$

大蜜丸

$$含量(mg/丸)=\frac{c_R\times\frac{A_X}{2A_R}\times V\times10^{-3}}{W}\times平均丸重=\frac{c_R\times\frac{A_X}{2A_R}\times50\times10^{-3}}{W}\times平均丸重$$

【注意事项】

1. 采用外标法定量，应注意进样量的准确性。由于微量进样器不易准确控制进样量，以定量环或自动进样器进样为好。

2. 其他注意事项参见“实训十四”。

参考文献

[1] 国家药典委员会．中华人民共和国药典：2020 年版．北京：中国医药科技出版社，2020.
[2] 中国药品生物制品检定所．中国药品检验标准操作规范：2019 年版．北京：中国医药科技出版社，2019.
[3] 卫生部药典委员会．药品红外光谱集第一卷．北京：化学工业出版社，1995.
[4] 国家药典委员会．药品红外光谱集第二卷．北京：化学工业出版社，2000.
[5] 国家药典委员会．药品红外光谱集第三卷．北京：化学工业出版社，2005.
[6] 国家药典委员会．药品红外光谱集第四卷．北京：中国医药科技出版社，2010.
[7] 国家药典委员会．药品红外光谱集第五卷．北京：中国医药科技出版社，2015.
[8] 杭太俊．药物分析．8 版．北京：人民卫生出版社，2016.
[9] 冯芳．药物分析．南京：东南大学出版社，2011.
[10] 赵亚丽．药品质量检测技术．3 版．北京：化学工业出版社，2022.
[11] 王晓杰，胡红杰．药品质量管理．3 版．北京：化学工业出版社，2022.
[12] 王玲波．中药制剂质量分析．北京：化学工业出版社，2003.